广东省名中医祝维峰
医论医案选

祝维峰　李丽霞　主编

中山大学出版社
·广州·

版权所有　翻印必究

图书在版编目（CIP）数据

广东省名中医祝维峰医论医案选/祝维峰，李丽霞主编.—广州：中山大学出版社，2019.5
ISBN 978-7-306-06490-5

Ⅰ.①广… Ⅱ.①祝…②李… Ⅲ.①医论—汇编—中国—现代②医案—汇编—中国—现代 Ⅳ.①R249.7

中国版本图书馆 CIP 数据核字（2018）第 280779 号

出 版 人：	王天琪
策划编辑：	鲁佳慧
责任编辑：	鲁佳慧
封面设计：	刘　犇
责任校对：	李艳清
责任技编：	何雅涛
出版发行：	中山大学出版社
电　　话：	编辑部 020-84111996，84113349，84111997，84110779
	发行部 020-84111998，84111981，84111160
地　　址：	广州市新港西路 135 号
邮　　编：	510275　传　真：020-84036565
网　　址：	http://www.zsup.com.cn　E-mail:zdcbs@mail.sysu.edu.cn
印 刷 者：	佛山市浩文彩色印刷有限公司
规　　格：	787mm×1092mm　1/16　16 印张　288 千字
版次印次：	2019 年 5 月第 1 版　2019 年 5 月第 1 次印刷
定　　价：	58.00 元

如发现本书因印装质量影响阅读，请与出版社发行部联系调换

本书编委会

主　编　祝维峰（广州市中医医院）
　　　　　李丽霞（广州市中医医院）
副主编　刘红宇（广州市中医医院）
　　　　　胡丽竹（广州市中医医院）
　　　　　张霜梅（广州中医药大学）
参编人员（按姓氏拼音排序）：
　　　　　代成刚（广州开发区医院）
　　　　　何晓婷（广州市中医医院）
　　　　　李建煌（广州市中医医院）
　　　　　梁月云（广州市中医医院）
　　　　　梁云云（南昌市第三医院）
　　　　　刘红宇（广州市中医医院）
　　　　　潘艳芳（广州市中医医院）
　　　　　张霜梅（广州中医药大学）
　　　　　周艳利（广州市中医医院）
秘　书　刘红宇（广州市中医医院）
校　对　张霜梅（广州中医药大学）

作者简介

祝维峰，男，1963年生，医学博士，主任中医师，广东省名中医，广州中医药大学教授，博士研究生导师，广州市中医医院党委书记。国家中医药管理理局"十二五"重点专科建设单位、广东省"十一五"中医重点专科负责人，国家中医药管理局第三批全国优秀中医临床人才。兼任广州市中医药学会会长，广东省中医药学会常务理事，广东省中西医结合学会常务理事，广东省中西医结合学会神经病专业委员会副主任委员，广东省中医药学会老年病专业委员会副主任委员，广东省中医药学会标准化专业委员会副主任委员等。

从事中西医结合临床、科研及教学工作30余年，有坚实的中医理论基础和丰富的临床经验，擅长于脑失眠、中风、头痛、眩晕、颤证、痴呆、胸痹、心悸等内科疾病的治疗，曾主持、参与国家、省、市科研课题10余项，近年来发表学术论文30余篇。

内 容 简 介

本书介绍了祝维峰教授的学术经验与技术专长,整理了祝教授使用经方治疗各科疾病的临床经验,以及祝教授诊治临床各科疾病的典型医案,反映了祝维峰教授的临床经验、学术思想及辨证施治的思路和选方用药特色。

前　言

祝维峰教授从事中医临床工作30余年，其临床经验丰富，中医经典理论功底深厚，在多年的老年病临床研究工作中，形成了独特的学术观点。对痰瘀互结在老年病发病中的主要机制有较深入的研究，对痰瘀同病、痰瘀同因、痰瘀互转、痰瘀互因、痰瘀同治的机理和意义等有所研究和发展创新；认为"痰瘀同病"与"久病入络"相关联，擅用通络法治疗各种心脑血管疾病，其中，对病久缠绵难愈之顽症擅用虫类通络药搜剔经络；祝教授临床擅用调"神"、解"郁"、补"虚"诸法治疗失眠等神经情志类疾病，不仅擅长失眠、眩晕、头痛、中风、颤证、痴呆等神经系统疾病诊治，而且对胸痹、心悸、腰腿痛、便秘、胃脘痛、咳嗽等多种内科系统疾病的治疗亦有自己独特的见解，且临床疗效显著，受到广大患者的广泛认可和赞扬。

为了更好传承祝教授中医临床理论和思想，本工作室编撰此书，分为上、下两编。上编为医论篇，内容为编撰整理祝教授中医理论学术思想，包括：失眠的中医学源流及发展完善；祝维峰对"痰""瘀"的产生及其相互作用和影响以及治疗的独特解释；从病机要素谈中风的辨证治疗；叶天士"久病入络"理论及与冠心病的相互关系；脑血管病防治面临的问题；对张仲景应用附子的理解和运用；经典理论之"病痰饮者当以温药和之"当如何理解；温病学之经典方"升降散"、张景岳"补法"的运用；"阳气"的意义和内涵；孙光荣教授"中和"思想的理解；等等。

下编为医案篇，内容为祝维峰名中医工作室成员整理的祝维峰教授临证诊治相应疾病时所常用方剂，选取典型案例进行分析归纳，以总结和传承其临床诊疗思路和技术，包括失眠、眩晕、头痛、中风、腰腿痛、便秘、绝经前后诸证、咳嗽、胃脘痛9章，以祝维峰教授常用代表方为"经"，以病案举例为"纬"，通过典型病案分析以学习和传承其思想。

因时间和个人认知水平有限，内容难免存在不足之处，对祝维峰教授临床经验的认知和解释可能有所偏差，殷切希望广大读者在阅读过程中如发现问题，提出宝贵意见，以相互交流促进和不断提高。

祝维峰名中医工作室

2018 年 10 月

目 录

上编 医 论

第一章 失眠 1
  一、《内经》对失眠的认识 1
  二、《伤寒杂病论》对失眠的认识 2
  三、后世医家对失眠的认识 4

第二章 论"痰"与"瘀" 7
  一、痰和瘀作为人体病理产物，有相同或相似的产生机制 7
  二、络脉是痰、瘀产生的共同病理场所 7
  三、津与血在生理上相互化生，痰与瘀在病理上相互转化 8
  四、痰瘀同病往往发生在老年患者，且缠绵难愈 8
  五、古代医家论痰瘀的关系 9
  六、痰瘀同治重在通络 9

第三章 从病机要素谈中风病辨证思路 11
  一、中风病病因病机概述 11
  二、中风分型辨证治疗 12
  三、病机要素分析辨证 13

第四章 久病入络与冠心病 15
  一、冠心病心绞痛属"久病入络"之症 15
  二、冠心病心绞痛络病的发病机制 16
  三、冠心病心绞痛宜用虫类药搜剔络脉 16

第五章 叶天士临证指南医案与久病入络 17

第六章 脑血管病防治面临的问题 19
  一、病因难以消除 19
  二、病理变化错综复杂 20
  三、治疗方法难有突破 20

第七章　张仲景应用附子的特色浅述 …………………… 22
　　一、附子的功效主治 ………………………………………… 22
　　二、附子的剂量 ……………………………………………… 23
第八章　温病良方"升降散"临床应用 ………………………… 25
第九章　如何理解"病痰饮者，当以温药和之" ……………… 26
　　一、四饮皆为阴邪 …………………………………………… 26
　　二、四饮形成机理相同 ……………………………………… 27
　　三、"温药"指"温阳"之品 ………………………………… 27
　　四、"和之"有"调和""适度"之意 ……………………… 28
第十章　正确认识"阳气"的意义和内涵 ……………………… 29
　　一、《内经》注重阳气在人体的主导作用 ………………… 29
　　二、《内经》强调阴阳互根互用，相互转化的辩证法思想 …… 30
　　三、人体阳气与一身之气是不同的概念 …………………… 31
第十一章　浅述张景岳补法特色 ………………………………… 32
　　一、形体为本，精血为要 …………………………………… 32
　　二、注重阳气，长于温补 …………………………………… 32
　　三、阴阳互根，阴中求阳，阳中求阴 ……………………… 33
　　四、继承创新，化裁名方 …………………………………… 33
第十二章　浅谈《伤寒论》寒热并用、攻补兼施 ……………… 35
　　一、寒热并用 ………………………………………………… 35
　　二、攻补兼施 ………………………………………………… 38
　　三、临床应用实例 …………………………………………… 40

下编　医　案

第十三章　失眠 …………………………………………………… 42
　　一、总论 ……………………………………………………… 42
　　二、方证经验 ………………………………………………… 46
　　三、小结 ……………………………………………………… 77
第十四章　眩晕 …………………………………………………… 79
　　一、总论 ……………………………………………………… 79
　　二、方证经验 ………………………………………………… 82
　　三、小结 ……………………………………………………… 95

第十五章　头痛 …… 96
　　一、总论 …… 96
　　二、方证经验 …… 110
　　三、小结 …… 132

第十六章　中风 …… 133
　　一、总论 …… 133
　　二、方证经验 …… 140
　　三、小结 …… 155

第十七章　腰腿痛 …… 157
　　一、总论 …… 157
　　二、方证经验 …… 162
　　三、小结 …… 177

第十八章　便秘 …… 178
　　一、总论 …… 178
　　二、方证经验 …… 180
　　三、小结 …… 189

第十九章　绝经前后诸证 …… 190
　　一、总论 …… 190
　　二、方证经验 …… 196
　　三、小结 …… 212

第二十章　咳嗽 …… 213
　　一、总论 …… 213
　　二、方证经验 …… 216
　　三、小结 …… 228

第二十一章　胃脘痛 …… 229
　　一、总论 …… 229
　　二、方证经验 …… 232
　　三、小结 …… 241

上编 医论

第一章

失 眠

在临床实践中经常遇到不少失眠患者，病症复杂多样。近年来，学习经典古籍，整理了古代医家对失眠的认识概况，希望能指导自己今后的临床实践，以提高疗效。

一、《内经》对失眠的认识

失眠相当于古典文献中的"不寐"。在生理方面，《内经》对睡眠的认识是基于整体恒动、天人合一的观念的，认为营卫气血正常的循环无端，便形成了寐寤交替，是人体的生理规律。

《内经》中提出了卫气循环经络，脏腑昼夜各行二十五度的假说及四时变更的阴阳消长过程理论。《内经》描述了时间节律与阴阳消长的相互关系，及与醒寐的关系。《灵枢·营卫生会》篇中云："营行脉中，卫行脉外，营周不休，五十而复大会，阴阳相贯，如环无端。""故曰，日中而阳陇为重阳，夜半而阴陇为重阴。故太阴主内、太阳主外、各行二十五度，分为昼夜，夜半为阴陇，夜半后而为阴衰，平旦阴尽而阳受气矣。日中而阳陇，日西而阳衰，日入阳尽而阴受气矣。夜半而大会，万民皆卧，命曰合阴，平旦阴尽而阳受气，如是无已，与天地同纪。"《灵枢·寒热病》云："阴跷阳跷，阴阳相交，阳入阴，阴出阳，交于目锐眦，阳气盛则瞋目，阴气盛则瞑目。"这些说明了昼夜阴阳与醒寐的关系。上述周期性生理活动的描述是《内经》理论对睡眠的认识，其以阴阳消张、整体恒动的观念认识睡眠。阳气入于阴便成卧寐，阳气出于阴为觉醒。在病理上，失眠在《内经》中被称为"目不瞑""不得眠""不得卧"。如《灵枢·大惑论》认为"卫气不得入于阴，常留于阳，留于阳则阳气满，阳气满则阳跷盛，不得入于阴则阴气虚，故目不瞑矣"，此指阴阳不交通导致失眠。同时《内经》提出了营卫循环与寐的生理机制的关系。如《灵枢·营卫生会篇》所云："壮者之气血盛，其肌肉滑，气道通，营卫之行，不失其常，故昼精而夜瞑；老者之气血衰，其肌肉枯，气道涩，五脏之气相搏，其营气衰少，而卫气内伐，故昼不精，夜不瞑。"即营卫协调，气血充盛，五脏精血充足，则白天神气充沛，夜入能静安卧；若营气衰少，卫气不足，营卫循行失度，五脏精血不足，则白天精神萎靡，夜间营血不能涵敛神气，神气浮越，则失眠、梦多。

总之，《内经》认为：卫气随着阴阳消长而变化出入，形成寐寤交替的过程。此观点充分体现了中医哲学观中的"天人合一"主张，是当时中医理论对睡眠生理病理的基本认识。另外，《灵枢·淫邪发梦》云"邪从外袭，而未有定舍，反淫于藏，不得定处，与营卫俱行，而与魂魄飞扬，使人卧不得安而喜梦"等，说明邪气侵袭也是造成失眠的重要因素。《素问·逆调论》又云："胃不和则卧不安。"《素问·逆调论》云："阳明者，胃脉也，胃者，六腑之海，其气亦下行，阳明逆不得从其道，故不得卧也。"这说明《内经》已认识到失眠也可由"胃不和"导致。临床也证实了失眠与胃肠是密切相关的。《素问·刺热论》云："肝热病者，小便先黄，腹痛多卧，身热。热争则狂言及惊，胁满痛，手足躁，不得安卧。"这说明《内经》认为阳热盛，尤其是肝经有热可致失眠。临床上总体讲，失眠热证多于寒证。

二、《伤寒杂病论》对失眠的认识

《伤寒论》及《金匮要略》中记载的黄连阿胶汤治疗阴虚不寐及酸枣仁汤治疗虚劳不寐，至今仍是临床常用治疗失眠的方剂。另外，《伤寒论》中也记载烦躁不得眠、虚烦不得眠、昼夜烦躁不得眠等。在《金匮要略》中，于血痹虚劳病等也有论述。失眠症，在《伤寒杂病论》中内容丰富，整理如下：

余热留扰胸膈第76条云："发汗吐下后，虚烦不得眠，若剧者，必反复颠倒，心中懊憹，栀子豉汤主之，若少气者，栀子甘草豉汤主之。若呕者，栀子生姜豉汤主之。"发汗吐下后，外邪不得解而入里，邪热积留于胸膈，热邪扰心，则使人烦乱不安，不能入睡。栀子清泻三焦里热而除烦，豆豉轻清宣透，散透胸膈之邪。

热留胸腹胃第79条云："伤寒下后，心烦，腹胀满，卧起不安者，栀子厚朴汤主之。"热留于胸则心烦，留于腹则腹满。与栀子豉汤比较，病变已波及中焦肠腑而不在胸膈，故不用豆豉宣透，以厚朴行气宽中除满为法。

心肾不交第303条云："少阴病，得之二三日以上，心中烦，不得卧，黄连阿胶汤主之。"少阴属肾，素体肾阴不足，或邪入少阴，郁久化热，热伤阴津，肾水不足，不能上济心阴，使心火亢盛，不能下交于肾水，导致心肾不交，阳不入阴，则不能安寐。临床体会，本证以肾阴虚心火旺为特点，但与心阴亏肾火旺往往相兼为病，故心阴肾阴心火肾火之先后轻重有别，临床应用辨证加减当需明辨。

胃阴不足胃腑失和第71条云："太阳病，发汗后，大汗出，胃中干，烦躁不得眠，欲得饮水者，少少与饮之，令胃气和则愈。"太阳病发汗，大汗出，损耗津液而胃阴不足，阴虚神不得潜藏而失眠。再次强调胃不和则卧不安，可见失眠与胃肠疾患的密切关系。事实上，临床上一切病痛不适均可影响睡眠，治失眠不可忽视这一点，不过精神状态确实与胃肠功能的关系更密切一些。

阳虚失眠第61条云："下之后，复发汗，昼日烦躁不得眠，夜而安静，不呕、不渴、无表证，脉沉微，身无大热者，干姜附子汤主之。"太阳病，下法治疗后再发汗，阴阳俱伤而重伤阳气，使阳气大虚，白天神明得用而无以温养，故见昼日烦躁不得眠；夜间阴气独盛，神明内敛，阳能入阴而安静。临床以阳虚为主的慢性失眠并不多见，失眠患者阳虚者多兼见气血虚。

阴虚兼水热互结第319条云："少阴病，下利六七日，咳而呕渴，心烦不得眠者，猪苓汤主之。"本证水热互结是关键，水气犯肺则咳，犯胃则呕，饮热上扰则失眠。猪苓汤以茯苓、猪苓、泽泻渗利水湿，阿胶育阴润燥，滑石清热利湿。

腑实致失眠第242条云："喘冒，不能卧者，有燥屎也，宜大承气汤。"胃不和则卧不安，燥屎内结，腑气不通，邪热上扰神明也致不能卧。

心阳亡失痰浊上泛第112条云："伤寒脉浮，医以火迫劫之，亡阳，必惊狂，卧起不安者，桂枝去芍药加蜀漆牡蛎龙骨救逆汤主之。"误治亡阳，阳衰则水液不化，聚而成痰，痰邪扰心，故见卧起不安。桂枝甘草复心阳，蜀漆涤痰，心阳复，痰得祛，失眠诸症得除。

心肝血虚内热《金匮要略血痹虚劳病脉证并治第六》有："虚劳虚烦不

得眠，酸枣仁汤主之。"酸枣仁甘酸而平，养血宁心，敛阴柔肝；知母甘寒，清热润燥除烦；茯苓甘平，健脾宁心安神；川芎辛散，行气活血，配酸枣仁酸收辛散相济。共臻养血安神，清热除烦之效。

阴阳即将离绝者第 300 条云："少阴病，脉微细沉，但欲卧，汗出不烦，自欲吐，至五六日，自利，复烦躁不得卧寐者，死。"又第 384 条说："伤寒发热，下利，厥逆，躁不得卧者，死。"当病入少阴，阴盛阳微之时，神明失养，则见心烦不安，不能安睡。

血虚致失眠第 86 条云："衄家不可发汗，汗出必额上陷，脉急紧，直视不能瞬，不得眠。"血汗同源，衄家本已血虚，复发其汗，阴血亏虚，血虚心神失养，故不得眠。

温针助火第 221 条云："阳明病，脉浮而紧，咽燥，口苦，腹满而喘，发热汗出，不恶寒，反恶热，身重。若加温针，必怵惕，烦躁不得眠。"本证属阳明里热炽盛，里热外扬而脉浮大有力，邪热成实而脉紧，法当以白虎或承气汤清泻，误用温针强发其汗，逼迫邪热上扰心神而烦躁不得眠。

三、后世医家对失眠的认识

后世医家对失眠的认识不断发展补充。

唐代王焘《外台秘要》和孙思邈《备急千金方》等提出了"胆寒不得眠"，并利用温胆汤治疗。

《张氏医通·不得卧》评论曰："妇人肥盛多郁不得眠者吐之，从郁结痰火治，大抵胆气宜静，浊气、痰火扰之则不眠，温胆汤，用猪胆汁炒半夏曲，加柴胡三钱，酸枣仁一钱五分，立效。"

张介宾在《景岳全书》曰："不寐证，虽病有不一，然惟知邪正二字则尽之矣，盖寐本乎阴，神其主也，神安则寐，神不安则不寐，其所以不安者，一由邪气之扰，一由营气之不足耳。"认为："思虑劳倦，惊恐忧疑，及别无所累而常多不寐者，总属真阴精血之不足，阴阳不交，而神有不安其室耳！""凡如伤寒、伤风、疟疾之不寐者，此皆外邪深入之扰也，如痰如火，如寒气、水气，如饮食忿怒之不寐者，此皆内邪滞逆之扰也。"另有："饮浓茶则不寐，心有事亦不寐者，以心气之被伐也。"总之，虚则真阴精血之不足，心气亏乏；实则痰、火、食、等邪滞之扰。在治法上："无邪不寐者……宜以养营，养气为主治……即有微痰微火，皆不必顾，只宜培养气血，血气复则诸症自退，若兼顾而杂治之，则十曝一寒，病必难愈。""有邪而不寐者,去其邪而神自安也。""凡病后及妇人产后不得眠者,此皆血气虚,而心脾二脏不足,虽有痰火,亦不宜过于攻治,仍当以补养为君,或佐以消痰降火之药。"重用当归、熟地以补养气血,疗效显著。

王焘也在《外台秘要》中论述"虚劳虚烦不得眠""病后不得眠"当以补虚为要。

戴思恭在《证治要诀》中论失眠为"虚"与"痰",曰:"不寐有二:有病后虚弱,及年高阳衰不寐;有痰在胆经,神不归舍,亦令不寐。虚者,六君子汤加酸枣仁、炙黄芪各一钱。痰者,宜温胆汤减竹茹一半,加南星、炒酸枣仁各半钱,下青灵丹。""不寐,心风诸症,皆是痰涎沃心,以致心气不足……惟当以理痰气为第一要义。"

《医学入门·不眠》曰:"伤寒病后不眠者,阴气未复也,栀子乌梅汤,或温胆汤加竹茹;虚者十味温胆汤;精神恍惚者,朱雀丸。"

《古今医统大全·不寐候》详细分析了失眠的病因病机,即"痰火扰神,心神不宁,思虑过伤,火炽痰郁,而致不眠多已",强调了"痰火"致病的重要性,并注重思虑过度在发病中的重要作用。

李中梓在《医宗必读》中涵盖了现今对失眠认识的大部分病因,曰:"不寐有五,一曰气虚……一曰阴虚……一曰痰滞……一曰水停……一曰胃不和……大端虽五,虚实寒热,互有不齐,神而明之。"李氏所论对失眠认识是对《内经》《伤寒论》认识的总结和发挥。

陈士铎在《石室秘录》中论"故人病心惊不安,或夜卧不睡者,人以为心病也,谁知非心病也,乃肾病也"。陈氏不仅认识到"心"在失眠中的重要地位,而且提出独到见解,更看到"肾"这一先天之本的作用。

《辨证录》曰:"有人昼夜不能寐,心甚躁烦,此心肾不交也,盖日不能寐者,乃肾不交于心,夜不能寐者,乃心不交于肾也。今日夜俱不寐,乃心肾两不相交也!"大概也可说明:夜间难入睡者肾水不足为主,清晨早醒者心之阳气亏虚为主。

《医学心悟·不得卧》曰:"有胃不和卧不安者,胃中胀闷疼痛者,此食积也,保和汤主之。有心血空虚,卧不安者,此因思虑太过,神不藏也,归脾汤主之……有湿痰壅遏,神不安者,其证呕恶气闷,胸膈不利,用二陈汤导去其痰,其卧立至。"

总之,古代医家对失眠的探讨,最初认识到卫气出入失常,阴阳失交是失眠的基本病机;后来更加注重正邪虚实两端,实邪包括火、痰饮、胃不和，正虚主要有气虚、阴津虚、血虚、阳虚等，与心、脾、胃肠、肾、肝胆等关系密切。

（祝维峰）

第二章

论"痰"与"瘀"

笔者在30余年的临床实践中，时常发现痰湿证和瘀血证往往发生在同一病人身上，形成痰湿瘀血证或瘀血痰湿证，同时，也有先痰湿而后瘀血或先瘀血而后痰湿者，那么，痰、瘀之间究竟存在何种联系？其原因是什么？我们应当如何有效处理此种病症？带着这些问题学习中医经典书籍和各家论著，渐渐悟出了一点道理，有了一些体会，简述如下。

一、痰和瘀作为人体病理产物，有相同或相似的产生机制

痰、瘀同属阴类，为人体脏腑经络、气血阴阳失调的病理产物，凡外感六淫、内伤七情，饮食劳倦皆可导致痰瘀内生，故其病因在许多情况下是共同的。其中主要有两个方面。一是由气而生。中医认为气血津液三者之间，生理上相互依存、互相转化，病理上又相互影响，互为因果。正如《寿世保元》所说："气者血之帅也，气行则血行，气止则血止，气温则血滑、气寒则血凝，气有一息之不运，则血有一息之不行。"《金匮翼·痰饮统治》曰："气行即水行，气滞即水滞。"现代名医关幼波教授更明显指出："气属阳，痰与血同属阴，易于胶结凝固，气血流畅则津液并行，无痰以生，气滞和气虚均可导致痰和（或）瘀内生，出现痰瘀同病的病理现象。"二是由寒热生。《医碥》曰："津液受水煎熬，转为稠浊……津液因寒积滞渐致凝结，斯痰成矣。"《医林改错》说："血受寒则凝结成块，血受热则煎熬成块。"可见津血同性，属阴类水，遇寒则凝，得温则行，但过温为火热则也煎熬变稠浊而凝滞，导致痰瘀内生。

二、络脉是痰、瘀产生的共同病理场所

《灵枢·邪气脏腑病》说："十二经脉三百六十五络，其血气皆上于面而走空窍……其气之津液皆上熏于面。"《灵枢·血络》云："液渗于络。"说明血行于经络，以孙络渗出于脉外，濡润五脏六腑、四肢百骸。《灵枢·

痈疽》曰："中焦出气如露，上注溪谷而渗孙脉，津液和调，变化而赤为血。"张志聪亦说："盖水谷入胃，其津液随三焦出气以温肌肉，充皮肤，复渗于孙络，与孙络之血和会，变化而赤为血。"这些说明络脉正是津血互化的场所，即津和血通过络脉互渗互化，血渗脉外而为津，津还脉中变赤而为血。因而，一旦有瘀血和（或）痰浊，必然导致津血互化互渗的功能受阻，造成痰瘀互结于络脉。

三、津与血在生理上相互化生，痰与瘀在病理上相互转化

痰瘀之所以共同致病，除其有上述共同的致病因素外，还有一个重要的机制，就是瘀可生痰，痰也生瘀，终致痰瘀同病。张仲景《伤寒杂病论》提出："血不利则为水。"《医宗粹言》说："先因伤血，血逆则气滞，气滞则生痰，与血相聚，名曰瘀血挟痰。"《血证论》也指出："须知痰水之壅，由瘀血使然。"说明瘀血内阻津液凝聚则痰浊内生。另一方面，痰浊内生又易阻碍气机，气机不利则瘀血内生。《医学正传》说："津液稠粘，为痰为饮，积久渗入脉中，血为之浊。"说明痰瘀一旦生成，可互为因果，相互影响，导致痰瘀同生的恶性循环。

四、痰瘀同病往往发生在老年患者，且缠绵难愈

人体脏腑虚衰，阴阳气血功能失调势必影响津液和血液的正常气化功能而产生病理性代谢产物——痰浊和瘀血。故中老年人除具有虚损症外，往往同时兼有痰浊和血瘀表现，且随年龄增长呈显著正相关关系。以脑中风为例，有学者对55例急性缺血性中风病人进行舌象观察，发现紫舌组26例中，17例苔腻；苔腻者23例中，17例舌质紫暗或有瘀斑，说明痰瘀往往相兼致病。王氏对200例急性期中风病人进行了辨证分型，结果显示，中风病最多见的症候是痰瘀互结，其次，是瘀证和痰证，气虚和阴虚证出现率最低。金氏把中风病人分为六型，其中痰瘀阻络型最多（67.5%），其次是阴虚阳亢、气虚血瘀等证型。王永炎教授指出："痰瘀互阻是中风急症的主要病机。"这与我们的临床观察结果相一致。古代医家对痰瘀互结在中风发病中的意义早有诸多论述。《明医杂著》曰："所以古人论中风，偏枯、麻木、酸痛、不举诸证，以气虚死血、痰饮为言，言论其病之根源，以血病痰病为本也。"《医方考》亦云："中风，手足不仁，日久不愈，经络中有湿痰

死血。"

如前所述，痰浊和瘀血有着共同的产生场所——络脉，病瘀病痰于络脉则不易恢复，即中医认为的"久病入络""久病多瘀""久病多痰"。故痰瘀同病往往病情往返不已，缠绵难愈。

五、古代医家论痰瘀的关系

古人虽没提出痰瘀相关的明确概念，但却阐述了痰瘀同病的病理现象。张仲景《伤寒杂病论》提出"血不利则为水"，阐明了血与津液代谢在病理上相互影响，相互转化的病理机制。据统计，《金匮要略》中涉及痰瘀同病、痰瘀同治的方证占全部方证的三分之一以上。《诸病源候论·诸痰候》提出"诸痰者，此由血脉壅塞、饮水积聚而不消散，故成痰也"，明确提出了由瘀致痰的病理现象。元代朱丹溪《丹溪心法》曰"痰挟瘀血，遂成窠囊"，明确提出了痰瘀同病的概念。清代叶天士创立的"久病入络"学说，其实与痰瘀互结入络有密切关系，如认为痹证为"外邪留着，气血皆伤，其化为败瘀凝痰，混处经络"，又说"胃痛久而屡发，必有凝痰聚瘀"。可谓是对痰瘀相关学说的创新发展。唐容川尤重痰与瘀血的相互关系，提出"须知痰水之壅，由瘀血使然，但去瘀血则痰水自消"。《张氏医通》更明确指出："凡瘫痪瘛疭、半身不遂等证，皆伏痰留滞而然……不祛痰邪，病何由愈。"总之，自《内经》开始，痰瘀相关学说在临床实践中不断发展完善，已成为中医理论体系中一个重要的组成部分，发挥着越来越重要的理论指导作用。

六、痰瘀同治重在通络

痰瘀同病，就当痰瘀同治，但同治之法又有所区别。痰瘀由同因所致者，其病因相同，或因气（气虚、气滞），或因寒热等，治疗就当审因论治，或调气或清热或温阳散寒。也可标本兼顾，治本同时兼以活血化痰；痰瘀互生者，治疗须分主次，由瘀致痰者，治瘀为主，由痰致瘀者，治痰为先，也有但治瘀或但治痰而使痰瘀共消者。如唐容川《血证论·咳嗽篇》中云："须知痰水之壅，由瘀血使然，但去瘀血则痰水自清。"

从现代研究来看，痰瘀相关有着其深刻的物质基础，痰与瘀在血液流变学、微循环、自由基损伤以及血液生化改变等方面，都有相同或近似的病理改变,从另一角度说明了痰瘀相关学说的客观实在性和科学性。

痰瘀同病往往发生于络脉,病既在络,则必须擅用通络之法以治之。选方用药就当选用辛香入络之品,叶天士云"络以辛为泄",说明辛味药有引药入络抵达病所和透邪外出的作用。虫类搜络逐瘀药有很好的通络作用,如叶天士所云:"用虫蚁者有四:一谓飞者升,走者降,灵动迅速,追拨沉混气血之邪,盖散之不解,邪非在表;攻之不驱,邪非着里;扶正祛邪,正邪并树无益,故圣人易辟手眼,以搜剔络中混处之邪。"说明虫类药飞者升,走者降,最具灵动之气,擅于入络搜剔络中之邪。故对于中风病痰瘀互结于络者,在一般行气活血化瘀的基础上,酌加适量虫类逐瘀通络药,可缩短病程,提高疗效。也即叶天士所谓:"盖瘫痪之症,五脏无病,病在脉络,四肢麻痹不仁,表里之药俱不能却,非有毒通瘀,辛香入络之品,不能直入病处。"

总之,痰瘀有着相同的发病原因,也有同一产生场所,两者之间可以相互转化、相互影响、相互致病,故往往相兼致病。这种病理变化经常发生在老年患者和久病难愈者身上。治疗上应根据先后缓急侧重选择化痰和(或)活血之法。尤其值得注意的是,辛温、辛润通络法的应用,以及对顽缠瘀重者应用虫类逐瘀搜风通络,往往取得良效。

(祝维峰)

第三章
从病机要素谈中风病辨证思路

一、中风病病因病机概述

有关中风的记载，早在《黄帝内经》中就有论述，后世诸多医家分别从不同的角度对中风的病因病机做了阐述，使中风病因病机学说日趋完善。概括起来，其发展过程经历了如下三个阶段。

（一）外风立论阶段

唐以前，主要以外风立论。《内经》认为中风乃由外来之风邪入于肌肤，侵及经脉，进而内犯脏腑使气血运行失常，气机逆乱所致。

张仲景继承和发扬了《内经》外风学说的理论，他注意到中风的发生与正气虚弱有一定关系。

（二）内风立论阶段

唐宋之后，多从内风立论。刘完素重热极生风，认为中风乃由调理休息不当或情志内伤，心火爆盛而化热生风，风火相煽，气血上逆而成。李杲认为元气亏虚而致中风，认为元气亏损，气不能行于周身，血因之而不能滋养经脉，肌肤经脉失于气血之充养导致中风。朱丹溪主张痰湿阻滞，认为痰湿阻滞一则化热生风，二则闭塞经络，蒙蔽清窍。

清代叶天士提出"阳化内风"论，认为肝肾精血亏损，水不涵木，而致肝阳鸱张，虚风内动，气血上逆而发为中风。

（三）病机完善阶段

新中国成立后，中医治疗出血性中风的的病因病机学说和辨证施治体系不断完善，认为中风病在气血内虚、脏腑阴阳失衡的基础上，遇劳倦内伤、忧思恼怒、饮食不节等诱因，进一步引起脏腑阴阳失调、气血逆乱、直冲犯脑而发病。

二、中风分型辨证治疗

中风的中医诊断标准见国家中医药管理局脑病急症科研组编写的《中风病诊断与疗效评定标准》：① 主症：偏瘫、神识昏蒙、言语蹇涩或不语、偏身感觉异常、口舌歪斜；② 次症：头痛、眩晕、瞳神变化、饮水呛咳、目偏不瞬、共济失调；③ 急性起病，发病前多有诱因，常有先兆症状。④ 发病年龄多在40岁以上。具备两个主症以上，或一个主症两个次症，结合起病、诱因、先兆症状、年龄即可确诊；不具备上述条件，结合影响学检查结果亦可确诊。

中风的辨证分型参考1986年中国中医药学会内科分会脑病专业委员会研究制定的中风病的诊断及疗效判定标准（泰安标准），证类诊断依意识障碍划分为中经络、中脏腑二类九大辨证分型。

（1）中风闭证：醒神开窍、豁痰熄风法。阳闭：证见起病急，神昏躁扰，痰鸣，项强身热，舌质红绛，舌苔黄干腻，脉弦滑数，治以辛凉开窍法，予羚羊角汤合安宫牛黄丸或至宝丹鼻饲或灌服。也常用清开灵注射液、醒脑静注射液静脉给药。阴闭：证见神昏，肢体瘫软不温，痰涎壅盛，舌质暗淡，舌苔白腻，脉沉滑。治以辛温开窍法，予苏合香丸合涤痰汤灌服或鼻饲。

（2）中风脱证：突发神昏，手撒肢冷，冷汗出，二便自遗，舌萎，舌质紫暗，舌苔白腻，脉沉微，治以益气回阳、固脱救逆。方用参附汤或独参汤灌服或鼻饲，亦可用参附注射液或生脉注射液静脉给药。

（3）痰热腑实证：症见眩晕，痰涎壅盛，腹胀满，便干，舌质暗，舌苔黄腻，脉弦滑。治以熄风化痰、通腑泻热，方用导痰汤或承气汤类配以胆南星、瓜蒌、丹参清热化痰活血，攻下通腑为主。

（4）阴虚肝阳证：症见头晕目眩，头胀痛，耳鸣，心中烦热，失眠，舌质红，苔少，脉弦。治以平肝熄风，方用天麻钩藤饮或镇肝熄风汤加减。

（5）气虚血瘀证：症见肢软无力，少气懒言，心悸气短，自汗出，舌质暗，苔白，脉沉细或虚缓。治以益气活血通络，方用补阳还五汤加减。

（6）风痰瘀血阻络证：症见肢体麻木，身重，头晕目眩，舌质暗，苔白或腻，脉弦滑。治以活血化瘀、熄风通络，方用半夏白术天麻汤或二陈汤酌配以丹参、三七、桃仁、红花等活血化瘀。

（7）气血亏虚、脉络瘀滞证：症见头晕目眩，面色无华，心悸失眠，舌淡，苔薄白，脉细弱。治以益气养血通络法，方用六君子和四物汤加减。

（8）肾虚精亏证：症见精神萎靡、腰膝酸软、头晕耳鸣、遗精、舌红、脉细弱无力。治以补肾益精填髓，方用地黄饮子滋肾阴、补肾阳、开窍。

三、病机要素分析辨证

上述辨证分型论治概括了中风病常见证型，涵盖了中风病主要病机要素，对临床具有重要指导意义。但是，中风病病情复杂多变，各种病机要素组合多样，固守上述分型，有时无法充分体现中医灵活多变的特点。

纵观古今论述，虽然对中风病病因病机的论述各有不同，但万变不离其宗，其中风、火、痰、气、血、虚、实七个方面的病机要素贯彻始终，交杂致病。临床实践中体会到，只要对七个要素认真分析、归纳，便可以执简驭繁，灵活辨证、立法、用药，取得满意疗效。下面分别提纲挈领例举常见病机要素和对应方剂。

1. 风

（1）外风：外感风邪。

风寒：如大秦艽汤，含羌活、防风、白芷、细辛。

风热：如侯氏黑散，含菊花（量大）、桂枝、防风、细辛。

（2）内风：肝风。

阴虚生风：镇肝熄风汤、天麻钩藤饮。

热极生风：安宫牛黄丸、至宝丹。

阳化风动：镇肝熄风汤、天麻钩藤饮加减。

2. 火

（1）心火亢盛：黄连阿胶汤、黄连解毒汤。

（2）肝火爆盛：龙胆泻肝汤。

（3）阴虚内热：知柏地黄丸。

3. 痰

（1）痰蒙清窍：苏合香丸、涤痰汤。

（2）痰湿阻络：二陈汤、温胆汤。

（3）痰食阻滞：保和丸、枳实导滞丸。

4. 气

（1）气滞：柴胡疏肝散、厚朴三物汤。

（2）气虚：四君子汤、黄芪桂枝五物汤。

(3) 气逆：五磨饮子。

(4) 气脱：参附汤、独参汤。

5. **血**

(1) 血瘀：桃红四物汤、血府逐瘀汤、补阳还五汤、桃核承气汤。

(2) 血虚：四物汤、当归四逆汤。

6. **虚**

(1) 气血虚：八珍汤、十全大补汤、补血汤。

(2) 脏腑虚：肾：精亏——地黄饮子；阴虚——左归丸；阳虚——右归丸。

(3) 肝虚：镇肝熄风汤、天麻钩藤饮。

(4) 心虚：天王补心丹、黄连阿胶汤。

(5) 脾虚：归脾汤、六君子汤。

7. **实**

主要为腑实：大承气汤、星蒌承气汤。

简言之，上虽分列各证型，但相对于单纯的病机要素而言，两种或多种病机要素混合致病更为多见，如气虚血瘀、阴虚阳亢、痰瘀阻络、腑实痰浊、风痰阻络等，而中风一病以年长者多见，多伴随体弱、气血不足，或痰饮、瘀血间杂，或脏腑精虚，或阴虚阳亢，故更应注意驱邪不伤正气，补养不过滋腻，立足患者整体情况而辨证施治。随着生活水平的提高、生活节奏的加快，近年来中年中风发病增多，也应注意其年龄阶段的生理特点，把握动态，精确辨证，依证立法，由法选方，灵活加减，方能取得良效。

(祝维峰)

第四章
久病入络与冠心病

《叶天士临证指南医案》提出"久病入络""久痛入络"学说，对某些慢性疼痛性疾病的治疗有一定指导意义。例如，冠心病心绞痛反复发作，经久难愈，多有胸痛、胸闷、舌质暗等表现，与叶天士"久病入络""久痛入络"学说相吻合，用络病学说指导冠心病心绞痛的治疗有重要意义，现就冠心病心绞痛与络病的关系阐述如下。

一、冠心病心绞痛属"久病入络"之症

祖国医学历来认为，"心痛""厥心痛"等是心之络脉的疾病。中医认为心脏之经脉有"正经"和"支别脉络"之分，而各种心痛的部位在心之"支别脉络"而不在"正经"。如《诸病源候论》指出："心为诸脏主而藏神，其正经不可伤，伤之而痛为真心痛，朝发夕死，夕发朝死。""若伤之心之支别脉络而痛者，则乍间乍盛，休作有时也。""其久心痛者，是心之支络，为风邪冷热所乘痛也，故成疹不死，发作有时，经久不瘥也。"《证治准绳》认为："心……其受伤者，乃乎心主包络也……心痛……血因邪泣在络而不行者痛。"《医学入门》更进一步指出"厥心痛"因"内外邪犯心之包络，或他脏犯心之支络"。这些论述均说明"心痛"属络脉之病。冠心病心绞痛病在络脉。

叶天士明确提出了"初为气结在经，久则血伤入络"的观点，并进一步解释说："久发频发之羔，必伤及络，络乃聚血之所，久病必瘀闭。"这就是叶天士"久病入络"学说的主要思想。由此可见，"久病入络"证至少应具备下述两个基本特征：其一是病程长，也就是顽缠难愈，病情发展已完成了由气及血，由经及络的演变过程，新病易愈者一般不在其范围之内。其二是由于经主气、络主血，故病入络必然影响血之运行，从而造成血行不畅，故络脉瘀阻为基本病理特征。由于络脉瘀阻，络气不通，故疼痛为其主要症状，冠心病当属"久病入络"之络病。

二、冠心病心绞痛络病的发病机制

络脉具有渗灌气血、互渗精血、贯通营卫、环流经气等重要功能，要保证这些功能的正常进行，必须符合两个条件：其一是络脉通畅，其二是络中气血充实。故络脉瘀阻与络脉空虚是络病的基本病理变化。络脉瘀阻与络脉空虚又相互影响、互为因果。因瘀致虚者即一处瘀滞必致另一处亏虚，如《素问·举痛论》曰："脉泣则血虚，血虚则痛。"因虚致瘀者，即正气亏虚，气血不足，则使血气运行无力而瘀滞不通。临床上凡因寒邪内盛而血脉凝滞；或痰饮阻滞而脉络不通；或因气虚推动无力而血行不畅；或心阳不振血脉瘀阻；或因阴血亏虚而络脉失养皆致络脉瘀阻与络脉空虚而致病。

三、冠心病心绞痛宜用虫类药搜剔络脉

叶天士治疗"络病"有其独特的立法用药风格，强调"络以辛为泄"和用虫类药逐瘀通络，搜剔络脉。其治疗络病的最大特色正在于对络病重症及顽固难愈之症，善用虫类逐瘀药，以搜剔络脉。叶天士用虫类药通络其实是受医圣张仲景的启发，他对张仲景用虫类药通络之举备加推崇。正如其在《临证指南医案》中所言："考仲景于劳伤血痹诸法，其通络方法，每取虫蚁迅速飞走诸灵，俾飞者升，走者降，血无凝着，气可宣通，与攻积除坚徒入脏腑者有间。"叶天士还扩大了张仲景应用虫类药的范围，特别是善用虫类药治疗络病日久，经久难愈者。对此，姚亦陶赞曰："初为气结在经，久则血伤入络，辄动蠕动之物松透病根，又是先生（叶天士）化裁之妙，于古人书引伸触类而得。"

本人曾用血蛭粉装入胶囊，治疗冠心病心绞痛患者，取得较好疗效。痹症患者合理选用乌梢蛇、土鳖虫等通络逐瘀止痛。总之，冠心病心绞痛属"久病入络"之症，虫类药逐瘀通络，搜剔络脉治疗冠心病心绞痛值得深入研究。

（祝维峰）

第五章

叶天士临证指南医案与久病入络

"久病入络"学说是叶天士对治疗内伤杂病的一种独特认识。《素问·痹论》说："病久入深，营卫之行涩，经络时疏故不通。"《难经·二十二难》曰："气留而不行者为气先病，血壅而不濡者为血后病。"这提出了以气血分先后以经络定深浅的辨证方法。清代名医叶天士继承发展了上述思想，进一步明确提出了"初为气结在经，久则血伤入络"的观点，并进一步解释说："久发频发之恙，必伤及络，络乃聚血之所，久病必瘀闭。"这就是叶天士"久病入络"学说的基本思想。由此可见，"久病入络"证至少应具有下述两个基本特征：其一是病程长，也就是顽缠难愈，病情发展已完成了由气及血、由经及络的演变过程。其二是"经主气、络主血"，故病入络必影响血之运行，从而造成血行不畅，故络脉瘀阻为其基本的病理特征。络脉瘀阻，络气不通，故疼痛为其主要症状。

既然"久病入络"证的基本病理特征是络脉瘀阻，那么，"久病入络"证也就基本属于血瘀证的范围。但其与一般血瘀证相比，又具有以下三个特点：其一是除血瘀证主要症状、体征外，还把病程长久作为推断血瘀证的重要线索和依据，认为久病顽缠不愈者多有络脉瘀血。其二是把病程与病位联系起来，认为病程日久病多入络，故强调病位一定在络脉。其三是在治法上有其独特的立法用药风格，强调"络以辛为泄"，尤其是强调"辛润通络"和用虫类药逐瘀通络，搜剔络脉。可见，"久病入络"学说渊源于《内经》《难经》，而发展形成于后世临床实践。尤其是叶天士提出"络以辛为泄""酸苦甘腻不能入络"，主张以"辛味"药为主治疗络病。《素问·脏气法时论》认为辛可"通气也"，故辛味药能行气通络，有引药入络抵达病所和透邪外出的作用。根据"久病入络"证多为因虚致实，故多以"辛润通络"为法，既可辛甘化阳以助阳气又可防辛香刚燥劫阴之弊，其代表药物为旋复花、新绛、青葱管、当归、柏子仁、桃仁。叶天士提出"大凡络虚，通补最宜"，认为阴阳气血津精不足皆可致络虚，故补虚也是解决虚滞的必用之法。

"辛润通络"是治疗络病之一般方法，但对络脉痹阻之久症、重症则不宜。相反，虫类药搜剔攻坚，逐瘀通络，为络瘀重证所必用。医圣张仲景对症瘕、疟母、蓄血之络重瘀证或久证，每用水蛭、土鳖虫、芒虫等虫类药搜剔络中结邪。对此，叶天士赞曰："方中（指鳖甲煎丸）大意，用虫蚁者有四：意谓飞者升，走者降，灵动迅速，追拨沉混气血之邪。盖散之不解，邪非着表；攻之不驱，邪非着里；扶正祛邪，正邪并树无益，故圣人另辟手眼，以搜剔络中混处之邪，治经千百，历有明验。"又曰："考仲景于劳伤血痹诸法，其通络方法，每取虫蚁迅速飞走诸灵，俾飞者升，走着降，血无凝着，气可宣通，与攻积除坚徒入脏腑者有间。"这说明络瘀之重症，其邪不在表，也不在脏腑，而在于络，故既不能治表，也不宜治里，而应治络。就治络而言，因虫类药最善入络搜剔络中之邪，故张仲景应用了虫类通络药。叶天士还扩大了张仲景用虫类药逐瘀通络的范围，广泛应用于痹证、痛证之属络脉瘀阻之重证，取得了草木之品难得的疗效。对此姚亦陶赞曰："初为气结在经，久则血伤入络，辄动蠕动之物，松透病根，又是先生（指叶天士）化裁之妙，于古人书引伸触类而得。"可见，虫类逐瘀药在治疗络瘀重症、顽证方面，具有一般矿、植物药所无法替代的独特疗效，在治疗顽缠重证方面值得我们深入研究。

（祝维峰）

第六章

脑血管病防治面临的问题

急性脑血管病是人类死亡的首要疾病，全世界每年都投入大量的人力物力进行基础和临床研究，但是由于生命以及疾病现象的复杂性和分析还原方法研究思路的局限性，对脑血管病的病因病理的认识和防治方法至今没有突破性进展，究其原因可归纳为如下三个方面。

一、病因难以消除

目前认为脑血管病的病因主要有四个方面：①血管壁病变，如动脉硬化、动脉炎、脑血管畸形；②血液成分改变，如白血病、再障、失水及高脂血症等；③血液动力学改变，如高血压、低血压、心功能不全；④其他，如感染、中毒、外伤、抗凝药物使用不当等。这些因素均可造成血管破裂和血管痉挛、狭窄、闭塞而引起脑血管病。要想消除这些病因确实存在许多困难，主要表现在以下四个方面。

（1）动脉硬化。脑动脉硬化是急性脑血管病的主要病理基础，但是引起动脉硬化的确切原因尚未明了，因此，目前找不到根治动脉硬化的有效方法，给脑血管病的防治带来了困难。

（2）高血压。国内外报道均证实，无论是对脑出血还是脑梗塞，高血压均是危险因素，因而没有人会对通过控制血压来防治脑血管病提出异议。问题是低血压同样是一个危险因素，对于具有不同个性特征的患者，血压应维持在一个什么样的范围，难以有定论。特别是在脑缺血血压调节功能障碍时，这个问题尤其难以解决。

（3）某些原发病。当脑血管病发生于白血病、再障、房颤等疾病时，脑血管病实际上只是这些疾病的并发症。由于目前尚未有理想的方法防治这类疾病，因此脑血管病的这些病因也就难以消除。

（4）某些发病因素。目前公认的脑血管病危险因素有高血压、心脏病、糖尿病、高血脂及饮酒、吸烟、遗传等。但其中有些发病因素的意义并不明确，如1989年发布的脑血管病报告中指出：糖尿病是脑的大血管梗死的危险因素，是否为小血管梗塞及出血性脑血管病的发病因素尚不肯定。另外，有25%已发病的脑血管病患者找不出原因，而许多综合危险因素存在的患者却长期不发病，因而可以认为目前还没有弄清全部的危险因素，脑血管病的病因和发病学还存在许多疑难问题。虽然分子生物学和遗传工程等前沿学科的发展为人们从基因水平认识该病的发病机制开辟了新途径，但由于生命现象极其复杂和技术水平的限制，要想取得完全的基因组破译和基因疗法的突破性进展，特别是广泛应用于临床还是比较遥远的事情。

二、病理变化错综复杂

无论是出血性脑血管病还是缺血性脑血管病，其脑组织的损伤过程是很复杂的，现以脑梗死为例加以说明。若脑血流减少至 $18\ mL/(100\ g/min)$ 时，则发生膜衰竭，脑组织结构开始破坏，发生如下生化改变：①能量耗竭；②钙超载；③过氧化反应；④兴奋性氨基酸释放增加；⑤细胞酸中毒。这些因素相互交织在一起，互为因果，产生恶性循环，造成极其复杂多变的病理过程，最终导致脑组织不可逆的损害。准确及时地测定这些生化改变，是制订合理的有针对性的治疗方案的前提，但问题是对这些复杂的代谢、生化的病理变化，临床上尚无可靠的方法可以测定，这就使脑血管病的治疗带有盲目性和缺乏针对性，难以提高疗效。

三、治疗方法难有突破

脑细胞对缺血和缺氧的耐受性很低，如血流停止10～30秒，神经细胞即受损伤。若血流停止30分钟，则大脑被广泛损伤而发生不可逆性改变。可见，从缺血、缺氧到发生不可逆的损伤，是在极短时间内发生的。但我们接诊的病人大多超过这个时限，已形成或大或小的坏死灶。这是脑血管病治疗难以取得进展的一个重要原因。现在进一步的研究表明：脑中风引起的神经元损害，其临床表现和功能障碍往往与缺血灶本身的范围和缺血程度不成比例。在局部脑缺血的情况下，不仅缺血灶本身的神经元发生不可逆的变性和死亡，而且在缺血灶的周围出现"半暗区"，甚至引起远隔部位的神经元继发性的损伤，这些继发性损伤的神经元功能丧失但仍能存活，可以通过及时恰当的治疗和保护措施得以逆转并恢复功能，因此，探索脑中风后引起继发性神经元损伤的机制和寻找保护措施一直是研究者关注的焦点。如在认识到兴奋性氨基酸释放增加和钙超载可引起继发性神经元损伤后,开始利用EAA受体拮抗剂和钙通道阻滞剂治疗脑中风。问题是神经细胞的损伤和死亡是由许多复杂因素如血流量、钙超载、兴奋性氨基酸、自由基、细胞酸中毒等共同决定的,用一个针对某发病机理和环节的方法去治疗某类患者,难以取得普遍满意的疗效。此外,在治疗过程中其修复和损伤机制往往交错存在,例如,要挽救半暗区的神经细胞,应尽早增加脑血流量,但脑缺血达到一定程度时再灌流可引起过氧化损伤和钙超载,反而加重病情。因而,理想的治疗方案应当是能够针对脑血管病不同阶段的特点,把增加脑血流量和纠正缺血后生化改变有机结合的综合性治疗措施。而目前却难以做到这一点。

中医复方具有多方面、多环节的综合治疗作用,有可能弥补西药在这方面的不足,中西医结合防治脑血管病大有可为。

(祝维峰)

第七章

张仲景应用附子的特色浅述

附子辛温大热，有大毒。《神农本草经》载附子"辛、温，主风寒咳逆邪气，温中，金创，破癥瘕积聚，血瘕，寒湿，痿躄，拘挛膝痛，不能步行"。《伤寒论》与《金匮要略》运用附子情况：《伤寒论》八方23首，有关条文35条，太阳病篇11方，阳明病篇1方，少阴病篇8方，厥阴病篇3方，霍乱病篇3方。方后加附子3方，即小青龙汤、四逆散、理中丸。《金匮要略》中痉湿病篇3方，中风历节病篇2方，胸痹心痛短气篇3方，腹满寒疝宿食病篇2方，消渴小便不利淋病篇1方，水气病篇2方，惊悸吐衄下血胸满瘀血病篇1方，呕吐哕下利病2方，疮痈肠痈浸淫病篇1方，趺蹶手指臂肿转筋阴狐疝虫病1方，妇人杂病篇1方，杂疗方1方，附方1方。方后加附子1方，越婢汤。两书附子共入39方。附子受历代医家推崇，应用十分广泛。明代张景岳将附子与人参、大黄、熟地黄并列为"药中四维"，火神派医家祝味菊称附子为"百药之长"。近年来扶阳派兴起，附子在中医药的地位大受推捧。张仲景用附子，无论实寒、虚寒均可用之，虚寒用之可补，实寒用之可散，归纳如下。

一、附子的功效主治

1. 回阳救逆

附子与干姜、人参、甘草配伍，取附子大辛大热，速补命门真火，挽救危阳。类方有四逆汤、通脉四逆汤、通脉四逆加猪胆汁汤、白通汤、白通加猪胆汁汤、茯苓四逆汤。附子与人参、甘草配伍，阴阳俱补，四逆加人参汤。

2. 温补肾阳

附子配养阴药，如肾气丸，为阴中求阳之名方，方中大量补阴药中佐以附子、桂枝，意在阴中求阳，助少火以生气。附子配麻黄、茯苓，如麻黄附子汤、真武汤，方中附子温助肾阳，配麻黄或茯苓温阳利水。

3. 温通心阳

附子配薏苡仁和干姜、蜀椒等，如薏苡附子散和乌头赤石脂丸，重用附子温通胸阳。

4. 温运脾阳

附子配半夏，如附子粳米汤，主治脾胃虚寒，水湿内停的腹满痛；大黄附子汤，主治寒实内结之实寒腹痛，大黄得附子则寒凉得制而泄下性存。附子配白术，如黄土汤，主治中焦脾胃虚寒，统摄无权之便血。

5. 温助卫阳

附子配桂枝，如桂枝加附子汤、桂枝去芍加附子汤；附子配细辛、麻黄，如麻黄附子细辛汤，主治素体阳虚兼表虚者。

6. 散寒止痛

配桂枝、白术、白芍，如桂枝附子汤、白术附子汤、甘草附子汤。主治表阳虚风寒湿痹；附子配芍药、甘草，如芍药甘草附子汤，主治腹痛、脚挛急；配大黄，如大黄附子汤，主治寒实胁腹痛；配乌头、细辛，如赤丸，主治腹中寒气厥逆痛。

7. 寒热同治

附子配黄连、黄芩、大黄，如泻心汤类方、乌梅丸、大黄附子汤等，其辛温之性与苦寒之品并行不悖，相互为用，或辛升苦降，或留用去性。

附子配甘草 21 方，配干姜 12 方，配芍药、细辛各 5 方，配茯苓 4 方，配黄连、黄芩、大黄、薏苡仁、蜀椒、葱白、猪胆汁各 2 方。

二、附子的剂量

附子的剂量历来争论较多，首先复习下张仲景的附子用量。据考证，附子的重量因块茎大小而不同，一般小者 10～20 g，大者 20～30 g。张仲景多用附子一枚，也有用一枚半（术附汤）、两枚（甘草附子汤、附子汤）、三枚（大黄附子汤、桂枝附子汤、去桂加白术汤）、十枚（薏苡附子散）。如果附子以两计，汉代一两相当于现在 15.625 g。张仲景有用附子半两（乌头赤石脂散）、一两（肾气丸）、二两（桂枝芍药知母汤）、三两（九痛丸、黄土汤）、六两（乌梅丸）、二分（薏苡附子败酱散）之不同。张仲景用附子量的多少一是随证而异，二是要考虑配伍，三是与剂型、服法有关。用量方面，如助表阳量轻，多用炮附子一枚；回阳量稍大，多用生附子大者一枚，以回阳救逆；病重偏里，难以速去，则用炮附子，量稍重，如用至二枚，意在缓图；对于寒湿甚痛证，重用炮附子三枚。配伍方面，如治虚寒下血的黄土汤，方中配伍较多养阴养血的药物，故用附子三两，量宜大；治阴寒痼结心痛的赤石脂丸，其证虽阴寒亦甚，因其配伍了大量的蜀椒、干姜、乌头等辛温热药，故用量半两，量宜小。剂型、服法与剂量方面；因方中丸、汤剂型不同，服用方法有异，应加以考虑，特别是配药后需多次多日服药者，按日服量计算较合适。以上可看出，张仲景附子用量在 8～250 g 不等，但每剂汤剂用量 8～90 g。炮制方面，温阳扶阳、散寒止痛宜炮制，以取其走表固卫，温肾助阳之功，共 29 方；回阳救逆剂宜生用，非重用生附子无以挽救危厄，共 8 方。

总之，生附子力峻，炮附子力缓，张仲景在临证中，附子的炮用、生用以及配伍、用量都随证而变，充分体现了他所说的"观其脉证，知犯何逆，随证治之"的辨证精髓。附子为纯阳大毒之品，今人在临床应用中，当根据病人的体质、病情灵活掌握，不可拘泥，也不可盲目追求大剂量。

（祝维峰）

第八章
温病良方"升降散"临床应用

升降散一方，出自清代温病学家杨栗山的《伤寒瘟疫条辨》，有升清降浊之效，故称为升降散。选用僵蚕、蝉蜕、姜黄、大黄，共研细末，以黄酒、蜂蜜为引导。药虽四味，然配伍精当，四药相合，寒温并用，升降同施，有通里达表、升清降浊、调达气血、宣郁散火、镇惊止痉等作用，故可用治内伤外感多种病症。杨氏谓方中"僵蚕、蝉蜕升阳中之清阳，姜黄、大黄降阴中之浊阴"，并谓"一升一降，内外通和，而杂气之流毒顿消矣"。

杨栗山发展了吴又可的杂气理论，认为杂气致病，一是其自身清浊不分，二是与人体升降不和，唯有升其清，降其浊，方可治之。用升降，可以调气血，和内外，平寒热，匀虚实，使杂气之毒顿消。杂气在上可升而吐之，杂气在下可降而泻之，杂气在中可分而化之，即三焦分治为法。

升降散虽为温疫而设，然其应用已超出温疫范畴，名中医蒲辅周善用此方，认为可防治瘟疫之表气郁闭、里气郁结、热闭膀胱。

升降散临床应用范围的扩展，给我们的提示是，治病要注意观察患者整体的气机升降状态，注重调理气机升降。气的升降出入是人体气机运动的基本形式，百病生于气，气乱则病，气治则安。因此，不论是湿热疫毒还是内伤杂病的某些阶段，疏动气机、调节升降十分重要。中风病急性期、高血压危症等表现出的气机逆乱尤为突出，调理气机尤为重要。在具体应用治法治则上，不单是升清降浊，利尿、平肝、和中、理气、镇潜、化湿等均有调理气机的作用，气机升降恢复正常，其病自愈。

（祝维峰）

第九章

如何理解"病痰饮者，当以温药和之"

张仲景在《金匮要略·痰饮咳嗽病脉证并治》中提出"病痰饮者，当以温药和之"，被后世奉为关于痰饮病的治疗总则。《金匮要略·痰饮咳嗽病脉证并治》提出："四饮何以为异？师曰：其人素盛今瘦，水走肠间，沥沥有声，谓之痰饮；饮后水流在胁下，咳唾引痛，谓之悬饮；饮水流行，归于四肢，当汗出而不汗出，身体疼重，谓之溢饮；咳逆倚息，短气不得卧，其形如肿，谓之支饮。"但后世将痰饮的概念扩展为津液不归正化的病理产物，痰饮无处不到。可见痰饮有广义与狭义之分，广义的痰饮包括上述之痰饮、悬饮、溢饮、支饮这四饮，狭义的痰饮指病在肠胃的四饮之一。

那么，该条治则是适用于广义还是狭义的痰饮呢？目前仍有争论。有学者认为是广义之痰饮，提出："此总言用药之治例，病痰饮者，当合四饮而言，以诸饮俱由痰饮传变，故以痰饮统之耳。"而又有学者认为是指狭义痰饮，其理由是《金匮要略·痰饮咳嗽病脉证并治》提出"病痰饮者，当以温药和之"的同时，还提出了"溢饮者，当其发汗，大青龙汤主之，小青龙汤亦主之""病悬饮者，十枣汤主之"，故"温药和之"乃狭义痰饮的治疗大法；且一个病只有一种治疗大法，一法治多病证，违背辨证施治的原则。

但我认为此痰饮为广义痰饮，其理由一是四饮有着相同的病理性质和基本相似的形成机制；二是如果深入分析"温药"和"和之"的含义，基本可包含用于治疗四饮的治法和药物。

一、四饮皆为阴邪

四饮均为水津所聚之病理产物，其性属阴，遇寒则凝，得温则行，既成以后，最易伤阳。因此，痰饮病当用温药，以治病求本，尽管四饮的具体表现各有不同，治法各式各样，但终不离此总则。

二、四饮形成机理相同

痰饮病的病因病机属于"阳微阴弦",阳虚阴盛,津液输布失常,由于脾肾阳虚,饮邪充斥于肺、胃等脏腑及四肢皮肤,发为胸腹胀满、肠鸣、咳喘、短气、局部浮肿、眩冒等症。

《素问·经脉别论篇》曰:"饮入于胃,游溢精气,上输于脾;脾气散精,上归于肺,通调水道,下输膀胱;水精四布,五经并行。"这说明了脾主运化和肺主通调水道、肾主膀胱气化对水液运行的影响,一旦受内外病邪影响或受损亏虚而失调,则可使水液运行失常,停聚而成痰饮。肺失通调,三焦水道不畅或脾失健运,水湿不行或肾阳虚衰,不能化气行水,膀胱决渎失司,均可形成痰饮(四饮)。

三、"温药"指"温阳"之品

因饮属阴邪,最易伤人阳气。《内经》云:"阳气者,若天与日,失其所,则折寿而不彰。"根据"寒者热之"和"虚者补之"的原则,用温药以温脾肾之阳而治本,使脾肾阳气充盛,运化功能正常,则饮邪自除,"犹离照当空,阴霾四散"。

温药有振奋脾肾之阳气、开发腠理、通行水道之作用。脾阳充,则脾气散精;肾阳振,则水精四布,使水液化生津液与五经并行而布散全身,使既停之饮邪从汗与小便排出体外。肺阳虚虽少提及,但既有肺阴必有肺阳。肺为娇脏,既不耐寒也不耐热,病久多亏虚。肺病出现,痰稀薄或白色泡沫样痰,全身畏风寒,当属肺阳虚的典型表现。肺阳不足则无以通调水道,下输膀胱,水饮停聚于肺、肌表而为痰饮。温药有辛温、苦温、甘温之别,有大温、中温、小温之分。按照饮停部位的不同,可选用不同的温性方药,例如:饮停上焦胸胁,可用桂枝、细辛、干姜等;饮停中焦肠胃,可用生姜、干姜、半夏、白术;饮停下焦,可用附子、肉桂、细辛;若饮邪停聚的部位偏上趋表,则宜根据"其在皮者,汗而发之"的原则,以温药温阳发汗,可予大、小青龙汤;若饮邪偏下趋里,则又当根据"其下者,引而竭之"的原则,以温药温阳化气利小便,如《金匮要略·痰饮咳嗽病脉证并治》曰:"短气有微饮,当从小便去之,苓桂术甘汤主之,肾气丸亦主之。"

四、"和之"有"调和""适度"之意

关于"和"的含义,《伤寒论》有"令胃气和则愈""阴阳自和"等论述,其本意应该是平衡、调和、和谐之意,"和之"即"使之和"的意思,即用温药使之恢复平和无病的状态。也有学者认为是指温之不可太过,以和为度,也有一定道理。《素问·阴阳应象大论》曰:"壮火散气,少火生气。"温药多属燥烈之品,若用之适度,其温和之气能够温补脾肾真阳,如春之日,一经中天,冰雪随之消融;如用之过度,则有耗气伤精之弊,如盛夏酷暑,赤日炎炎,使泽溏干涸;且痰饮内停,阴津已伤,饮邪郁积日久,亦易化热伤津,若再过用燥烈之品,非徒无益,反而有害。

有医家认为,用药上"和之"就是在温阳的同时,还有行消、开导之意。魏念庭在《金匮要略方论本义》中论述:"言和之则不专是温补,即有行消之品,亦概其例义于药之中,方谓之和之,而不可谓之补之益之也,盖痰饮之邪,因虚而成,而痰亦实物,必少有开导,总不出温药和之四字,其法尽矣。"这也符合临床实际,温性药不单温补,辛温、温燥之品亦通过行、消、开、导消除痰饮。

综上所述,痰饮病总属阳虚阴盛、本虚标实之候,其本主要在于脾肾虚寒,其标是指饮邪留滞肺、胸胁、胃肠、四肢肌肤,治疗应以"温药和之"。其立法用药的适用范围包括了四饮在内,在临床上运用时,应辨别其标本缓急及兼夹证,详审病机,灵活运用。气滞、血瘀、寒凝也与痰饮形成密切相关,热灼津液和痰饮郁久化热也可形成热邪夹杂证,临床上当需明辨,合理治疗。

(祝维峰)

第十章

正确认识"阳气"的意义和内涵

《内经》在论述阴阳之间关系时，离不开辩证法和唯物主义哲学的指导，《易经》在大千世界中抽象出阴阳两个基本范畴，认为阳代表积极进取、光明的，阴代表消极退守、阴暗的；认为自然界万物在阴阳对立统一的矛盾运动中产生、变化和发展；认为自然界万物的生长杀藏变化，离不开阴阳二气的相互作用，即一切事物都是在阴阳二气相互作用的矛盾中产生、变化和发展的。这种辩证法思想也体现在了《内经》阴阳理论中。《内经》在阐述阴阳关系时，注重阳气在人体的主导作用，往往把阳气看成矛盾运动的主要方面。《素问·生气通人论》提出"阳气者若天与日，失其所则折寿而不彰，故天运当以日光明"，形容人体阳气的作用如同自然界中的阳光一样重要。

一、《内经》注重阳气在人体的主导作用

按阴阳的属性划分，阳气是人身之气中具有温热、兴奋特性的部分，是人体内具有温煦、推动、兴奋、升腾、发散等作用。《内经》重视阳气在人体生理、病理方面的重要作用，认为阳气的向上向外运动，在人体具有护卫肌表、抵御外邪的生理作用。如《素问·生气通人论》指出："是故阳因而上，卫外者也。"《内经》还认为，阳气失常可以引起疾病。《素问·生气通人论》说"阳气者，烦劳则张，精绝，辟积于夏，使人煎厥""阳气者，大怒则形气绝，而血菀于上，使人薄厥"，说明人体在烦劳、大怒时，会引起阳气的功能失常，出现阳气过亢、逆乱，从而引起疾病。《内经》还将固护阳气作为养生防病的重要原则。《素问·生气通天论》强调"顺之则阳气固，虽有贼邪，弗能去也"，阳气得以固护，外邪不能伤害机体，是养生防病的重要途径。

《内经》在论述阴阳二者的关系时，注重阳气在人体的主导地位，认为阴阳之间贵在"阳密"。如《素问·生气通人论》指出："凡阴阳之要，阳密乃固。"即阴阳二者之间关键在于，只有阳气致密于外，阴气才能固守于

内。又说："故阳强不能密，阴气乃绝。"这是举例说明阳气亢盛，迫津外泄，失于固密，阴精也随之外泄而衰竭。

《内经》还从天人合一的整体观认为，一日当中阳气的盛衰变化对应着人体正气的强弱，也关乎病情的轻重。如《灵枢·顺气一日分为四时》指出："朝则人气始生，病气衰，故旦慧；日中人气长，长则胜邪，故安；夕则人气始衰，邪气始生，故加；夜半人气入藏，邪气独居于身，故甚也。"这说明昼夜当中，随着人体阳气的盛衰变化，病情也随之有轻重的变化，即"旦慧昼安，夕加夜甚"。

二、《内经》强调阴阳互根互用，相互转化的辩证法思想

《内经》在论证阴阳二者的关系时，不仅重视阳气在自然界和人体生命活动中的重要作用，还强调阴阳二者存在着互根互用的依存关系，反复说明"孤阳不生，独阴不长""阳生阴长，阳杀阴藏"（《素问·阴阳应象大论》），认为人体内的阴精与阳气之间存在着相互为用、不可分割的依存关系。如《素问·阴阳应象大论》提出"阳化气，阴成形""阴在内，阳之守也；阳在外，阴之使也""阴者藏精而起亟也，阳者卫外而为固也"。（《素问·生气通人论》）说明阴为阳之基，阳为阴之用，阐明了阴阳双方互根互用的依存关系，也说明了生命活动的物质与功能是对立统一、相互为用的。阴阳之间互根互用，是维持"阴平阳秘，精神乃治"的相对平衡协调的生理状态的必要条件。故《内经》认为"阴阳离决，精气乃绝"（《素问·生气通天论》）。

《内经》还认为，阴阳双方既互根互用，又可在一定条件下互相转化。如《素问·六元正纪大论》指出："动复则静，阳极反阴。"《素问·阴阳应象大论》又曰："重阴必阳，重阳必阴。"这说明阴阳双方各自在其发展到"重""极"的阶段时，便可以互相转化。

总之，《内经》强调阳气的盛衰变化及失常在疾病发生、发展过程中的重要影响，将固护阳气作为养生防病的重要原则，又强调阴阳二者之间存在着互根互用、相互依存的关系，认为阴阳之间这种依存关系失调是疾病发生的重要机理。阴阳双方各自在其发展到"重""极"的阶段时，又能相互转化。

三、人体阳气与一身之气是不同的概念

广义的气是指由先天之精化生的并与吸入的自然界清气相融合而在全身运行不息的微物质和能量，相对于精血、津液等液态精华物质而言，可以说气属阳而精血津液属阴。人体阳气是气中具有温热、兴奋特性的部分，不是人体之气的全部，不能以阳气的概念替代气的概念，即"属阳的气"与阳气"是不同的概念。

阳或阴，仅是说明事物和现象的属性，自身没有具体的结构和功能。只有具体的事物才有特异性的结构和相应的功能。因此，气可分阴阳，可用阳气与阴气相对来阐释人体的各种生理功能的协调，阐释寒热虚实的病机变化。《阴阳应象大论》曰："阴阳者，血气之男女也。"后世医家所谓"人身者，阴阳也；阴阳者，气血也"之说，是将气血归属阴阳来阐述人体的生理功能和病理变化，对临床实际有着重要指导意义。

阳虚与气虚的关系如下：阳虚是指机体阳气不足，温煦、兴奋等功能减退，阳不制阴，导致阴气相对偏盛，功能减退、产热不足的病理状态，临床出现虚寒及迟滞的症状，畏寒肢冷、面色㿠白、小便清长、下利清谷、舌淡白脉沉迟等。气虚是指机体的一身之气不足及其功能低下的病理状态，主要表现为推动、固摄、防御能力低下的征象，如少气乏力、精神萎靡、自汗、易于感冒、舌淡、脉虚弱等，无寒象。

阳气是一身之气的一部分，阳虚自然也是气虚病机的一个类型。气虚病机中无论阳虚或阴虚，一般都兼有气虚的表现，都可在补阳或滋阴的基础上兼以补气。因此，阳虚是气虚病机的一种，与气虚不是等同的概念。气虚既可发展为阳虚，也可发展为阴虚。明白这些道理对临床辨证和立法用药十分重要。

（祝维峰）

第十一章

浅述张景岳补法特色

张景岳十分重视人体正虚为病，基于"阳非有余，阴亦不足"之说，大倡扶正补虚之理，注重补法，尤其注重温补。以下对其补法用药主要特点进行分述。

一、形体为本，精血为要

张景岳认为："凡欲治病者，必以形体为主，欲治形者，必以精血为先，此实医家大门路也。"又言："形以阴言，实惟精血二字足以尽之。"景岳治病重在治形，治形强调从精血入手。在这一思想指导下，对于阴精不足或阳气虚耗的病证，都以填补真阴、滋养精血、治疗形体为主。

张景岳补形体养精血主要靠熟地黄、当归。他说"用此之法，无逾药饵，而药饵之最切于此者，不过数味之间"，常用的药物是熟地黄、枸杞、当归等。景岳认为"诸经之阴血虚者非熟地不可"，且"熟地以至静之性，以至甘至厚之味，实精血形质中第一品纯厚之药"。景岳用熟地黄一般剂量较大，他认为："阳性速，故人参少用亦可成功；阴性缓，熟地非多难以奏效。"左归丸、右归丸中，熟地黄用至八两，其他药仅二至四两；左归饮、右归饮中，熟地黄自二三钱可加至一二两，其他药则仅一至二钱。关于枸杞，景岳认为："此物微助阳而无动性，故用之以助熟地最妙。"枸杞虽偏温性，但有阴守之性，而无温散阴精之蔽，故常与熟地共用。当归也是景岳常用的药物，他认为此药"味甘辛气温气轻味重，可升可降，阴中有阳，其味甘而重，故专能补血；其气轻而辛，故又能行血……凡有形虚损之病，无所不宜"，认为当归补而不滞，体阴用阳，动静结合。

二、注重阳气，长于温补

张景岳云："虚实之治，大抵实能受寒，虚能受热，所以补必兼温，泻必兼凉。"其认为虚证病人多耐受温补，临证补虚时，多以温补为主。他还认为：金元四大家的河间刘守真创"诸病皆属于火"之论，朱震亨立"阳有余而阴不足"之说，后人受此影响，偏于寒凉攻伐，应该纠正。他认为："凉为秋气，阴主杀也，万物逢之，便无生长，欲补元气，故非所宜。凉且不利于外，寒者益可知矣。"他认为阴凉之性不利于元气的恢复，应遵照《内经》"形不足者，温之以气；精不足者，补之以味"的教导，注重温补。

张景岳针对丹溪提出的"阳常有余，阴常不足"的观点，提出"气不足便是寒"的论断，曰："气不足便是寒……以致阳气不足者，多见寒从中生，而阳衰之病，无所不至。"用药方面，张景岳擅长用"能温能散"之干姜。

张景岳也重视常用温补药的使用禁忌，如：姜辛能散，多汗者忌之；肉桂性热，善入血助阳，故失血者忌之；附子回阳，性刚悍，独任为难，当佐以人参、熟地黄、炙甘草等大甘之品，制其刚而济其勇等。

三、阴阳互根，阴中求阳，阳中求阴

张景岳以"阳为阴之主，阴为阳之根"为指导思想，重视阳气的主导作用；在虚损病证的治疗方面，更加注重补阴。无论是水亏还是火衰，他都重用温性的熟地黄、枸杞等补阴之品，即取阴中求阳之义。张景岳重视阳气，强调治形补阴，体现了人体阴阳关系的深刻内涵。

景岳用补，注重阴阳精气四方面，既要注意温补人体之元阳，又要注意滋养肾中之真阴。阴阳相济，调平水火乃景岳用补的一大特色。其擅长合用熟地黄、人参体现了这一特色。其谓："凡诸经之阳气虚者，非人参不可；诸经之阴血虚者，非熟地不可……此熟地与人参，一阴一阳，相为表里，一形一气，互主生成……"

四、继承创新，化裁名方

如六味地黄丸本为补肝滋肾养阴之通剂，张景岳以此为基础，举一反三，衍化出5首类方。大补元煎即六味地黄丸中增入人参、当归，即变滋阴养肾之方为大补气血之剂；左归饮即六味地黄丸加枸杞、甘草，改治肾阴不足，腰酸遗泄，舌红脉细；右归饮即六味地黄丸加附子、肉桂、枸杞，用治肾阳不足，命门火衰，气怯神疲，肢冷脉细；左归丸即六味地黄丸加菟丝

子、牛膝、龟板胶而成温补肾阳，濡养精血之剂；右归丸即六味地黄丸加附子、肉桂、当归而成益火之源，培补右肾之方。以上衍化不离固肾培元之本，或兼以温补气血，或兼以补肾阳，或兼以滋肾阴，或兼以补精补血。此5首类方迄今仍为临床所常用，为张景岳对中医的又一大贡献。

（祝维峰）

第十二章

浅谈《伤寒论》寒热并用、攻补兼施

张仲景的《伤寒论》被后世医家誉为"方书之祖",书中记有方剂113方,除禹余粮丸有名无药外,实际是112方,用药83味。张仲景组方用药主次分明、药味精当,尤其是善于运用药性相反的药物组方处理病机复杂问题,如寒热并用、攻补兼施等,实为张仲景立法用药一大特色。现仅就《伤寒论》上述特色归纳总结,提出粗浅体会。

一、寒热并用

寒则热之,热则寒之,治寒以热药、治热以寒药为纯寒证和纯热证的普遍治疗法则,寒热并存之证,病机相对复杂,理当寒热并治。如《医碥》云:"寒热并用者,因其人有寒热之邪夹杂于内,不得不用寒热夹杂之剂,古人每多如此。"然而,由于寒热之邪所在部位不同,病情轻重缓急有别,寒热并用之方可大体归纳为以下五个方面。

(一)寒热互结证

《伤寒论》第149条曰:"伤寒五六日,呕而发热者,柴胡汤证具,而以他药下之……但满而不痛者,此为痞,柴胡不中与之,宜半夏泻心汤。"方中黄芩、黄连苦寒泄热,干姜、半夏辛温祛寒,人参、甘草、大枣补中和胃,全方寒热并用,辛开苦降,宣通气机,消除痞满。其中,干姜配伍黄连,辛开苦降,寒热并用,可使气机协调,阴阳自和,为寒热并用之典型药对。

第157条曰:"伤寒汗出,解之后,胃中不和,心下痞硬,干噫食臭,胁下有水气,腹中雷鸣,下利者,生姜泻心汤主之。"本方即半夏泻心汤减干姜用量,加生姜而成,是治疗寒热互结、脾胃虚弱、食饮停滞之痞。

第158条曰:"伤寒中风,医反下之,其人下利日数十行,谷不化,腹中雷鸣,心下痞硬而满,干呕,心烦不得安。此非结热,但以胃中虚,客气上逆,故使硬也。甘草泻心汤主之。"本方即半夏泻心汤加重甘草以增强补中益气之功，治疗下后脾胃俱虚，寒热错杂，痞利俱盛者。

第151条曰："脉浮而紧，而复下之，紧反入里，则作痞，按之自濡，但气痞耳。"痞证病机是寒热错杂，互结中焦，气机痞塞，而非实邪壅滞。取干姜之辛与黄芩、黄连之苦，辛开苦降调达气机升降以消痞是立法用药的关键。

（二）上热下寒证

《伤寒论》第173条曰："伤寒胸中有热，胃中有邪气，腹中痛，欲呕吐者，黄连汤主之。"黄连汤治上热下寒证，方中黄连清上热、干姜温下寒为主，配伍半夏降逆止呕，桂枝通阳散寒，人参、甘草益胃和中。

第80条曰："伤寒，医以丸药大下之，身热不去，微烦者，栀子干姜汤主之。"此乃表证误下，邪热内陷胸膈，为热扰胸膈在上、脾胃虚寒在下之证。方中栀子清解在上之邪热；干姜温在下之脾阳。

第359条曰："伤寒本自寒下，医复吐下之，寒格，更逆吐下，若食入口即吐，干姜黄芩黄连人参汤主之。"此乃胃热脾寒、中焦格拒之证。方中干姜辛温脾阳，黄芩、黄连苦寒清热。全方清上温下、通格拒。

第338条曰："伤寒，脉微而厥，到七八日肤冷，其人躁无暂安时者，此为脏厥，非蛔厥也。蛔厥者，其人当吐蛔，今病者静而复时烦者，此为脏寒，蛔上入其膈，故烦，须臾复止，得食而呕，又烦者，蛔闻食臭出，其人常自吐蛔。蛔厥者，乌梅丸主之。又主久利。"本证为膈间有热（上热）、胃肠有寒（下寒）。方中附子、干姜、桂枝、川椒、细辛辛热通阳祛寒，黄连、黄柏苦寒清泄邪热，人参、当归益气养血。诸药合用寒热并除、攻补兼施，共收温脏安蛔、清热止痛之功。

第357条曰："伤寒六七日，大下后，寸脉沉而迟，手足厥逆，下部脉不至，咽喉不利，唾脓血，泄利不止者，为难治，麻黄升麻汤主之。"大下利后正伤邪陷，脾胃虚弱，升降失常形成寒热格拒之上热下寒证。方中石膏、黄芩、知母上清肺咽；麻黄、桂枝、干姜下温脾阳。

寒热并用要注意两点，一是气机不通时多用，无论痞、厥、格拒、气上逆，皆以气机逆乱为特征；二是正气虚损，下、汗之后出现的各种变证的形成，都与脾胃阳气受损有关。黄连、黄芩苦降，干姜、桂枝之辛开是调理气机的重要方法，另干姜、桂枝之温养脾阳作用不容忽视。

（三）表寒里热证

《伤寒论》第38条曰："太阳中风，脉浮紧，发热恶寒，身疼痛，不汗出而烦躁者，大青龙汤主之。"本条为典型的外感风寒，内有郁热之证，方中麻、桂、姜辛温发汗散风寒，石膏辛甘大寒清里热，甘草、大枣和中，共奏外散风寒、内清郁热、表里双解之功。

第27条曰："太阳病，发热恶寒，热多寒少，脉微弱者，此无阳也，不可发热，宜桂枝二越婢一汤。"桂枝二越婢一汤和大青龙汤皆用麻黄、桂枝辛温解表，生石膏辛寒清里热，但轻重程度不同。类似方剂有小青龙加石膏汤、麻黄连翘赤小豆汤。

第63条曰："发汗后，不可更行桂枝汤，汗出而喘，无大热者，可与麻黄杏仁甘草石膏汤。"此为太阳病邪热上迫于肺，出现发热、汗出而喘等症。本方即以石膏易麻黄汤之桂枝，以石膏辛寒制约麻黄之温热，使辛温解表转为辛凉宣肺定喘，为舍性取用之寒热并用范例。

（四）寒热往来证

《伤寒论》第96条曰："伤寒五六日，中风，往来寒热，胸胁苦满，嘿嘿不欲饮食、心烦喜呕，或胸中烦而不呕，或渴，或腹中痛，或胁下痞硬，或心下悸、小便不利，或不渴、身有微热，或咳者，小柴胡汤主之。"本证为邪在少阳枢纽，枢机不利，少阳经气不舒，胆逆犯胃，此时汗、吐、下诸法均不适宜，故宜用"和法"。以柴胡、黄芩之辛苦寒凉解少阳邪热，以人参、半夏、生姜甘温，温和中焦，止呕补虚。本方可疏利三焦气机、调达上下、宣通内外，是寒热并用、攻补兼施、协调升降的典范。

第147条曰："伤寒五六日，已发汗而复下之，胸胁满微结，小便不利，渴而不呕，但头汗出，往来寒热，心烦者，此为未解也。柴胡桂枝干姜汤主之。"少阳病主要病机在于气机枢机不利，三焦疏利不利，水饮代谢不力，决渎失职，出现小便不利、口渴等症。此时在和解少阳的同时，还要温化水饮，故以小柴胡汤和解少阳，清解郁热，桂枝、干姜温化水饮，寒温并用，相辅相成。

（五）去性取用或反佐用药

《伤寒论》寒热并用方剂除治疗寒热间杂之证外，也可用于单纯寒证或热证，表现为在寒或热的药物中，少佐相反的寒热之品，以达到去性取用或反佐用药目的。如在用大剂辛热的温阳药干姜、附子以回阳救逆的同时,恐阴盛格拒,故加咸寒苦降之猪胆汁以消除寒热格拒,为反佐法之寒热并用。

《伤寒论》第315条:"少阴病,下利,脉微者,与白通汤。利不止,厥逆无脉,干呕,烦者,白通加猪胆汁汤主之。"

第39条曰:"吐已下断,汗出而厥,四肢拘急不解,脉微欲绝者,通脉四逆加猪胆汁汤。"

另外,如麻黄杏仁甘草石膏汤主治邪热壅肺之喘,方中麻黄辛温不利病性,故与大寒之石膏相伍,使大量石膏制约麻黄辛温之性,留麻黄之用而克制其性,保持了全方为寒凉之剂;大黄附子汤用治寒积便秘证,方中大黄泻下通便作用很强,但其性寒不利于寒证,故配用附子、细辛辛热之品,以制约其苦寒之性,使方剂终为温下峻剂。

陆渊雷说:"中医学上所谓寒与热,别有意义,与一般的寒热之观念不同。例如热水与冷水合并,则相混而中和成温水……而药性之寒热则不然,一方中寒热并用则各奏其效,并不中和成温凉适中之剂。"这是说寒热两种药物在治病过程中"并行不悖,各奏其效"。只要是存在寒热错杂的病机,寒热两种药物的疗效不但不受对方的克制,反而有协同作用。关键是我们在临床要辨证准确,根据寒、热之轻重、病变之部位(里外、上下),选择合适的药物和剂量。

二、攻补兼施

攻与补,一般而言,邪气盛则宜攻,正气虚则宜补,但在正虚邪盛,虚实并存的情况下,纯补则留邪,纯攻则大伤正气。故张仲景在《内经》扶正祛邪的理念指导下,创立了攻补兼施的组方原则,对于临床具有普遍的指导意义。下面根据邪气的性质和机体正气的强弱不同分以下五个方面论述。

(一)祛邪为主

专以攻邪的方剂,因攻逐药物过于峻猛,为顾护人体正气,配以少量扶正之品。如峻下逐水方剂十枣汤,方中甘遂、大戟、芫花药性峻烈,易伤正气,用大枣煎汤送服,意在益气护胃,缓和药性,使攻邪不伤正。集中体现了仲景时时注意顾护胃气的学术思想。类似方剂如白虎汤之用粳米、甘草,白虎加人参汤证、附子泻心汤等也有此组方原则。

旋覆代赭汤用于胃虚痰阻、气机上逆之呕吐、噫气之证。方中旋覆花消痰下气，代赭石重镇降逆，生姜、半夏和胃止呕，均是祛邪实的。故又用人参、甘草、大枣养胃补虚。诸药配伍，攻邪而不伤正，补虚而不滞邪，相辅相成，相得益彰。

桂枝汤属于中风表虚证，卫强营弱，故解肌祛风又益阴和营；桂枝加葛根汤证、桂枝去芍药加附子汤证等，都是在祛风为主的同时加以生津或温阳之品，攻补兼施。

少阳病为外邪侵入少阳，正邪分争，少阳枢机不利。

《伤寒论》第97条说"血弱气尽，腠理开，邪气因入，与正气相搏，结于胁下，正邪分争，往来寒热，休作有时"，说明少阳病正邪交争，既有邪实的一面，也有正虚驱邪不力的一面，故仲景在以柴胡、黄芩之辛苦寒凉解少阳邪热的同时，用人参、半夏、干姜之甘温补虚。其治则以祛邪以和解少阳为主辅以和中补虚，是攻补兼施的典范。其他如柴胡桂枝汤、柴胡桂枝干姜汤、柴胡加龙骨牡蛎汤等，都是祛邪为主，扶正为辅的方剂。

（二）扶正为主

张仲景时刻注意培护阳气、温通阳气。因为痰饮、水饮均为阴邪，易损害阳气，水饮代谢与脾肾关系最为密切，阴邪上凌阳位，易伤心阳。故心、脾、肾如阳气虚最为普遍，宜温阳通阳为主：温通心阳者，如桂枝甘草汤类证；温脾阳者，苓桂术甘汤证和小建中汤证，"太阴之为病，腹满而吐，食不下，自利益甚，时腹自痛。若下之，必胸下结硬""自利不渴者，属太阴，以其藏有寒故也，当温之，宜服四逆辈"；温肾阳者真武汤、茯苓四逆汤。"少阴之为病，脉微细，但欲寐也""少阴病，脉沉者，急温之，宜四逆辈"，指出少阴病为肾阳不足。

阳气不足，扶正兼祛邪的代表方有厚朴半夏甘草人参汤证健脾温运兼以宽中除满；桂枝人参汤证温中兼以解表。

（三）扶正、祛邪并重

厥阴病的提纲为"厥阴之为病，消渴，气上撞心，心中疼热，饥而不欲食，食则吐蛔，下之利不止"。厥阴病多属于上热下寒的寒热错杂证，故在治疗原则上，一般表现为扶正祛邪并重。《伤寒论》第357条曰："伤寒六七日，大下后，寸脉沉而迟，手足厥逆，下部脉不至，咽喉不利，唾脓血，泄利不止者，为难治，麻黄升麻汤主之。"素体虚寒，下后邪气内陷，正虚邪实。方中石膏、黄芩、知母清肺咽；麻黄、桂枝、干姜温脾阳，攻补兼施、寒热并用，相行不悖。其他如乌梅丸证、干姜黄芩黄连人参汤证等。还有半夏泻心汤、甘泻心汤、生姜泻心汤等。三方针对寒热互结、中焦痞塞之病机，泄热、散寒、扶正于一体，辛开苦降，扶正祛邪。方中黄芩、黄连苦寒泄热，干姜、半夏辛温祛寒，人参、甘草、大枣补中。

黄连阿胶汤适用于少阴热化证，病机为肾水亏于下，心火亢于上，心肾不交，治当滋阴降火，滋阴补血之品与泄火药同用。

（四）祛邪以扶正

邪实危重症时，急攻邪以存正也是正确选择，通过祛邪才可以达到扶正的目的，即祛邪以扶正。如阳明与少阴的三急下证均属燥热极盛的重证，此时实热内盛导致阴津枯竭，急攻下实热之邪，釜底抽薪，泄热以存阴。又如寒凝血脉的心痛彻背，背痛彻心，手足逆冷，冷汗淋漓的胸痹证，以大辛大热乌头赤石脂丸峻猛散寒邪以立复心阳。

（五）驱邪不忘固护脾胃

张仲景用药不离顾护胃气之品，如桂枝汤以生姜、大枣、炙甘草及啜热粥，白虎汤以粳米，小柴胡汤以生姜、大枣、人参、炙甘草等，保护脾胃后天之本，气血之源，扶助正气。

三、临床应用实例

初诊：陶某，女，48岁，已婚，工人。因反复失眠10余年来诊。患者10余年前开始出现反复失眠，近年来症状加重，不欲寐，难以入睡，甚则彻夜不眠，心烦，易怒，口苦，纳可，小便调，大便质稍干。自服"舒乐安定"可入睡，但因近1个月服用安定已不见效，患者恐其副作用，故来诊要求服中药。舌红苔薄黄，脉弦。患者情志不畅，郁热在里，故见心烦，易怒；郁热在里化热，扰动心神，神不安则不寐，故治以和解少阳，通阳泄热，重镇安神。处方：柴胡10 g，桂枝10 g，龙骨（先煎）30 g，牡蛎（先煎）30 g，法半夏10 g，黄芩10 g，党参30 g，大枣10 g，炙甘草10 g，郁金10 g，珍珠壳（先煎）30 g，大黄（后下）10 g。六剂，水煎服，每日一剂。嘱其慎起居，调情志，保持乐观情绪，禁辛辣煎炸饮食。二诊：患者服药后有睡意，但仍难入睡，原方加首乌藤30 g，钩藤15 g，清热养心安神，续服3剂。三诊：服药后夜寐好转，每夜可睡2～3小时，汗多，上方加浮小麦 40 g，续服 4 剂后，可睡 4～5 小时。

　　柴胡加龙骨牡蛎汤载于《伤寒论》第 107 条，曰："伤寒八九日，下之，胸满烦惊，小便不利，谵语，一身尽重，不可转侧者，柴胡加龙骨牡蛎汤主之。"证以表证误下、邪气内陷、少阳失和、三焦不畅、心胆不宁、邪气弥漫、虚实互见为特点。本方中柴胡、黄芩寒凉以和解郁热；桂枝辛温以通心阳，引阳入阴；龙骨、牡蛎、珍珠壳重镇安神，以治烦躁惊狂；半夏、生姜辛温和胃降逆；大黄苦寒泻里热，和胃气；茯苓安心神，利小便；党参、大枣益气养营和胃。共成扶正祛邪、寒热并用之剂，共收和解清热，通阳镇惊安神之功。历代医家认为柴胡加龙骨牡蛎汤能调和阴阳、宣畅化郁、引阳入阴，现代多用于治疗失眠、精神分裂、神经症、焦虑证等。《古方选注》："柴胡引升阳药升阳，大黄引阴药以就阴，党参、炙草助阳明之神明，即所以益心虚也；茯苓、半夏启少阳三焦之枢机，即所以通心机也；龙骨、牡蛎入阴摄神，镇东方甲木之魂，即所以镇心惊也；龙、牡顽钝之质，佐桂枝即灵……至于心经浮越之邪，借少阳枢转出于太阳，即从兹收安内攘外之功矣。"值得参考。

　　扶正增强人体正气，利于抗御和驱逐病邪，正气足则邪自去；祛邪则消除了邪气对正气的损害，有利于保证正气的恢复，邪气去则正自安。二者既相互制约，又相辅相成，是辩证的统一。如柴胡加芒硝汤，方中人参与芒硝同用，人参补益正气，与芒硝同用扶正而不助邪；芒硝软坚破结，与人参配伍顾护胃气而不伤正，两者相反相成。

　　寒与热，正与邪，是疾病不可分割的两个方面，个体不同、感邪不一，形成不同的病理状态。寒热并用、攻补兼施用药体现着阴阳对立统一的朴素辩证法思想，寒与热和正与邪既相互制约又相互协调。寒热并用、攻补兼施的是调整人体恢复阴阳动态平衡有效法则。因此，张仲景寒热并用、攻补兼施的临床配伍用药方法值得深入研究，推广应用。

（祝维峰）

下编 医 案

第十三章

失 眠

一、总论

失眠是指无法入睡或无法保持睡眠状态，导致睡眠不足，又称入睡和维持睡眠障碍，为各种原因引起的入睡困难、睡眠深度过浅或频度过短、早醒及睡眠时间不足或质量差等，是一种常见病。现代快节奏的工作和无规律的作息，以及学习和生活压力等因素是失眠常见的致病原因。随着现代城市化进程加快，失眠患者群体在快速增加，而目前针对该病的镇静促睡眠药物通常又给患者带来第二天乏力、注意力不集中等副作用，给患者带来的身心困扰又会反过来促进或加重失眠的症状。

（一）历代医家对失眠的认识

失眠在传统中医学理论中属于"不寐""不得眠""目不瞑"等范畴，中医学对其认识最早可见于《灵枢·大惑论》，其详细论述了"目不瞑"是因为"卫气不得入于阴，常留于阳。留于阳则阳气满，阳气满则阳跷盛；不得入于阴则阴气虚，故目不瞑矣"。又如《灵枢·邪客》云："卫气独卫其外，行于阳，不得入于阴，行于阳则阳气盛，阳气盛则阳跷陷，不得入于阴，阴虚，故目不瞑。"该论述指出卫阳盛于外，阳不入阴而引起"目不瞑"，营卫是阴阳的体现，阴阳是营卫性质的概括。卫气循行应有规律，如果循行失常，则导致不寐。《灵枢·素问》云："卫气昼日行于阳，夜半则行于阴，阴者主夜，夜者卧……阳气尽，阴气盛则目瞑，阴气尽而阳气盛，盛则寤矣。"阴阳消长是睡眠-觉醒周期规律的最本质机理。中医另一经典著作《难经·四十六难》第一次提出了年老"卧而不寐"是因为"老人血气衰，肌肉不滑，荣卫之道涩"，明确指出气血虚衰是老年人失眠的内在病理基础。因此，睡眠-觉醒周期性节律紊乱，阴不敛阳，阳不入阴，与自然界昼夜节律不同步，故而患者入夜反感精神亢奋、烦躁不安、辗转反侧，得不到充分的休息和安定的睡眠，而白天又常感精神倦怠、思维迟钝、头晕、疲乏无力，甚至难应对正常工作和学习等。

随着中医学的不断发展，后世医家不断完善对于该病的认知。隋代医家巢元方著述《诸病源候论·大病后不得眠候》记载"大病之后，脏腑尚虚，荣卫未和，故生于冷热，阴气虚，卫气独行于阳，不入于阴，故不得眠，若心烦不得眠者，心热也。若但虚烦，而不得眠者，胆冷也"，论述了病后失眠主要病机为脏腑功能亏虚、荣卫不和。至明代医家张介宾著作《景岳全书·杂症谟·不寐》从"正"与"邪"两方面高度概括论述了失眠的病机在于"营气亏虚"和"邪气扰乱"。原文载："不寐，经义《邪客篇》帝曰：夫邪气之客人也，或令人目不瞑不卧出者，何气使然？伯高曰：五谷入于胃也，其糟粕、津液、宗气分为三隧，故宗气积于胸中，出于喉咙，以贯心脉而行呼吸焉。营气者，泌其津液，注之于脉，化以为血，以荣四末，内注五脏六腑，以应刻数焉。""不寐证虽病有不一，然惟知邪正二字，则尽之矣。盖寐本乎阴，神其主也，神安则寐，神不安则不寐，其所以不安者，一由邪气之扰，一由营气之不足耳。有邪者多实证，无邪者皆虚证。凡如伤寒、伤风、疟疾之不寐者，此皆外邪深入之扰也；如痰，如火，如寒气、水气，如饮食忿怒之不寐者，此皆内邪滞逆之扰也。舍此之外，则凡思虑劳倦，惊恐忧疑，及别无所累而常多不寐者，总属其阴精血之不足，阴阳不交而神有不安其室耳。知此二者，则知所以治此矣。"清代林佩琴在《类证治裁·不寐论治》中云："阳气自动而之静，则寐；阴气自静而之动，则寤；不寐者，病在阳不交阴也。"

(二) 祝维峰对失眠的认识

祝维峰总结汲取前人对失眠的认识，结合自身多年临床实践，总结失眠之病机主要在于以下三个方面。

(1) 脾胃运化功能失常。中医学认为"胃主受纳，脾主运化"，二者为气血生化之源，脾胃运化失司，虚者是气血化生无由，导致营血亏虚无以濡养心神，心血虚则神不守舍，难于入寐，或忽寐忽醒，此类患者多见于年老体衰或者病后失养者；实证患者乃多因"脾为生痰之源"，脾胃运化精微失常则津微不布，聚而生痰，痰浊之邪随气流注，上犯心神，或者饮食积滞影响胃腑之通降，"胃不和则卧不安"而发为本病，此类患者多见于年轻患者饮食不节，或者老年患者素有顽疾而脾胃受损者，此类疾患多是虚实夹杂。虚证者主以归脾汤补养心脾气血，实证者主以温胆汤加减以行气化痰，虚实夹杂者主以升阳益胃汤取其助木疏土和健脾化痰并举。

（2）肝脏疏泄功能失调。肝为风木之脏，主疏泄而藏血，其气升发，喜条达而恶抑郁，在生理上，肝脏"疏泄"功能包括了"疏泄气血"和"疏泄情志"两个方面，气血运行不畅可影响心神，反过来心神或者神志被扰也可以影响气血运行。因此，临床肝脏影响心神也分为虚实两端，实者多因为肝郁不疏，调节失常，肝气郁滞，郁而化火，可形成肝火，肝火扰乱心神则神无所居而不能寐，此多主之以丹栀逍遥散或龙胆泻肝汤之属；若肝火不降久之则内耗肝阴，肝阴不能制约肝阳而致肝阳上亢，其另有因肝阴血虚所致者，"肝脏体阴而用阳"，其以血为体，以气为用，其阴血亏虚不能敛降肝阳，肝阳上亢而上扰神明发为本病，此类以阴不敛阳为主，当主之以天王补心丹化裁。其有因肝气郁滞，木不疏土而成肝郁脾虚之证者，主之以祝维峰经验方清肝健脾安神汤。此可见"肝主疏泄"是肝气、肝阳常有余，肝血、肝阴常不足就成为肝的重要病理特点，而肝气郁结是肝失疏泄，气机郁滞的表现，此类患者常具有忧愁多虑、多愁善感之气质特点，多以肝气郁结在先，气病及血，气滞必血瘀，气郁不达，津液停聚，亦可酿痰，气、火、痰、瘀等病理产物变化多端，可产生各种复杂的病变，均与肝气郁结有关，当以疏肝理气为论治之中心点。

（3）心肾不交。心属火，藏神；肾属水，藏精。两脏互相作用，互相制约，以维持正常的生理活动，肾中真阳上升，能温养心火；心火能制肾水泛滥而助真阳；肾水又能制心火，使不致过亢而益心阴，这种关系，叫做"心肾相交"，也称"水火相济"。心和肾任何一方的阴阳失调，均可导致心肾之间"水火相济"的关系破坏而出现相应的病证，称之为"心肾不交"或"水火不济"。如心火亢于上，不能下交于肾，或肾水不足，不能上济于心，可出现心悸怔忡、心烦、失眠多梦、五心烦热、眩晕耳鸣、腰膝酸软，或男子梦遗、女子梦交等"心肾阴虚火旺"的证候；若肾阳虚衰，不能温化水液，阳虚水泛，则可出现畏寒、尿少、水肿、心悸、心慌等心肾阳虚，水湿泛滥的证候。临床上患者心火偏亢，不能下交肾阴，气不得宁故不寐。宜以六味地黄汤合黄连阿胶鸡子黄汤为主；而肾阳不能上温心阳，心神不能安定而不寐者，当以二仙汤为主。

失眠之病因繁多，病理机制也不尽相同，但最终皆要责之于"心神不安"，此乃"不寐不独于心，又不离于心"，总结起来，影响"心神安定"之因素主要包括脾血虚不能营心，或中焦运化失司滋生饮邪、痰邪等扰乱神机，肝脏阳气亢盛或疏泄失调，肾阴阳失调导致的心肾不交。从患者发病久暂来看，新发病者多与心、肝二脏或者饮食、痰饮之邪相关，久病者多与脾、肾功能受损关系密切。从患者发病年龄看，中青年睡眠障碍人群通常无明显器质性疾病，多因无规律作息，工作或学习压力大而肝失疏泄或者思虑伤脾，临床辨证以实证居多，治疗多以疏肝气清心火为主，同时需教导患者戒除不良作息习惯，调畅情志方可收功；而老年患者大多伴有慢性基础病史，属于中医学中"久病耗伤"或者"年老而脉道不利、气血虚弱"之范畴，因此多表现为以气血虚弱、心肾失交为主，此类患者当以归脾汤补益气血为主，以柴胡汤系列疏肝理气为辅。另外，需要注意伴随疾病的有效治疗，生活方面要坚持规律运动，张弛有度，家庭和谐，精心调养。

明确了不寐的基本病机特点，祝维峰概括其治疗关键在于针对性的补虚泻实，无邪而不寐者，补气虚则心神得安而寐寤有时，然有邪而不寐者，去其邪而神自安也，即在调整并恢复脏腑气血阴阳安定和谐的基础上，另外辅以安神益心之剂是本病的基本治疗方法。安神法的使用要结合临床不同患者的病机特点而分别选用养心安神、镇心安神、清心安神等具体治法：实证宜泻其有余，如行气解郁、清泄肝火、疏肝理气、消导和中等法；虚证当补其虚损为主，如采用益气养血、健脾养心、温补元阴元阳以交通心肾。中医学中的虚证、实证不是绝对的，而是相对的，是可以相互转化的。实证日久，气血耗伤，可转为虚证；而虚证日久滋生痰浊、瘀血等以实证为表现的病理产物，从而出现虚实夹杂。实证可清可泄，虚证当补益为主，虚实夹杂者则以攻补兼施为法，诸如此类，亦略举大概，未悉其详。因此，临床当根据具体情况辨证施治以体现"圆机活法"。临床针对不寐患者除了对证施治，还需注意教导患者配合科学的作息、运动习惯以及心理疏导，以消除紧张焦虑，保持情志畅达，从而达到改善睡眠质量的目的。

（祝维峰　刘红宇）

二、方证经验

1. 清肝健脾安神汤

临床上失眠患者症状表现多种多样，其病因也各有不同，病机多数是错综复杂的，而非某种单一的因素。失眠病位在于心，其多与肝、脾二脏密切相关，因此，祝维峰结合临床经验总结出兼顾疏肝健脾的清肝健脾安神汤，其中包括柴胡、黄芩、党参、牡丹皮、酸枣仁、茯苓、白芍、大枣、炙甘草。

从上述药物组成可以看出，该方由著名的丹栀逍遥散和酸枣仁汤化裁而成，功能疏肝健脾，养心安神。其中的逍遥散出自宋代《太平惠民和剂局方》，为著名的和解剂，其专为肝郁血虚，脾失健运之证而设，主治肝郁血虚脾弱证。临床症见两胁作痛，头痛目眩，口燥咽干，神疲食少，或月经不调，乳房胀痛，脉弦而虚者。传统中医学理论认为，肝为藏血之脏，性喜条达而主疏泄，体阴用阳，若七情郁结，肝失条达，或阴血暗耗，或生化之源不足，肝体失养，皆可使肝气横逆，扰乱心神而发为不寐之症。此时疏肝解郁，固然是当务之急，而健脾养血安神，亦是不可偏废之法。因此，清肝健脾安神汤既有丹栀逍遥散之疏肝健脾之法，又有酸枣仁汤养心安神之意。其中，柴胡疏肝解郁，使肝气得以调达，木能疏土，当为君药；牡丹皮和黄芩清泄血中之伏火，疏散郁遏之气，透达肝经郁热；白芍酸苦微寒，养血敛阴，柔肝缓急，为臣药，且芍药与柴胡疏泄与收敛同用，恢复肝脏疏泄调畅之功；党参、白术、茯苓和炙甘草乃四君子汤之原方，取其健脾培土，使运化有权，气血生化有源，不仅血充则肝柔，而且血充则心神得养而安；大枣和炙甘草益气补中，缓肝之急，为佐药；酸枣仁归于心肝二经，取其养心安神为使，诸药合用，使肝郁得疏，血虚得养，脾弱得复，气血兼顾，体用并调，肝脾同治，全方共奏调和肝脾、疏肝解郁、养血健脾之功效。

此清肝健脾安神汤乃肝脾同治，用之于日常工作紧张或学习压力大而肝气郁滞兼有脾虚之证者，每获良效。

【案例】

初诊日期：2017年3月21日　　　节气：春分
姓名：廖××　　性别：女　　年龄：18岁　　民族：汉
婚否：未婚　　职业：学生　　居处环境：无特殊
主诉：失眠1个月。

病史：近1个月来，患者因学习压力过大而入睡困难，多梦易醒，时有心悸，善太息，头痛，咽干口苦，神疲乏力，纳可，大便溏，小便可。

体查：舌红苔薄黄边有齿印，脉弦而虚。

中医诊断：不寐（肝郁乘脾，心神失养）。

辨证分析：患者为高三学生，学习压力较大，已暗耗肝血，加之其性格内向，常精神抑郁，致肝气疏泄不利；春天五行属木，与肝气相通，肝气郁结，则更易伤肝。肝失疏泄，经气郁滞则头痛；太息则舒展气机；肝郁化火循经上扰，则头痛；咽干口苦亦为肝火之临床常见征象；肝郁乘脾，木不疏土，脾失健运，脾气虚弱则神疲乏力；脾脏运化升清之功异常则见大便溏；脾脏运化精微失常加之日常耗伤肝血，以至肝血不足，不能涵养心神则入睡困难，多梦易醒，心悸；结合患者舌脉之象，分析该患者之失眠乃为肝郁脾虚，心神失养之证无疑。

治法：疏肝健脾，养心安神。

处方：清肝健脾安神汤加减（7剂）。

柴胡 15 g	黄芩 10 g	酸枣仁 30 g	白芍 10 g
党参 15 g	牡丹皮 10 g	大枣 10 g	茯苓 10 g
炙甘草 10 g			

水煎服，每日1剂。

二诊：患者入睡较前容易些，咽干口苦缓解，仍有心悸、梦多，纳可，大便稍成形，舌红苔薄黄边有齿印，脉弦而虚。在初诊之方的基础上加夜交藤 15 g、熟地黄 10 g，继续服用4剂。

三诊：患者诉每晚睡眠约6小时，无明显入睡困难和心悸等症，初诊时各症状基本消失，仍舌淡红苔薄白边有齿印，脉滑。考虑患者失眠告愈，舌象仍提示有脾虚之象，当与个人体质和日常生活习惯等方面有关，嘱其日常规律作息，学习后当放松心情，多参加课外运动，劳逸结合。

按语：对于"肝郁"之证，《医宗金鉴》曰："而肝木之所以郁，其说有二：一为土虚不能升木也，一为血少不能养肝也。盖肝为木气，全赖土以滋培，水以灌溉。若中土虚，则木不升而郁；阴血少，则肝不滋而枯。"可见其治疗之要在于疏肝理气，健脾养血。本案患者初诊时诸症皆为为肝郁乘脾，脾失健运，肝血亏虚，心神失养而致的虚实夹杂之临床表现，治当补虚泻实，调和阴阳。清肝健脾安神汤实为逍遥散、酸枣仁汤加减化裁而成，既有疏肝健脾养血之效，又有宁心安神之功。患者初诊时失眠多梦伴见善太息，头痛，咽干口苦，均为肝郁化火的表现，余诸症皆为肝郁所诱发，因此，治疗予以疏泄肝脏气机兼以养心安神为法。本方用柴胡以疏肝解郁，使肝气得以调达；白芍、大枣与柴胡同用以调肝养血，使肝血充而变柔和；党参、茯苓、炙甘草以益气健脾，脾气旺既使气血生化有源，又能抵御肝木欺侮。另加黄芩、牡丹皮以清肝经郁热；重用酸枣仁，以其甘酸质润，归心肝经能养肝补血，宁心安神。

二诊时患者睡眠已较前好转，说明前方治疗得当，继续服用。考虑患者仍心悸梦多，为心肝血养不足所致，加夜交藤配合酸枣仁养血养心安神，熟地合方中四君子汤益养气血，为防止熟地黄之滋腻碍脾，不可重用。

三诊时患者失眠已明显好转，初诊之诸症均消失。因患者失眠与其性格特点及学习压力有关，结合其舌脉，考虑患者为脾虚气郁体质，嘱其日常生活调摄，多参加体育运动以舒展气机，气畅郁舒则百忧解。

正如《太平惠民和剂局方》记载逍遥散曰其用于"治血虚劳倦，五心烦热，肢体疼痛，头目昏重，心忪颊赤，口燥咽干，发热盗汗，减食嗜卧，及血热相搏，月水不调，脐腹胀痛，寒热如疟，又疗室女血弱阴虚，荣卫不和，痰嗽潮热，肌体羸瘦，渐成骨蒸"。清肝健脾安神汤不仅用于治疗失眠，还可广泛应用于治疗失眠、心悸、头晕、头痛等肝郁脾虚者。

随着现代城市化进程中工作和生活节奏加快，焦虑人群不断扩大，不仅成年人多有肝气郁滞的证候，青少年因为学业负担而出现肝气不畅的也不在少数，而且青少年多因脏腑发育尚不完全，一旦生病多有虚像，因此，临证用药疏泄郁滞之气机或清泄肝经郁滞邪火，当顾护生化之源脾胃，这也体现"见肝之病，不忘实脾"之经训。若临床所见患者以肝郁为主要表现，而脾虚之证不明显者，遵循"木郁则达之"之原则，也可以选用该方进行治疗，其中，健脾之党参、云苓、白术等药物可以轻用，而另外酌加香附、郁金、合欢皮、素馨花、玫瑰花等芳香理气，疏肝解郁之药物，以增强本方疏肝之功；若患者肝火重者，可加用栀子、生地黄等清热凉血之品，或者改用龙胆泻肝汤，但需注意寒凉之药当中病即止，以防戕伤脾胃造成病反不除；若患者失眠伴见心悸、头晕等血虚明显者，当加重养心血之功，可以合用归脾汤进行化裁。总之，该清肝健脾安神汤兼顾了疏肝、健脾、养心三个方面，临床应用应主要抓住肝郁这一关键病机所在，针对不同的患者有所侧重灵活加减变化，临证化裁当"圆机活法"，不可拘泥不变。

2. 柴胡加龙骨牡蛎汤

柴胡加龙骨牡蛎汤是仲景方中除乌梅丸外第二张寒热并用的大方。《伤寒杂病论》第107条曰："伤寒八九日，下之，胸满烦惊，小便不利，谵语，一身尽重，不可转侧者，柴胡加龙骨牡蛎汤主之。"本方证应为伤寒下后，邪陷少阳，热邪弥漫三焦，内扰神明，且里气已虚，形成虚实并存，寒热夹杂的局面，正如成无己所说："伤寒八九日，邪气已成熟，而复传阳经之时，下之虚其里而热不除。"本方证实为小柴胡汤去甘草，加桂枝、茯苓、大黄、龙骨、牡蛎和铅丹药证。从构成本方的药物来分析，其中的柴胡、黄芩解少阳之热，半夏、生姜解少阳之寒，党参、大枣益气扶正，茯苓宁心安神，以解惊狂躁烦之苦；龙骨、牡蛎、铅丹共同具有重镇安神的治疗作用。因此，临床经常用本方治疗各种精神情志障碍性疾病，但因为铅丹有毒，临床使用有诸多限制，实践过程中可用磁石、珍珠母等重镇之药物代替；茯苓则起宁心安神的作用。该类患者临床见症通常气机郁滞较甚，势必影响到血分，导致经脉不利、气血不通，这时就必须加上活血通经的药物，桂枝与大黄在本方中即可起到这样的作用。桂枝辛温通阳走表，温通在表之经脉气血，可以祛一身尽重之累；大黄苦寒走里，可以通泄在里之经脉气血，可见二者分工明细，各负责一方，二者相合，相需相使，配伍精当，共同起到通贯表里之经脉之功，如此则可以充分发挥小柴胡汤的解郁作用以及龙骨、牡蛎的重镇安神之功能。故该方具有和解少阳，重镇安神之功效，临床加减变化使用疗效突出。

【案例1】

初诊日期：2015年3月15日　　　　节气：惊蛰

姓名：王××　　性别：男　　年龄：45岁　　民族：汉

婚否：已婚　　职业：电脑设计　　居处环境：无特殊

主诉：失眠半个月余。

病史：半个月前开始反复失眠，入睡困难，伴有多梦早醒（凌晨2～3点钟入睡，早上6点起床），醒后乏力，平素经常耳鸣，心烦，口苦，眼睛稍干涩胀痛，胃纳可，二便可。

体查：舌红，苔薄黄，脉沉弦。

中医诊断：不寐（郁热内扰，心神不宁）。

辨证分析：患者为年轻男性，长期从事电脑工作，脑力活动多而体力活动少，工作节奏快且压力大，影响肝气疏泄功能；肝气郁而化火扰乱心神则见心烦、多梦，口苦、眼睛胀痛干涩，皆为肝经被火邪之典型征象；又肝为罢极之本，患者终日乏力亦乃是肝经受累之证；结合患者舌脉之象由此分析该患者之失眠乃肝郁化火、上扰心神所致。

治法：疏肝解郁，镇心安神。

处方：柴胡加龙骨牡蛎汤加减（4剂）。

柴胡 10 g	黄芩 10 g	龙骨（先煎）45 g	牡蛎（先煎）45 g
党参 30 g	桂枝 10 g	法半夏 10 g	茯苓 10 g
炙甘草 10 g	远志 10 g	珍珠壳（先煎）30 g	胆南星 10 g
首乌藤 30 g	干姜 5 g		

水煎服，每日1剂。

二诊：睡眠、乏力明显好转，眼睛干涩缓解，无明显耳鸣，仍有少许心烦，口苦，纳可，二便调，舌红，苔薄黄，脉沉弦。在初诊之方的基础上加郁金 10 g，仍予原方4剂。

三诊：患者无明显入睡困难，早醒也有所改善，夜间睡眠时间明显延长，每晚有连续6小时以上睡眠，偶有心烦口苦，脉象亦较前柔和，以二诊之方再进3剂，并嘱其调情志，保持乐观情绪，规律作息，适当运动，禁辛辣煎炸饮食。

按语：柴胡加龙骨牡蛎汤为少阳枢机不利，气郁化热入血扰神而设，其运用范围主要是以神志症状为突出表现的少阳病。当少阳邪热入血，心神极易被扰，神志症状便会突出表现，如眩晕、耳鸣、健忘等，本例患者即是。初诊时患者入睡困难，且早醒，每天睡眠时间约3小时，伴随症状见口苦、心烦、耳鸣，皆为肝经火郁之征象，故以柴胡加龙骨牡蛎汤为主方进行化裁。方中柴胡、黄芩清少阳郁热，辛温之桂枝解肌之功，但患者病不在表，此处有"火郁发之"之意，取其和里解外，以达疏肝清热之功；患者二便正常，且内郁之火以肝经表现为主，故去通里之大黄；法半夏乃是小柴胡汤中调和阴阳之经典药物，不可轻去，但此处改原方之生姜为轻用干姜，以干姜辛热温振"少火"，并以其补火助阳"守而不走"的特性以免黄芩、胆南星等药物苦寒伤阳；胆南星清热化痰，息风定惊，入于肝经，其不仅可为诸药引经之药，也可为清泄肝经火热之臣药；龙骨、牡蛎、珍珠壳重镇安神；远志合首乌藤养肝血，安心神；党参、茯苓、炙甘草益气养营，扶正祛邪。

二诊时患者睡眠已较前好转，提示药证相合，故以效不更方，再进前方；考虑患者口苦，心烦，仍为肝火扰心之象，故加用入心肝经之郁金，《本草衍义补遗》曰其"治郁遏不能散"，取其解郁清心之功，而且恰与该方清泄肝经郁火之旨相合。

及至三诊时患者所苦之症状已基本消失，因患者失眠等症与其自身工作压力和作息习惯有关，因此，最后嘱其生活调摄以善其后，临床也诸多此类因工作所致肝经郁火导致失眠的案例，以此方化裁每获良效。

【案例2】

姓名：陶×× 性别：女 年龄：48岁 民族：汉
婚否：已婚 职业：工人 居处环境：无特殊

主诉：反复失眠10余年。

病史：患者10余年前开始出现反复失眠，近年来症状加重，不欲寐，难以入睡，甚则彻夜不眠，心烦，易怒，口苦，纳可，小便调，大便质稍干。自服"舒乐安定"可入睡，但因近1个月来服用安定已不见效，患者恐其副作用，故来诊要求服中药。

体查：舌红苔薄黄，脉弦。

中医诊断：不寐（郁热在里，上扰心神）。

辨证分析：患者情志不畅，郁热在里，故见心烦，易怒；郁热在里化热，扰动心神，神不安则不寐，故治以和解少阳，通阳泄热，重镇安神。

治法：和解少阳，通阳泄热，重镇安神。

处方：柴胡加龙骨牡蛎汤加减（6剂）。

柴胡 10 g	桂枝 10 g	龙骨（先煎）30 g	牡蛎（先煎）30 g
法半夏 10 g	黄芩 10 g	珍珠壳（先煎）30 g	大枣 10 g
炙甘草 10 g	郁金 10 g	党参 30 g	大黄（后下）10 g

水煎服，每日1剂。

嘱其慎起居，调情志，保持乐观情绪，禁辛辣煎炸饮食。

二诊：服药后有睡意，但仍难入睡。原方加首乌藤30 g，钩藤15 g，清热养心安神，续服7剂。

三诊：服药后夜寐好转，每夜可睡2～3小时，汗多，以白天为主，活动后更加明显。上方加浮小麦40 g，续服7剂后，可睡4～5小时；后该方调理进数十剂，每晚可连续睡眠5小时左右，患者无所苦。

按语：本案患者病史较长，而且病情较重，其反复失眠长达10余年，经常彻夜难眠，结合其伴随症状口苦、心烦、大便干，可以判定为肝经郁火扰动心神，确是柴胡加龙骨牡蛎汤证无疑。去原方辛散之生姜，加解郁清心之郁金一味，其余基本为原方，患者服用1周后复诊，自觉有睡意，提示药证相合，但是患者仍然难以入睡，考虑患者病史较长，心神受扰而难免受损，在疏泄肝经郁火基础上单纯以重镇安神仍药力有所不逮，故在初诊之原方基础上再加首乌藤，其味甘、微苦，性平，归心、肝经，具有能养心安神之功，与重镇安神之龙骨、牡蛎共用以改善睡眠；并再加以钩藤，其味甘苦；性微寒，归于肝经和心经，具有清热平肝之功，故取其以助增强全方疏泄肝经郁滞火邪之功。

三诊时患者诉困扰其多年之失眠现治疗后能每晚睡眠数小时，但自汗明显，考虑该方为疏泄肝经郁火之方，一定程度上是药物因素，为避免疏泄太过，再于二诊基础上加用浮小麦40g，重用该药取其收敛心经浮越之阳以敛汗之意，此即以柴胡加龙骨牡蛎汤借少阳枢机转出于太阳，从而收安内攘外之功矣，患者连续服用数十剂后，睡眠改善，诸症皆除。

历代医家认为，柴胡加龙骨牡蛎汤主治气郁化火型失眠，能调和阴阳、宣畅化郁、助阳入阴。现代医学从生理机制方面认为，柴胡加龙骨牡蛎汤被证明能调节下丘脑－垂体－肾上腺轴以及大脑单胺类神经递质，并对抑郁和焦虑行为均具调节作用。本方中柴胡、桂枝、黄芩、郁金和里解外清热；龙骨、牡蛎、珍珠壳重镇安神，以治烦躁惊狂；半夏、生姜和胃降逆；大黄泻里热，和胃气；茯苓安心神，利小便；党参、大枣益气养营，扶正祛邪。共成和解清热，镇惊安神之功。《绛雪园古方选注》解说其方义："邪来错杂不一，药亦错杂不一以治之。柴胡引阳药升阳；大黄领阴药就阴；人参、炙草助阳明之神明，即所以益心虚也；茯苓、半夏、生姜启少阳三焦之枢机，即所以通心机也；龙骨、牡蛎入阴摄神，即所以镇心惊也；龙、牡顽钝之质；佐桂枝即灵；邪入烦惊，痰气固结于阴分，用铅丹即坠。至于心经浮越之邪，借少阳枢转出于太阳，即从兹收安内攘外之功矣。"

因为柴胡加龙骨牡蛎汤是在少阳经的主方小柴胡汤基础上加味而成，所以历代医家多将本方用治神志异常类疾病。《餐英馆疗治杂话》云："此方用于痫症及癫狂，屡屡得效。当今之病人，气郁与肝郁者十有七八。肝郁者，为痫症之渐，妇人肝郁与痫症尤多。"少阳经主三焦及胆腑，《素问·灵兰秘典论》云："胆者，中正之官，决断出焉。"《素问·六节藏象论》云："凡十一脏，取决于胆也。"可见胆腑与情志变化和各脏腑有密切关系。少阳枢机不利容易阻滞气机，影响人的情绪。而以上患者均或多或少兼有情绪方面的问题，而情绪不畅易引起肝气失调，气机郁滞，久而化热，扰乱心神，从而出现一系列症状，且多以自觉症状为主，诸如烦躁易怒、容易惊悸、平素易受情绪影响、对气温变化的反应敏感、口苦、胸闷不适、夜寐差等。柴胡加龙骨牡蛎汤和解少阳、调畅气机、重镇安神，恰好中此病机。

《伤寒论》原文对小柴胡汤的使用明确指出"但见一证便是，不必悉具"。祝维峰认为，柴胡加龙骨牡蛎汤乃由小柴胡汤化裁而来，因此，对于失眠且伴有口苦、心烦、耳鸣、胁肋胀闷疼痛等肝胆经气不利郁而化火之征象者，也可以"但见一证便是，不必悉具"而临证化裁使用，该方药简而效宏，在临床中亦多运用于痉证、脑鸣、颤证、头痛等多种神经科疾病，同样效果显著，如合并更年期症状者可随证加用甘麦大枣汤、百合汤或二仙汤，合并心中懊恼者可加用栀子豉汤，合并气血不足者可加用归脾汤等。另外，考虑铅丹有小毒，常以磁石或珍珠母代替，亦有异曲同工之妙。临床所见患者症状也不尽相同，如大便不干结，一般也不用大黄，或改用制大黄，取其清里而不取泻下，或用黄连代；如表证偏重，汗出恶寒较甚，一般加芍药、甘草，以加强其和营解表之力，并成为柴胡加龙骨牡蛎和桂枝加龙骨牡蛎的合方；患者如以失眠为主症，且重镇之药改善不明显，宜加酸枣仁、夜交藤等，以加强其养心安神的作用。

3. 龙胆泻肝汤

龙胆泻肝汤出自《医方集解》，引《太平惠民和剂局方》，原方组成药物包括龙胆草、黄芩、栀子、柴胡、当归、生地黄、木通、泽泻、车前子、甘草 10 味药。该方功能泻肝经实火，利肝胆湿热。本方用龙胆草大苦大寒，上泻肝胆实火，下清下焦湿热，黄芩、栀子苦寒泻火，泽泻、木通、车前子清热利湿，使湿热从小便而利。肝经有热，易耗伤阴血，加之苦寒燥湿，再耗其阴，故用生地黄、当归滋阴养血，以护肝体，所用柴胡是为引药入经，甘草调中和诸药。各药合用，泻中有和，清中有养，俾火降、热清、湿浊分利，循经所发诸证乃可相应而愈。火邪循肝经上扰则头巅、耳目作痛；旁及两胁则为痛且呕苦；湿热之邪循经下注则循足厥阴脉所络阴器而为肿痛，阴痒；湿热下注膀胱则为淋痛。因此，临床上所见之肝胆实火上炎证，如胁痛、头痛、目赤、目肿、口苦、耳肿、耳聋、舌红、苔黄或腻、脉弦或数而有力；或肝经湿热下注证，阴肿，阴痒，阴汗，阴痿，女子带下色黄臭秽，小便淋浊。凡病见以上症状者皆可考虑此方加减治疗。

【案例】

初诊日期：2016 年 7 月 19 日

姓名：李×× 　　性别：男 　　年龄：29 岁

婚否：已婚 　　职业：公司职员 　　居处环境：无特殊

主诉：反复入睡困难 2 个月余。

现病史：患者 2 个月前因工作关系调动至广州后开始出现夜间入睡困难，自觉睡眠轻浅，梦多纷纭，伴有口苦，易出眼屎，大便溏，纳差，小便可，曾在外院治疗服用艾司唑仑等镇静药物，服药期间睡眠可改善，但停药后症状反复，为求进一步系统诊治转祝教授门诊就治，刻诊所见患者症状如上。

既往史：无慢性基础疾病史和不良嗜好史。

体格检查：舌红，苔黄腻，脉弦滑。

中医诊断：不寐（肝胆湿热）。

辨证分析：该例患者睡眠障碍明确自工作关系调动以后，这是现代医学明确的心理应激因素之一。另外，广州地处岭南湿地，且患者自外地调入广州时间至就诊之时乃是湿邪之邪盛行季节，其对地域气候特点的不习惯和不适应也是发病的重要因素。因肝开窍于目，湿热之邪循肝经上犯，故多眼屎；湿热之邪内蕴，困阻脾胃，故纳差、便溏；肝经被湿热所困而经气不利，故口苦；结合舌脉之象可明确其为肝胆湿热之证。

治法：清利肝胆湿热。

处方：龙胆泻肝汤（6剂）。

龙胆 10 g	黄芩 10 g	栀子 10 g	柴胡 10 g
生地黄 10 g	车前子 10 g	泽泻 10 g	炙甘草 10 g
川木通 6 g	当归 10 g		

水煎服，每日 1 剂。

二诊：患者诉服药3剂后，睡眠即明显改善，口苦明显减轻，仍有晨起口苦和眼屎多，其他时间段无明显不适，大便溏服药期间也可成形，仍纳差，口中黏腻不爽，余无明显异常。体查：舌红苔黄腻，脉滑数。考虑患者服药后口苦和睡眠明显改善，为药证相合；但患者自觉口中黏腻、纳差，乃是湿热之邪有困阻中焦之象，续以龙胆泻肝汤治疗。于初诊之原方基础上减去栀子、加薏苡仁30 g清热祛湿，嘱其再进 7 剂，并嘱其清淡饮食，畅达情志。

三诊：患者诉睡眠已恢复正常，无明显口干口苦不适，纳可，二便可，偶有口淡且黏腻感，余无不适。减去二诊处方之木通，加云苓10 g，再开药7 剂，嘱患者可隔日 1 剂，症状消失后应注意饮食和运动调摄，若无明显不适无需继续药物治疗。

按语：首诊时肝胆湿热蕴结明显，肝胆之热上冲干扰心神，故寐差，肝火上熏于目则见眼屎，口苦、舌红苔黄腻脉弦皆是肝胆湿热之表现，湿热下迫则见大便溏。故选用上清肝胆火、下清湿热的龙胆泻肝汤治疗，且首诊以原方未行加减化裁。患者服药3剂即诉症状缓解，睡眠改善，这其中不仅是药证相合，更重要是患者年轻，无基础疾病史和不良嗜好，因此，脏腑功能随药物调整恢复较快。

二诊时患者睡眠和肝经湿热受累的症状缓解明显，但有口中黏腻不爽之脾经湿困之象，为避免龙胆泻肝汤全方过于苦寒损伤脾阳，故减去栀子，改为淡渗祛湿之薏苡仁，其别名为薏米，是药食两用之材。广州人日常生活中多有煮薏米汤祛湿的习惯，其性味甘淡微寒，有利水消肿、健脾去湿、舒筋除痹、清热排脓等功效，为常用的利水渗湿药。《本草纲目》中记载，薏米能"健脾益胃，补肺清热，祛风胜湿。炊饭食，治冷气。煎饮，利小便热淋"。《本草正》曰："薏苡仁，味甘淡，气微凉，性微降而渗，故能去湿利水，以其去湿，故能利关节，除脚气，治痿弱拘挛湿痹，消水肿疼痛，利小便热淋，亦杀蛔虫。以其微降，故亦治咳嗽唾脓，利膈开胃。以其性凉，故能清热，止烦渴、上气。但其功力甚缓，用为佐使宜倍。"因为该药性缓，祛湿而健脾，脾胃健运则湿邪可除。

三诊时患者所苦之症状已基本消失，唯有口中黏滞不爽，乃是湿邪之象，热像不明显，所以加用云苓以加强健脾祛湿之功，又减去木通以免久服蓄积毒性之弊，嘱患者饮食和运动调摄以善其后而收全功。

龙胆泻肝汤用药多为苦寒，主要用于清泻肝胆实火，清利肝经湿热，应用以口苦，心烦易怒，舌质红，舌苔黄或黄腻、脉滑数或弦数有力为辨证要点。该方治疗失眠的关键在于引阳入阴，阳气日行于外则动而不寐，夜归于阴则静而寐，故根据患者病证特点用龙胆泻肝汤泻其肝火，引阳下行，阴平阳秘，精神乃治，使其阴阳调和。因为湿热之邪循肝经为患，其临床表现多样，所以临床紧扣肝胆湿热这一病机要点，常用该方治疗头痛、头晕、不寐、皮肤斑疹等杂病属肝胆湿热之证者，效果显著。

龙胆泻肝汤全方泻中有补，利中有滋，使火降热清，湿浊分清。使用本方必须识别和紧扣两个病机关键词，即"湿热"和"肝经"。湿热之邪是湿邪与热邪相互搏结，若为单纯湿邪或者单纯热邪则该方不合适，或者湿邪与其他邪气相合也不适用本方证，因此就要求一定是湿热之证；另外就是病位在于肝经，若湿热之邪在于他经或他脏，则该方也不合适，因此要以湿热之邪于肝经为患为辨证要点。还要注意的是，本方药物多为苦寒之性，药量不宜过大，服药时间不宜过久，以避免戕害阳气，因为若阳气受损则湿邪难除而反滋生变证。因为现代药理学认为该方中木通有肾毒性，所以木通用量宜小，且不易久服。对于龙胆泻肝汤全方的加减治疗方面，若目睛受累，可加青葙子、密蒙花、夏枯草等以清肝明目；若大便干结者，加大黄、芒硝，以泻热通便；若湿热之邪有困阻脾胃之征象者，可加云苓、薏苡仁以淡渗利湿，健脾除湿；脾胃素虚者，可加党参、山药以助健脾运湿之功。

4. 酸枣仁汤

《金匮要略·血痹虚劳并篇》曰："虚劳虚烦不得眠，酸枣仁汤主之。"基本方由酸枣仁、知母、茯苓、川芎、甘草组成，方中重用酸枣仁，其性味甘平，入肝经，养血补肝，宁心安神，为君药，茯苓宁心安神，知母滋阴清热，二药与酸枣仁相配以助君臣相配，酸收辛散，相反相成，具有养血调肝之妙，甘草生用，和中缓急，调和诸药，为使药，诸药相伍，共奏养血安神，清热除烦之功。

酸枣仁汤养阴除热，养血安神，其原方应用之本证属于心肝二脏阴血虚而相火旺引起的心神不安，临床上若是以证候特点和脏腑病机为基础，灵活使用酸枣仁汤加减治疗，对各种类型的失眠均有效。

【案例】

初诊日期：2013 年 5 月 26 日

患者姓名：陈××   性别：男   年龄：86 岁

婚否：已婚   职业：退休   居处环境：无特殊

主诉：入睡困难伴头晕 1 月余，加重 1 周。

现病史：患者平素夜间多梦早醒，无入睡困难之症，因无所苦而未行治疗。近 1 个月入睡困难，伴有头晕，服用镇静安眠药物后症状改善不明显，且近 1 周睡前困难和头晕症状加重。刻诊症见：辗转反侧不能入睡，睡后易醒，梦绕纷纭，伴有头晕头痛，心悸健忘，乏力，纳可，口干，口苦，大便干结，腰痛，无胸闷胸痛，无发热。

患者有高血压病史多年，最近监测血压波动在 130～170/60～110 mmHg。

既往史：否认不良嗜好史。

体格检查：舌红苔少而干，脉弦滑数。

中医诊断：不寐（心肝阴虚，相火妄动）。

辨证分析：该例患者年事已高，平素既有睡眠障碍而未行治疗，中医学认为老年患者不寐是因为"气血衰，肌肉不滑，荣卫之道涩"，心肝气血随年龄增长而逐渐衰减以致心神失养而不寐。另外，患者有长期高血压病史，需要药物控制，有药物和疾病耗伤心肝阴血的因素，心阴血亏虚不能敛降浮越之心阳，因此可见入睡困难，多梦易醒，心悸健忘等症。肝阴亏虚不能敛降肝阳，肝阳上扰清明则见头晕头痛和口干口苦。大便干结也是阴血亏虚之见症，舌脉均提示阴虚之证。

治法：养心益肝，滋阴养血。

处方：酸枣仁汤加减（7 剂）。

酸枣仁 20 g	茯苓 10 g	知母 10 g	当归 10 g
石决明（先煎）30 g	天麻 10 g	栀子 10 g	杜仲 10 g
白芷 15 g	川牛膝 15 g	钩藤 15 g	珍珠壳（先煎）30 g
甘草 6 g			

水煎服，每日 1 剂。

二诊：患者诉服药后，即觉头晕头痛减轻，自测血压 135/85mmHg，7 剂药尽服后，入睡困难稍改善，仍多梦易醒，少许口干，无明显口苦，无明显心悸不适，舌红苔少，脉弦滑数。考虑患者服药后肝阳上扰症状改善明显，仍以心神不安为主要症状，以初诊之方减去栀子，加夜交藤 30 g，嘱其再进 7 剂。

三诊：患者无明显口干口苦不适，纳可，二便可，每晚可睡眠 5～6 小时，无自觉头晕头痛等不适。以上方有效，再进 3 剂以善其后，嘱其注意监测血压变化，注意饮食和适量运动，若无明显不适无需继续药物治疗。

按语：老年患者常有不同程度睡眠障碍，而且现代医学中的高血压病也是我国老年人常见病。但本案患者年龄大而心肝血虚影响睡眠，睡眠障碍又加重血压波动，其血压波动反过来又加重了睡眠障碍，从而构成一个闭环的恶性循环。因此，治疗之要在于打断其症状不断的循环加重，根据该患者心肝阴血亏虚于内、浮越之阳气亢奋于外的病机特点，采用酸枣仁汤合天麻钩藤饮加减治疗，以酸枣仁汤补益心肝之阴以养血安神，再以天麻钩藤饮之天麻、钩藤平肝，怀牛膝、杜仲补益肝肾，另外，还有黄芩、栀子助知母清热除烦；珍珠壳、石决明潜阳安神，生甘草和中缓急、调和诸药，诸药相合，滋阴敛阳，则阴血得养心神可安，相火得阴水相滋而归于原位，患者诸症得以解除。

二诊时口干口苦症状明显减轻，头晕头痛亦无所苦，提示肝阳上扰之证已得以控制，考虑患者年高，用药当中病即止，尤其是苦寒之品，以防过用损伤阳气，所以减去清利三焦的栀子，加用归于心肝二经的夜交藤 30 g 以增强养心安神之功。三诊时患者睡眠已基本恢复如常，而且头痛头晕等症解除，伴随的高血压病也控制良好，年高之人宜饮食调理，嘱其日后生活调摄，不用再服金石之药。

本案患者为年高体衰之阴虚阳亢见症的患者，因此以酸枣仁汤合天麻钩藤饮，补虚泄实，中病即止；临床上也多见年轻人心肝血虚而见失眠诸症者，当明辨其病所及正邪盛衰而灵活用药，不可浪补猛攻。例如，年轻人多因工作和生活影响肝气调达，日久耗伤阴血者，即使有心肝血虚的表现，也需要疏肝理气，畅达气机，当以酸枣仁汤合以柴胡疏肝散或者清肝健脾安神汤；面色少华、心悸怔忡、体倦食少等心脾气血两虚，当合以归脾汤健脾益气生血治疗；若下焦虚损明显而见腰膝酸软、烘热汗出、遗精、乏力，当明辨其阴阳之所在而以酸枣仁汤合以二仙汤或二至丸加减。

总之，失眠证候多种多样，临床表现也各有不同，临证之时当以证候特点、脏腑病机为基础，使用酸枣仁汤合以不同的方药进行化裁治疗，对各种类型的失眠均可有效。

5. 天王补心丹

天王补心丹来源于元朝的《世医得效方》一书，此方由生地黄、人参、玄参、天冬、麦冬、丹参、当归、党参、茯苓、石菖蒲、远志、五味子、酸枣仁、柏子仁、朱砂及桔梗共16味中药组成，该方具有补心安神、滋阴清热的功效，临床上适用于治疗心肾不足、阴亏血少所致的夜眠不安、虚烦心悸、精神疲倦乏力、梦遗健忘、不耐思虑、大便干燥或口舌生疮等病症。中医古籍记载该方制作为丸丹之剂，用于心阴亏虚临床所见的临床诸症，祝维峰以该方做汤剂水煎服，用于治疗心阴虚证失眠患者多有良效。

【案例】

初诊日期：2017年5月23日　　　　节气：小满

姓名：林×　　　性别：女　　　　出生日期：1959年1月12日

主诉：入睡困难、易醒多年。

现病史：患者多年前开始出现入睡困难，易醒，醒后不易入睡，梦多，曾在多家医院就诊，曾先后服用中药和艾司唑仑等镇静药物，后睡眠可改善，但是停药后失眠症状反复，遂转至祝维峰门诊就治。刻诊症见：失眠多梦，入睡困难为主，夜间醒后难以再次入睡，伴心悸不已，无胸闷胸痛，平时手掌多汗，眼睛干涩，胃纳可，大便时干时溏，小便可。

既往史：既往类风关病史，长期服用甲泼尼龙 4 mg qd，目前无关节疼痛。

过敏史：无。

体格检查：舌暗红苔少，脉沉细数。

中医诊断：不寐（心阴亏虚）。

治法：滋阴清热，养血安神。

处方：天王补心丹加减（6剂）。

丹参 15 g　　　五味子 10 g　　　桔梗 10 g　　　当归 10 g

酸枣仁 15 g	天冬 30 g	麦冬 30 g	党参 20 g
茯苓 10 g	生地黄 10 g	远志 10 g	柏子仁 15 g
益母草 15 g	枸杞 10 g	浮小麦 30 g	炙甘草 6 g

水煎服，每日 1 剂。

二诊：患者仍有入睡困难，但自觉夜间多梦较前好转，无明显夜醒后心悸不安，仍手掌心多汗，眼睛干涩，大便先干后溏。于上方之生地改为熟地 30 g，再加煅牡蛎和煅龙骨各 30 g，减去柏子仁和枸杞，嘱患者再进 14 剂。

三诊：患者服药期间，无心悸发作，夜间易醒明显改善，仍有眼干，手掌心多汗自觉减轻，纳可，二便调。于二诊之方改益母草为五倍子 10 g，再进 14 剂，因患者症状明显减轻，嘱患者可隔日服药 1 剂，如症状反复则每日服药。

四诊：患者诉间断服药月余，在此期间，每晚可睡眠 6 小时以上，无心悸不适，眼睛干涩明显减轻，且手掌心多汗也明显缓解。再处三诊之方，嘱患者可间隔两日服药 1 次，症状未见反复，则坚持逐渐减药至不用服药且病情稳定即可，如此服药法，患者间断服药后 2 个月余，已可以停药而无明显不适，且未见失眠反复。

按语：天王补心丹证的失眠通常是由于患者忧愁思虑太过，暗耗阴血，或者素体阴血亏虚，或者他病耗伤阴血，最终使心肾两亏，阴虚血少，虚火内扰而致心神不能安定所致。本案患者失眠多年，服用多种药物可缓解一时之症状，停药后症状反复，考虑与其多年类风湿性关节炎病史且服用糖皮质激素有关，因类风湿关节炎属于中医学痹病范畴，痹病虽然发病表现在肢体关节，但与脏腑功能密切相关，虽然患者服药期间关节痛症状控制，但"痹病日久，内舍于肾"，肾阴耗伤，而肾阴为元阴，不能上滋心阴；且患者久病加重心理负担，耗伤心阴心血，心阴心血亏虚，故心神时时悸动不能归于原位而发为本病。患者临床所见之入睡困难、夜醒后心悸、眼睛干涩均是阴血不足之证，手掌心多汗乃是阴虚而阳旺迫津外泄之表现，舌脉也是心阴亏虚之征象，因此治当滋阴清热，养血安神，以天王补心丹恰是病证相合。

本案患者初诊之方中取甘寒之生地黄，入心能养血，入肾能滋阴，故能滋阴养血，壮水以制虚火，为君药，依原方之意当重用生地黄，但患者时有便溏，故未重用该药，并减去清热凉血之玄参；天冬、麦冬滋阴清热，酸枣仁、柏子仁养心安神，茯苓、远志养心安神，当归补血润燥，共助生地滋阴补血，并养心安神，俱为臣药；党参补气以生血，并能安神益智；益母草入于血分，协诸药养血安神；枸杞乃是补益肾阳之品，取"善补阴者，必于阳中求阴，使阴得阳升，而泉源不竭"；五味子之酸以敛心气，安心神；桔梗为舟楫，载药上行以使药力缓留于上部心经，为使药；方用浮小麦取其收敛止汗之功；炙甘草调和诸药。

患者服药后即所见之症状皆有所缓解，可见药证相符，但患者大便不实。因此，改凉血养阴之生地黄为滋补阴血更擅长之熟地黄，并予重用以滋阴养血；加用煅牡蛎和煅龙骨镇心安神以缓心悸；减去柏子仁以免润肠滑肠而加重便溏；观察初诊后患者之反应，确属心阴虚无疑，故减去温补之枸杞，使全方功专滋润。

三诊时患者失眠诸症可见进一步好转，仍有手掌心多汗。改养血活血的益母草为擅长收敛的五倍子，五倍子、五味子、浮小麦皆有收敛止汗之功，相互协同，以对症治疗。

至患者四诊之时，其所苦多日之症状明显解除，嘱其可以继续服药以善其后。值得一提的是，本案患者后续服药和减药方法，天王补心丹改为汤剂口服乃是平常之举，但是患者服用后症状好转，嘱其间断服药，从隔日一剂，到隔两日一剂，此方法类似于西药的糖皮质激素逐级减量，嘱患者症状改善之后逐渐延长两次服药之间的空窗期，从而达到逐渐停药的目的。此患者失眠症状反复多年，且伴有自身免疫性疾病需要长期服用糖皮质激素治疗，其失眠之疾既有心理因素，又有疾病自身的原因，二者相互关联，当作为一个整体而不可分隔来看。因此，针对其疾病之"证"采取针对性治疗的同时，还需要让患者心理上逐渐解除对药物治疗的依赖，于是在药物治疗取得一定的疗效，给患者树立"能够治愈"的信心和信任之后，嘱其逐渐间隔服药直至停药而不复发，这也是现代医学所倡导的"心身医学"治疗，更是传统中医学中情志治疗的一个重要内容。

另外，天王补心丹作为临床治疗心肾阴血亏虚所致神志不安的常用方，临床应用时应当把握住心悸失眠的主症，加上手足心热、阴虚盗汗、口干不欲饮等阴血不足之伴随症状，尤其是舌红少苔为最易辨识之阴虚特征。临床运用本方时应当注意原方中滋阴之品较多，对脾胃虚弱、纳食欠佳、大便不实者，应当适当佐以健脾运湿之品，或者适当减少滋腻之品的药味或药量，以体现"圆机活法"之旨。

6. 归脾汤

现代社会竞争激烈，生活节奏加快，工作压力过重，人们经常处于紧张应激状态。因心主血，脾生血，劳倦思虑过度，每易伤及心脾。伤于心则阴血暗耗；伤于脾则食少纳呆，化源不足，气血亏虚，终致营血不足，一则脑窍失养，神不守舍；二则阴血亏虚而不能敛阳，阳不能入阴，故见失眠、乱梦纷纭，多同时伴有健忘、头晕、心悸、四肢倦怠、面色少华、舌淡苔薄、脉弦细无力等。《诸病源候论》说："阴气虚，卫气独行于阳，不入于阴，故不得眠。"不寐心脾两虚型失眠，以虚证为中心，患者或因久病，或因失血，或因年迈，或因思虑劳倦过度等因素，导致心脾两脏受损。伤于心，心阴耗伤，不得养神，心神不安，发为不寐；伤于脾，则纳呆食少，化源缺乏，不能滋养脑神，亦可导致不寐。

《景岳全书》中提到："若思虑劳倦伤心脾，以致气虚精陷，而为怔忡、惊悸、不寐者，宜寿脾煎或归脾汤。"归脾汤具有益气补血，健脾养心的功效，是临床应用于治疗心脾两虚失眠最常见的方剂。该方最早见于宋代严用和所著《济生方》，由白术、茯苓、黄芪、龙眼肉、人参、木香、炙甘草组成。元代危亦林的《世医得效方》增补治疗脾不统血而妄行之吐血下血。明代薛立斋的《校注妇人良方》在原方中增加了当归、远志两味，一直沿用至今。方中黄芪补脾益气，龙眼肉补脾气，养心血，共为君药；人参、白术益气健脾，当归补心养血，共为臣药；远志、酸枣仁、茯苓养心安神，木香行气健脾，共为佐药；炙甘草补气健脾，调和诸药为使药。本方的配伍特点：一是心脾同治，重点在脾，脾旺则气血生化有源，方名归脾，意在于此；二是气血并补，但重在补气，意即气为血之帅，气旺则血自生，血足则心有所养；三是补气养血药中佐以木香理气醒脾，诸药合用，益气养血，健脾养心，补而不滞。

对于心脾两虚所致失眠症应遵循"补其不足，泻其有余，调其虚实"的原则，以归脾汤治疗调整脏腑气血阴阳为基础，调和气血，平衡阴阳，以使气血调畅，阴平阳秘，脏腑功能恢复正常则寐寤有时。

【案例1】

初诊日期：2012年6月5日　　　　　节气：芒种

姓名：李××　　性别：女　　年龄：40岁　　民族：汉

婚否：已婚　　职业：计算机工程师　　居处环境：无特殊

主诉：难以入睡3个月余。

病史：3个月前，患者因工作劳累过度出现难以入睡，多梦易醒，醒后不易入睡，心悸健忘，自服安眠药可改善。近日因儿子学业及家庭问题忧思过度，失眠症状加重，伴神疲肢倦，头晕目眩，口淡，食少纳呆，面色少华，大便稀溏，月经量少色淡。

体查：舌淡胖边有齿印，苔薄白，脉沉细无力。

中医诊断：不寐（心脾两虚）。

辨证分析：患者为计算机工程师，平素思虑较多，已暗耗心神，加之工作劳累及忧思过度，严重损伤心脾。心脾两虚，营血不足，不能上奉于心，致使心神不安，神不守舍，故难以入睡，多梦易醒，醒后不易入睡，心悸健忘；气血亏虚，不能上奉于脑，清阳不升，故头晕目眩；心主血，其华在面，血虚不能上荣于面，则面色少华；脾气虚，则口淡，食少纳呆，大便稀溏；血少气虚则神疲肢倦，月经量少色淡；舌淡胖边有齿印，苔薄白，脉沉细无力均为心脾两虚之象。

治法：补养心脾，以生气血。

处方：归脾汤加减（4剂）。

党参 30 g	黄芪 30 g	当归 10 g	龙眼肉 10 g
白术 10 g	炙甘草 10 g	茯神 10 g	酸枣仁 15 g
远志 10 g	木香 6 g	夜交藤 30 g	益母草 15 g
山药 15 g			

水煎服，每日1剂。

二诊：患者入睡困难较前好转，无明显头晕，但仍有多梦，乏力，纳差，口淡，便溏，舌淡胖边有齿印，苔薄白，脉沉细。原方基础上加泽泻10 g、麦芽30 g，再进7剂。

三诊：患者夜间可以安睡6个小时左右，已无头晕目眩心悸健忘，胃纳较前好转，二便可，乏力明显减轻，舌淡边有齿印，苔薄白，脉沉细，患者诸症明显减轻。再以前方去益母草，加素馨花10 g，后续服10余剂而诸症皆失。

按语：《景岳全书·不寐》云："劳倦、思虑太过者，必致血液耗亡，神魂无主，所以不眠。"本案患者明确有忧思劳倦及精神心理因素，其不寐病位在心，心主神明；思虑劳倦伤脾，脾血亏损，心神不安而不寐。患者初诊之时的临床表现也是一派虚像，所以补益心脾的归脾汤最为恰当。以人参、黄芪、白术、甘草补气健脾；当归、龙眼肉滋养营血，茯神、酸枣仁、远志宁心安神；木香理气醒脾，患者就诊之时，大便溏薄，加山药以助健脾祛湿之功；患者月经量少，为血虚之典型征象，所以予益母草补血活血。全方益气补血兼顾，心脾同治，健脾比较突出，寓意在于脾气健运则气血生化源泉不竭，裨益心之气血而心神可安。

二诊时虽然睡眠稍好转，但其伴随乏力、纳差、便溏等症状，表明以脾虚兼有内湿为主要矛盾，因此在原方的基础上加泽泻，以祛湿健脾，内湿祛除则有助于脾气健运；加麦芽有助于消除饮食和痰湿等内生积滞，二者均为驱邪消积而不伤正，冀脾脏运化精微功能正常，则内湿不生，而气血化生有源，正气充沛则诸症可除。

三诊时患者所苦之诸症已去大部，脾胃健运生化有源则气血充沛，因此减去活血之益母草；针对患者经常思虑较多且女性多愁善感之特点，加用素馨花以其芳香开解忧郁，终收全功。

【案例2】

初诊日期：2016年1月5日　　　　节气：小寒
姓名：谢×　　性别：女　　　　出生日期：1984年5月8日
主诉：眠差6年余。
现病史：2008年头部外伤史，后时有头痛，失眠，曾行头颅MR未见异常，现患者眠差，难入睡，多梦，时有头痛，疲乏，纳可，月经可。
既往史：无。
过敏史：氨基比林。
体格检查：舌淡苔薄白，脉沉细。
辅助检查：头颅MR未见明显异常。
中医诊断：不寐（心脾两虚）。
西医诊断：失眠。
治法：补益心脾，养血安神。
处方：归脾汤加减（14剂）。

炙甘草10 g	白术15 g	茯苓10 g	木香6 g
党参30 g	远志10 g	当归10 g	龙眼肉15 g
黄芪40 g	酸枣仁15 g	龙骨（先煎）30 g	牡蛎（先煎）30 g

水煎服，每日1剂。

二诊：不寐有所缓解，舌脉同前。守原方，继服中药14剂。

按语：《景岳全书·不寐》所说："无邪而不寐者，必营气之不足也，营主血，血虚则无以养心，心虚则神不守舍。""血虚则无以养心，心虚则神不守舍……以致终夜不寐，及忽寐忽醒，而属神魂不安等证。"本例证属于脾虚血亏，心神失养，神不守舍而致不寐。祝维峰用归脾汤加减补益心脾，养血安神而取效。方中以党参、黄芪、白术、甘草甘温之品补脾益气以生血，使气旺而血生；当归甘温补血养心；远志、酸枣仁、茯神、龙眼肉养心安神；龙骨、牡蛎重镇安神；木香辛香而散，理气醒脾，与大量益气健脾药配伍，复中焦运化之功，又能防大量益气补血药滋腻碍胃，使补而不滞，滋而不腻。

原方在临床应用时尚需加生姜3片、大枣2枚，意在调和脾胃，以资生化。就全方的配伍特点来看，本方虽是心脾同治，但重点在治脾，因为脾是气血化生之源，补脾即可以养心，且脾气得补，则血行得到统摄，方能引血归脾，其方名为"归脾"寓意可知。另外，本方虽是气血并补之剂，但重点在益气生血。方中黄芪配当归，即寓有当归补血汤之意，使气旺血自生，血足心自养，心神得养，故瘰疬有度。

归脾汤用之于心脾两虚或者气血两虚之证，只要辨证准确，每获良效。临证时需要注意"心"或"脾"以及"气虚"或"血虚"这两个密切相关又相互影响的方面哪个属于主要矛盾，而在遣方用药时有所倚重。例如，患者心悸怔忡、心神虚烦不安者以心神受累明显，当加重养心安神之品，可重用酸枣仁、夜交藤，佐以镇心安神之品，常用珍珠母、龙齿、龙骨等药物；若患者乏力、纳差、便溏等脾虚明显，当侧重健脾运脾之功，增加芳香醒脾或益气健脾之药物，常用砂仁、山药、泽泻、党参等属；气虚明显者，可联合补中益气汤；血虚明显者，合以八珍汤之属。总之，明辨病所是准确施治的关键。

7. 升阳益胃汤

升阳益胃汤是经典的补土助阳方剂，出自金元时期"补土派"著名医学大家李东垣著述《脾胃论·肺之脾胃虚论》。该方药物组成包括黄芪、人参、白术、白芍、法半夏、柴胡、防风、茯苓、泽泻、羌活、独活、黄连、陈皮、生姜、大枣、甘草共16味中药。李东垣原方载："黄芪二两，半夏（洗，此一味脉涩者用）、人参（去芦）、甘草（炙）各一两，独活、防风（以秋旺，故以辛温泻之）、白芍药（何故秋旺用人参、白术、芍药之类反补肺，为脾胃虚则肺最受邪，故因时而补，易为力也）、羌活各五钱，橘皮四钱，茯苓（小便利，不渴者勿用）、柴胡、泽泻（不淋勿用）、白术各三钱，黄连一钱，上（㕮咀），每服称三钱，水三盏，生姜五片，枣二枚，煎至一盏，去渣，温服，早饭后。或加至五钱。"原方用于治疗脾胃虚弱，清阳不升，湿郁生热之证见者，主治脾胃虚弱、怠惰嗜卧。时值秋燥令行，湿热方退，体重节痛，口苦舌干，心不思食，食不知味，大便不调，小便频数，兼见肺病，洒淅恶寒，惨惨不乐。

益气升阳理论是李东垣脾胃学说的核心理论，其着眼于脾胃，立足于升降，取法于阴阳。李东垣基于该理论提出了"以辛甘温之剂，补其中而升其阳"的益气升阳治法而创制了多个益气升阳之名方，如补中益气汤、升阳散火汤、升阳益胃汤等。此升阳益胃汤方中包含六君子汤、香砂六君子、柴芍六君子、补中益气汤、痛泻要方、玉屏风散、小柴胡汤、半夏泻心汤、甘草泻心汤、黄连汤、桂枝去桂加茯苓白术汤等诸多经典名方或变方。全方以六君子汤为基础，取其补气，升阳和胃之功；黄芪补脾之要药也，重用其大补脾肺之气；芍药敛阴调营，使全方补而不燥；羌活、独活、防风、柴胡除湿困而升脾胃之清阳；茯苓、泽泻利水渗湿使浊阴得降；少佐黄连以退阴火；服用姜枣意在和脾胃。全方主以辛甘而温，补中有散，散中寓收，升中有降，降中寓利，唯气足则阳升，终正旺而邪去。且临床研究资料显示，目前，该方仍广泛应用于临床治疗慢性萎缩性胃炎、溃疡性结肠炎、心绞痛、后循环障碍引起的眩晕、关节炎、慢性咳嗽等多个系统的临床疾病，且疗效彰显。

《类证治裁·不寐》曰："思虑伤脾，脾血亏损，经年不寐。"祝维峰根据该升阳益胃汤具有升清阳降浊阴之功效，每将此方用于脾胃湿滞之不寐，取效甚捷。

【案例】

初诊日期：2017年6月23日　　　节气：夏至
姓名：曾×　　性别：女　　　出生日期：1953年1月13日
主诉：易醒半年余。

现病史：患者半年前开始夜眠不安，易醒，醒后难以入睡，白天头昏，困倦乏力欲睡，下午症状较重，时有心悸，口干，曾服用多种中成药改善睡眠效果欠佳，服用镇静睡眠药物后当晚睡眠可好转，但停药后则症状反复，患者苦于久病未能缓解而延祝教授诊治，刻诊症见：夜眠欠安，多梦易醒，醒后难以入睡，日间乏力，头昏无头痛，时有心悸胸闷，纳差，口干，二便尚可。

既往史：2型糖尿病病史，坚持服药控制血糖在空腹7 mmol/L左右。

过敏史：无。

体格检查：舌淡有齿痕苔白，脉细无力。

中医诊断：不寐（脾胃湿困）。

西医诊断：失眠。

治法：升阳除湿，健脾安神。

处方：升阳益胃汤加减（6剂）。

黄芪30 g　　　白术20 g　　　煅龙骨（先煎）30 g　　升麻10 g

当归 10 g	陈皮 6 g	炙甘草 10 g	党参 30 g
茯苓 20 g	泽泻 30 g	扁豆花 10 g	羌活 10 g
法夏 10 g	干姜 5 g	瓜蒌皮 20 g	柴胡 10 g

水煎服，每日 1 剂。

二诊：患者仍然夜间醒后难以入睡，但患者自诉服药后白天乏力和头昏症状明显减轻，仍然纳差、口干，初诊之其他症状和舌脉基本同前。原方有效，减去上方之干姜，加鸡内金 30 g 以助运化，再进 7 剂。

三诊：患者近来无明显胸闷心悸，夜间连续入睡时间较前明显好转，偶有早醒，白天无乏力和头昏不适，仍口淡无味，口干，舌脉同前。减去上方之瓜蒌皮和羌活，加郁金 10 g 清心安神，五爪龙 30 g 以助补益之功，再进 7 剂。

四诊：患者夜间睡眠无所苦，白天无明显不适，胃纳较前好转，唯有时常口淡、口干，余无所苦，舌淡苔薄白，脉细。再进上方 5 剂，嘱患者饮食和生活调摄，随访月余患者症状持续改善未见反复。

按语：不寐是指以由于各种心理因素、社会因素引起的不能获得正常睡眠为特征的一种疾病。本案患者半年前因家庭原因从外地迁入广州，其不寐之病一方面是个人心理上未完全适应新的生活环境；另一方面，患者久患消渴之疾，内生痰湿，加之广州地处岭南湿地，故患者多有外感之湿邪。该患者脾虚清阳不展且内生痰浊之邪扰动心神故发为本病，其白天头昏胸闷、困倦乏力、纳差、口干等症皆为脾阳不展之表现，而夜眠欠安、时有心悸是湿浊之邪扰动心神所致。《脾胃论》中明确提出："惟当以辛甘温之剂，补其中而升其阳，甘寒以泻其火则愈矣。"清阳不升阳气不能充养于胸中，胸阳不振而惨惨不乐。《黄帝内经》曰："膻中者臣使之官喜乐出焉。"故不管何种原因损伤脾胃均可导致脾运化精微失常，痰湿内生，胃失和降，胃不和则卧不安。祝维峰以健脾胃升清阳、泄阴浊安心神之升阳益胃汤为基本方进行化裁恰为对症，故而有效。

该患者初诊时以升阳益胃汤为基础方，加用宽胸理气之瓜蒌皮，而且患者无明显内生郁热之征象，减去苦寒之黄连，加用干姜以助脾阳健运、温化湿浊之邪，另加重镇安神之煅龙骨，因此患者服药后脾阳舒展，昏乏力减轻。二诊时患者仍然纳差、口干，减去干姜以恐其反生燥热，加鸡内金 30 g 以取消导之意，鸡内金不仅可以内化饮食，而且有助于脾胃运化水湿和精微。及至三诊时患者夜眠较前明显好转，且无明显胸闷和头昏等症，减去瓜蒌皮和羌活，考虑患者现病已愈五成有多，邪气不甚，脾虚为主，因此，再以郁金解郁清心，加五指毛桃以助补益之功。五指毛桃又名五爪龙、南芪，是补益脾肺之上品且无北芪温燥之弊。再至四诊时，患者已无明显临床症状，唯有口淡、口干，仍是患者脾虚所致，且与患者消渴相关，再以数剂药物善后，并嘱患者平时生活调摄以顾护脾胃，患者半年余之顽疾终得全解。

此案患者乃是脾胃虚弱、脾阳不展滋生内湿痰浊而扰动心神之典型表现，确是升阳益胃汤证无疑，采用温中健脾升清阳、化水渗湿泄浊阴，佐以安神之剂，本方寓补于升，使脾运得健，清阳得升，浊阴得降，心神安定，终收全功。

另外值得一提的是，升阳益胃汤用于治疗不寐，以脾虚兼有痰浊水饮之邪为辨证要点，是本虚标实、虚实夹杂之证，不同于心脾两虚之归脾汤证，因为后者以虚损为主，无明显实邪扰乱；亦不同于痰浊扰神之温胆汤证，后者以实邪扰乱心神为主，无伴有明显脾胃虚损之证候。临证时当明辨正邪虚实及病之所在，不可妄投药石反致谬误。

8. 黄连阿胶鸡子黄汤

黄连阿胶鸡子黄汤为少阴热化证之经典方剂，该方证来源于《伤寒论》。《伤寒论》第303条载："少阴病，得之二三日以上，心中烦，不得卧。"该方由黄连、黄芩、阿胶、白芍、鸡子黄组成，全方具有育阴清热、滋阴降火之功，为后世治疗少阴阴虚火旺证之常用方。方中黄连、黄芩除烦热、泻心火，以使心火下降肾水；白芍和营敛阴，阿胶滋补肝肾阴液，二者上潮肾水以滋心神；鸡子黄养血润燥、宁心安神；另外，白芍配芩连酸苦涌泄以泻火，与鸡子黄、阿胶相伍，酸甘化阴以滋肾水。全方泄心火、滋肾水，而成交通心肾之代表方。

祝维峰常以黄连阿胶鸡子黄汤为基本方用于治疗不寐属肾阴虚心火旺之证者。吴鞠通在《温病条辨》中明确指出"邪少虚多者，不得用黄连阿胶汤"，但对于"邪少虚多者"，化裁使用该方也有不错的临床疗效。

【案例】

初诊日期：2015年11月3日　　　节气：霜降
姓名：程×　　性别：女　　　出生日期：1959年10月14日
主诉：入睡困难、易醒3年余，加重1月。
现病史：3年前开始出现不易入睡，多梦易醒。近1个月来加重，时有头晕，无天旋地转感，伴耳鸣、健忘、五心烦热、口干不欲饮，纳差，二便尚可。
既往史：2型糖尿病病史，长期服用二甲双胍，血糖控制可。

过敏史：无。

体格检查：血压118/80 mmHg，舌红少苔，脉细数。

中医诊断：不寐（阴虚火旺）。

治法：滋阴降火，清心安神。

处方：黄连阿胶汤加减（7剂）。

黄连5 g	黄芩10 g	白芍15 g	阿胶（烊化）10 g
熟地黄30 g	山药15 g	牡丹皮10 g	泽泻10 g
云苓10 g	山茱萸15 g	炙甘草6 g	夜交藤30 g

水煎服，每日1剂。

二诊：患者多梦易醒稍减少，口干减轻，仍有入睡困难，偶有头晕，夜间耳鸣明显，五心烦热，纳可，二便可；舌质红苔少，脉细数。原方减去黄芩，加知母10 g，再进7剂。

三诊：患者每晚睡眠5～6小时，仍有入睡困难，耳鸣明显减轻，偶有头晕，夜晚时有五心烦热，但发作次数和持续时间均较前减轻，无其他不适症状，舌淡红苔少，脉细滑。二诊之方中山茱萸30 g，减去泽泻，加磁石（先煎）30 g，嘱患者再进7剂。

四诊：患者服药期间，无五心烦热，无头晕，无耳鸣，纳可，无明显睡眠障碍，舌淡红，薄白苔，脉细。以前方减去磁石，再进10余剂，嘱患者可隔日服药，随访月余，患者无不适。

按语：后世医家总结《伤寒论》一书为专论寒邪胜复之大法也，尤其在《伤寒贯珠集·少阴篇》中有论述"少阴之热，有从阳经传入者，亦有自受寒邪，久而变热者……寒极而变热也。至于心中烦不得卧，则热气内动，尽入血中，而诸阴蒙其害矣"。其中，黄连阿胶鸡子黄汤为少阴热化证无疑，究其本质在于肾水亏虚，阴不敛阳而致心神不得安，所以才有"邪少虚多不可用黄连阿胶汤"之说。但即使是"邪少虚多者"，对证补其虚损，亦可用也。

本案患者即是夜不能寐，其五心烦热、头晕、口干不欲饮皆为阴液亏虚不能制阳之症见。患者所见诸症皆为元阴亏虚所起，以黄连阿胶鸡子黄汤为基础方进行治疗，是取该方清心泻火、交通心肾之功；同时，配伍六味地黄汤滋阴补肾，以增强全方"滋补"之功。方中重用熟地黄，滋阴补肾，填精益髓，为君药；山茱萸补养肝肾，并能涩精；山药补益脾阴，亦能固精，共为臣药。三药相配，滋养肝脾肾，称为"三补"。但熟地黄的用量是山茱萸与山药两味之和，故以补肾阴为主，补其不足以治本。配伍泽泻利湿泄浊，并防熟地黄之滋腻恋邪；牡丹皮清泄相火，并制山茱萸之温涩；茯苓淡渗脾湿，并助山药之健运。三药为"三泻"，渗湿浊，清虚热，平其偏胜以治标，均为佐药。六味合用，三补三泻，其中补药用量重于泻药，是以补为主；肝脾肾三阴并补，以补肾阴为主。配伍一味夜交藤30 g，取其协助交通心肾之功。由此可见，全方补虚泄实之法完备，共奏滋阴降火，心肾相交之效。

二诊时患者诸症虽有不同程度减轻，但证候未有变化，因此在原方的基础上减去苦寒泄热之黄芩，加滋阴泄热之知母，因为知母泄虚热而无苦寒伤阳之弊。三诊时患者病情持续改善，仍有头晕、耳鸣等不适，因此重用补益肾阴之药，减去淡渗之泽泻，使全方功专补益，再加磁石潜藏浮阳，且重镇安神。再至四诊时，患者已无所苦，为防止久服药石损伤脾胃之虞，裁去磁石，专以滋阴清热之余药尽服10余剂，随访月余患者无不适，已收全功。

【案例2】

初诊日期：2016年4月8日　　　　节气：清明

姓名：王×　　性别：女　　出生日期：1973年5月18日

主诉：反复不易入睡，多梦易醒2年余，加重10天。

现病史：反复不易入睡，多梦易醒2年余，自行间断服用地西泮等药物，10天前因压力较大，上诉症状加重，间有头晕，口干多饮水，心情烦躁，纳差，大便干，小便可，无潮热汗出。

既往史和过敏史：无特殊。

体格检查：血压130/70 mmHg，舌红少苔，脉细数。

中医诊断：不寐（阴虚火旺）。

治法：滋阴降火，清心安神。

处方：黄连阿胶汤加减（6剂）。

黄连 10 g	黄芩 10 g	熟地黄 15 g	白芍 15 g
阿胶（烊化）10 g	牡丹皮 10 g	山茱萸 30 g	茯苓 30 g
栀子 10 g	淡豆豉 10 g	甘草 6 g	

水煎服，每日1剂。

二诊：不易入睡，但多梦易醒有所改善，口干减轻，仍时有头晕，心情烦躁，纳可，大便干。舌质红苔少，脉细数。上方减去阿胶，以熟地黄重用至30 g，加生地黄10 g、夜交藤30 g、合欢皮20 g，再进7剂，嘱患者心情调摄。

三诊：患者睡眠明显改善，心情也有所改善，仍有口干，纳可，二便可。效不更方，再进7剂以善其后。

按语：本案患者为年轻女性，因工作和生活等原因耗伤阴血，肾阴不能敛降肝阳，则可见头晕，肾水不能上滋心阳，则心神不安而不寐；阴虚火旺，引起心神不安而致不寐。结合患者舌脉之症见，其为阴虚火旺之证无疑，所以以黄连阿胶汤为基础，合以六味地黄汤化裁。因此案患者无慢性基础病史，体质尚可，正气亏虚不甚，而且临床所见"火旺"明显，其心情烦躁、口干、大便干均为邪热扰乱于内的表现，所以，初诊之方以黄连阿胶汤清泻心火，六味地黄汤滋补元阴，再以栀子豉汤清心除烦。

复诊时患者虽然症状减轻，但是邪热于内的表现仍然较为突出，因此减去纯阴之阿胶，以防其滋腻，改为重用熟地黄滋阴养血生津，而且用生地黄清热凉血生津，以"二地黄"联用引药入于阴血之分，滋阴津泄邪热之效力增强，夜交藤交通心肾，另外以合欢皮解郁宁心、和血安神，如此调养数十日而诸症皆瘥。

由此可见，应当辩证看待"邪少虚多者，不得用黄连阿胶汤"这句论断，应该根据"邪"与"虚"的多少，对立统一看待其相互转化，灵活使用黄连阿胶鸡子黄汤。对于"邪少者"，可增加补益肾水之功，配伍六味地黄汤、二至丸之属；对于"邪盛者"，滋肾水的同时，配伍栀子豉汤、知柏地黄汤等。临证之要，在于灵活决断，方不失仲景本意。

9. 二仙汤加味

二仙汤原方因以仙茅和仙灵脾二味药物为君故此得名，出自梁颂名的《中医方剂临床手册》。该方包括了仙茅、仙灵脾、巴戟天、当归、黄柏、知母，其主要功效为温补肾阳、清泄肾火，补肾精、调冲任。书中记载该方以仙茅、仙灵脾、巴戟天温肾阳、补肾精；黄柏、知母泻肾火、滋肾阴；当归调理冲任、温润养血。全方配伍以壮肾阳与滋肾阴泄肾火之药同用，临床主要用于肾脏之阴阳两虚，虚火上扰而见少寐多梦、烘热汗出、胸闷心烦、头昏目眩、腰膝酸软等症者。但祝维峰认为该方药物组成以补肾阳为主，虽有黄柏和知母滋阴泻火，但二者滋补阴血之力稍逊，因此常以二仙汤加味二至丸，以增强补益肝肾阴血之功。因女贞子甘苦、性凉，补中有清，滋肾养肝、补益精血；墨旱莲味甘酸，性寒，既可滋补肝肾，又可凉血止血，二药入肝肾之阴，补而不滞，与二仙汤之补肾助阳之药物形成"一阴一阳，有补有泻，相得益彰"，用之于肾脏阴阳两虚兼有虚火上扰之证而引起的临床诸多见症者确为的候。

【案例1】

初诊日期：2012年4月3日　　　节气：清明

姓名：吕××　　性别：男　　年龄：43岁　　民族：汉

婚否：已婚　　职业：工人　　居处环境：无特殊

主诉：反复失眠3年，加重1月。

病史：患者平素作息不规律，近3年睡眠质量差，入睡困难，多梦，早醒，醒后无法再睡，伴腰膝酸软，阳痿早泄，健忘，心悸，盗汗，纳一般，大便软硬不调，小便乏力、清长，夜尿2～3次，舌淡胖，苔白，脉沉弱，双尺尤甚。

中医诊断：不寐（肾阴阳两虚）。

辨证分析：患者作息不规律，熬夜及劳作耗伤肾精，可见腰酸乏力、失眠健忘，阳痿早泄，小便乏力、清长、夜尿频数乃肾阳不足之象；心悸、夜寐差乃肝肾亏虚，不能濡养心神所致；盗汗乃相火不敛之象，阴阳不调，最终导致失眠。治宜温肾阳、益精血、泻肾火。

治法：温肾阳、益精血、泻肾火。

处方：二仙汤加减（7剂）。

仙茅15 g	淫羊藿15 g	知母5 g	黄柏5 g
当归10 g	巴戟天15 g	杜仲15 g	山茱萸15 g
泽泻10 g	桑寄生15 g	女贞子20 g	墨旱莲20 g

水煎服，每日1剂。

嘱服药期间规律作息，适当运动，忌烟酒生冷。

二诊：入睡较前容易，早醒，醒后可以再入睡，腰膝酸软、心悸、盗汗等症有所减轻，纳可，大便正常，小便有力，仍频数，夜尿2次，舌淡胖，苔白，脉沉细。前方加山药15 g、益智仁15 g、乌药10 g，再进7剂。

三诊：夜寐明显好转，无早醒，夜间无盗汗，腰膝有力，夜尿1次，舌淡，苔白，脉沉缓有力。守上方继续服用1个月，患者复诊诉上症消失，生活和谐，嘱其保持健康生活方式，适当运动。

按语：正常情况下，肾水在肾阳的鼓动下上奉于心，资助心阴，以制约心阳，防心阳亢盛；心阳能下交于肾，助肾阳以制肾阴，使肾水不寒。如此阴升阳降，水火既济，则夜寐得安。若肾之阴阳两虚，肾阴虚不能滋养心阴，则心神失养而失眠；若肾阳虚衰而无法鼓动肾阴上济于心，则虚火妄动，阳不入阴，亦可致失眠。因此，对于肾脏之元阴元阳亏虚以至于心肾不交而不寐者，当温补下焦，使心肾相交而不寐自愈。

二仙汤不仅是治疗更年期综合征的常用处方，无论男女，只要符合肾阴阳两虚，阴阳失衡所致的病理状态，均可运用。方中仙茅、仙灵脾温肾阳，巴戟天既能补肾阳，又能益精血；黄柏、知母清泻相火，以养肾阴；当归养肝血，调冲任。全方有温肾阳、益肾血、泻肾火之功。此方基础上加杜仲、桑寄生补肝肾、强筋骨，加山茱萸敛汗，泽泻泄浊，再有二至丸之女贞子合墨旱莲入于阴分以滋补心肾之阴，敛降浮阳。

复诊加用缩泉丸补肝肾缩尿，全方共达补肾阳、益精血、强筋骨、敛精气、泻肾火之功，使阴阳平衡，则夜寐得安，诸症皆除。

【案例2】

初诊日期：2014年3月12日　　　　节气：惊蛰
姓名：杨××　　性别：女　　　　年龄：51岁　　　民族：汉
婚否：已婚　　职业：家庭主妇　　居处环境：无特殊
主诉：失眠半年。
病史：半年前患者开始出现睡眠障碍，入睡困难，半夜易醒，平素畏寒恶风，时而烘热汗出，伴腰酸乏力，膝关节酸痛，头晕耳鸣，已停经7个月。纳一般，大便溏，小便清长，舌红，苔薄黄，脉沉细，左寸稍浮。

西医诊断：更年期失眠症。

中医诊断：不寐（冲任失调，虚火上扰）。

辨证分析：《素问·上古天真论》曰："七七任脉虚，太冲脉衰少，天癸竭，地道不通，故形坏而无子也。"患者51岁，经水已断7个月有余，为更年期女性；其平素恶风寒、腰酸乏力、头晕耳鸣、大便溏、小便清长、脉沉细均为肾阳亏虚、肝肾不足之象；心烦、脉左寸稍浮、夜寐差乃肝肾阴液亏虚，阴不敛阳而致阳亢于上、心神不安；烘热汗出乃相火不敛之象，结合之前症状，看似寒热错杂，病机却都在冲任失调，肾脏之阴阳两虚，虚火上扰之证。

治法：温肾阳、益精血、泻肾火、调冲任。

处方：二仙汤加味（7剂）。

仙茅15 g	仙灵脾15 g	知母10 g	黄柏10 g
当归10 g	巴戟天15 g	龙骨（先煎）30 g	牡蛎（先煎）30 g
甘草6 g	女贞子20 g	墨旱莲20 g	黄精10 g
浮小麦30 g	五味子6 g	酸枣仁30 g	

水煎服，每日1剂。

二诊：夜寐较前好转，较前容易入睡，半夜醒来、乏力、烘热汗出等症减轻，仍有腰酸和膝关节痛、头晕耳鸣，大便质软，舌红，苔薄白，脉沉细。予原方加熟地黄 30 g、杜仲 20 g，续服 7 剂。

三诊：诉夜寐较前明显好转，每晚可睡眠 6 小时左右，但仍时有烘热汗出，夜晚及下午明显，无心烦和心悸，腰酸乏力明显减轻，仍有膝关节痛，头晕耳鸣明显减轻，纳可，二便调，舌淡红，苔白，脉偏沉。以二诊之处方减去巴戟天、浮小麦和五味子，加地骨皮 10 g、牡丹皮 10 g，再进 14 剂。

四诊：睡眠改善，服药期间无明显入睡困难和多梦易醒症状，烘热汗出症状明显减少，偶有夜间耳鸣，仍有膝关节痛，无明显其他不适症状，舌淡红苔薄白，脉沉细。以三诊之方减去龙骨和牡蛎，加益母草 10 g，再进 10 余剂，调理月余，患者无所苦，嘱其注意平时生活调摄。

按语：二仙汤记载于《中医妇科学》，是用于治疗更年期综合征的常用方剂，原方有温肾阳、益肾血、泻肾火、调冲任之功。本案患者以睡眠障碍为主要表现，但其既有恶风、大便溏、小便清长的肾阳虚之见症，又有烘热汗出、头晕耳鸣等阴虚不能敛阳之见症，可见其肾脏之阴阳两虚。因此，以二仙汤加味二至丸"对证治疗"以补益元阴元阳，再佐以"对症治疗"之酸枣仁养心益肝、安神敛汗；生龙骨、生牡蛎摄纳浮阳、重镇安神以治其标，浮小麦合五味子，不仅起到敛汗之功，也有敛降浮越之阳的目的。

二诊之时，患者睡眠改善，伴见诸症有所减轻，提示药证相合，当"效不更方"。因此在初诊之方的基础上，再加熟地黄 30 g、杜仲 20 g，此二药也是一个滋补肾阴，一个补火助阳，其一阴一阳，不仅与本案之"阴阳平补"宗旨相合，而且更增强该方补益之功，药物重用，因为"治下焦如权，非重不沉"。

三诊时患者虽然睡眠改善，但是仍时有烘热汗出，夜晚及下午明显，为虚热明显之象。因此，减去一味温热之药巴戟天以减少补阳之药力；患者虚热明显，以敛汗之浮小麦和五味子效果欠佳，遂加清退虚热之地骨皮 10 g、牡丹皮 10 g，以二药引药入阴使虚火归位，并助阴药敛浮越之阳。

四诊患者睡眠和烘热汗出已无所苦，仍有膝关节痛。考虑与其局部骨关节病变有关，属于中医学中气血运行不畅之故，"不通则痛"，因此加益母草一味，不仅有助于补益气血，而且能活血通经；仅偶有耳鸣，睡眠障碍解除，故减去重镇安神之龙骨和牡蛎；其余以原方继进。

此案患者虽失眠时间较长，且所诉症状较多，但结合其整体情况来看，并不属于严重的器质性病变，而是该年龄段较为常见的功能性疾病，因此采用对证加对症治疗可以很快获得较满意的效果，临床对于类似的患者所述的症状繁多且涉及多个系统，只需要针对主症，辨识其本质之证，然后采用对证加对症治疗每可获效，这与现代医学的对因加对症治疗有着异曲同工之妙。

10. 温胆汤

温胆汤为祝维峰教授诊治胆郁痰扰所致不眠、惊悸、呕吐以及眩晕、癫痫证的常用方，该汤方出自南宋陈无择的《三因极一病证方论》，由孙思邈《备急千金要方》中的温胆汤衍化而来。该方由半夏、竹茹、枳实、陈皮、茯苓、甘草、生姜、大枣组成，主治胆胃不和、痰浊内扰之证。因为内生之痰浊为患，临床所见之症状变化多端，故有"百病多有痰作祟"之说。结合"异病同治"理论，只要以"痰浊内扰"为病机特点的临床病变均可以灵活使用温胆汤加减进行治疗。此处介绍两则祝教授化裁温胆汤治疗不寐验案。

【案例1】

初诊日期：2013年6月22日　　节气：夏至

姓名：苏××　　性别：男　　年龄：36岁　　民族：汉

婚否：已婚　　职业：销售　　居处环境：无特殊

主诉：失眠3个月。

现病史：患者3个月前开始入睡困难，伴多梦、易醒，服用酒石酸唑吡坦等药物后症状改善不明显，遂至祝维峰门诊就治。刻诊症见：入睡困难，多梦易醒，白天精神不振，伴有口干口苦，纳差，二便调。

体查：舌红苔黄腻，脉滑数。

个人生活史：患者长期应酬，嗜烟酒，近3月来作息不规律。

中医诊断：不寐（痰热内扰）。

辨证分析：患者因工作关系长期生活作息不规律，且恣食肥甘醇酒厚味，以致宿食停滞，酿成痰热，痰热之邪随气流注犯肝胆之经则见口干口苦，心烦易怒，而且痰热之邪扰动心神则失眠多梦，正如明代戴元礼所言"痰在胆经，神不归舍，亦令不寐"；痰热困阻中焦则纳差。由此可见，此例患者以痰热之邪影响胆腑、脾胃和心神，故治宜清化痰热，和中安神。

治法：清化痰热，和中安神。

处方：温胆汤加减（4剂）。

黄连5 g	法半夏15 g	竹茹15 g	枳实10 g
陈皮10 g	远志10 g	党参15 g	茯苓15 g
炙甘草6 g	布渣叶15 g		

水煎服，每日1剂。

二诊：精神好转，自觉入睡困难较前好转，口干口苦减轻，仍心烦多梦；舌红，苔黄少腻，脉弦滑。于上方加栀子10 g、淡豆豉10 g，再进5剂。

三诊：患者精神可，无明显入睡困难，夜间可睡6～7小时，无口干口苦，纳可，二便调。舌红，苔薄黄，脉滑。按上方减栀子、淡豆豉，加神曲10 g、焦山楂30 g，再进7剂以善其后。嘱其调情志，保持乐观情绪，适当运动，禁肥甘醇酒厚味、辛辣煎炸饮食。1个月后随访患者，诉已无睡眠问题。

按语：患者形体肥胖，以"肥人多湿"，且患者长期恣食肥甘醇酒厚味，以致宿食停滞，酿成痰热，火炽痰郁，痰热上逆，阻遏心窍，扰动心神，使心神不安，终致失眠。张景岳《景岳全书·卷十八·不寐》曰："痰火扰乱，心神不宁，思虑过伤，火炽痰郁而致不眠者多矣。"这说明痰火内扰是导致不寐的常见原因。清代唐容川《血证论·卧寐》认为："盖以心神不安，非痰即火……肝经有痰，扰其魂而不得寐者，温胆汤加枣仁治之。"本案患者失眠多梦、口苦咽干、心烦、舌红苔黄腻，脉弦滑均为痰热内扰之象，故予温胆汤清化痰热，和中安神。

患者初诊时痰热之象明显，因此予半夏健脾和胃，除湿化痰；竹茹、枳实清胆和胃，除烦下气；陈皮、茯苓理气健脾，利湿化痰；远志能安定神志；炙甘草调和诸药。另外，患者不寐与其饮食不节滋生内湿有关，因此，该方加党参以健脾运湿，布渣叶消食利滞、清热化湿，二者相伍取其扶正祛邪之意。本方以温胆汤加黄连乃成为黄连温胆汤，取黄连燥湿化痰、清心泻火，配合半夏，辛开苦降，增强全方清热涤痰之力，热清痰化，则不寐自愈。

二诊时患者入睡困难可以改善，且伴随之口干口苦可以缓解，提示药证相合，但患者诉仍有心情烦躁不安，于初诊之方药再加栀子豉汤以清热除烦。全方诸药配伍，使气顺火降，热清痰消，气血阴阳调和，则可安然入眠。三诊时患者睡眠已明显改善，且心烦，口干口苦等症明显缓解，考虑内热得清，心神安定，但清热泻火易，去除内湿难，而且地处广州岭南之人多有脾虚和内湿，此案患者又平素饮食不节戕伤脾胃，因此，三诊时减去清热除烦之栀子豉汤，以寒凉之剂中病即止，再加神曲和山楂增强消食助运之功，使内在饮食消，积滞可除，脾胃健运，则内生之痰湿化生无由，再嘱患者饮食调理和运动锻炼，即可以收全功矣。

【案例2】

初诊日期：2013年3月21日　　　节气：春分
姓名：周××　　性别：女　　　年龄：42岁　　民族：汉
婚否：已婚　　职业：白领　　　居处环境：无特殊
主诉：失眠1个月余。

病史：患者平素多愁善感，1个月余前因家庭变故，情绪受到刺激后开始出现入睡困难，经常卧床2～3小时仍无法入睡，伴噩梦、眠浅易惊醒、口苦、胸胁胀闷、起床后自觉倦怠乏力，头昏胀闷，恶心欲呕，纳差，大便黏稠不爽，舌红，苔白腻，脉弦滑。

中医诊断：不寐（胆郁痰扰）。

辨证分析：患者平素多愁善感，肝气郁结，疏泄不利，可见胸胁胀闷；肝郁导致脾失健运，酿成痰湿，可见倦怠乏力、恶心欲呕、纳差、大便黏稠不爽；久酝化火，火炽痰郁，阻遏清窍，可见口苦、头昏胀闷；胆郁、痰热扰动心神，使心神不安，阴阳失调，致失眠多梦。故治宜理气化痰，解郁安神。

治法：理气化痰，解郁安神。

处方：温胆汤加减（7剂）。

法半夏15 g	竹茹15 g	枳实10 g	陈皮10 g
茯苓15 g	柴胡10 g	黄芩10 g	石菖蒲15 g
远志10 g	酸枣仁15 g	甘草6 g	

水煎服，每日1剂。

二诊：精神、睡眠明显好转，诉心情较前舒畅，夜间易入睡，仍梦多，无噩梦，余症均好转。舌淡红，苔白，脉弦。守原方继续服用10余剂，嘱其调情志，保持乐观情绪，适当运动。1个月后随访，失眠消除，如常人。

按语：《张氏医通·不寐》曰："不寐有二，有病后虚弱，及年高人阳衰不寐，有痰在胆经，神不归舍，亦令不寐。"温胆汤方出自《备急千金要方》，由半夏、枳实、陈皮、竹茹、甘草、生姜6味药组成。方中半夏健脾和胃，除湿化痰；竹茹、枳实清胆和胃，除烦下气；陈皮、茯苓理气健脾，利湿化痰，安定神志；甘草调和诸药。清代唐容川《血证论·卧寐》认为："盖以心神不安，非痰即火……肝经有痰，扰其魂而不得寐者，温胆汤加枣仁治之。"

本案患者素体胆气不足，又因生活变故之情志刺激，肝、胆之气不疏，胃气不和，痰浊变生。清代唐容川《血证论》认为"肝经有痰，扰其魂而不得寐"而出现胆郁痰扰之证。本案例以温胆汤理气化痰，和胃利胆，配合柴胡、黄芩疏肝利胆，石菖蒲、远志化痰开窍安神，酸枣仁养肝安神，全方诸药合用共达理气化痰，解郁安神之效，使气顺痰消，气血阴阳调和，故诸症皆除。

祝维峰临证时常用温胆汤化裁治疗失眠、眩晕、头痛等以痰浊内扰为病机特点的多种临床疾病，该方临床应用以心烦不寐，伴见纳差、困倦乏力、苔腻、脉弦滑为辨证要点。心热烦甚者，可加黄连、黄芩，以清泻心火、燥湿化痰，或配伍栀子豉汤清热除烦；夜间多梦易醒者，可加琥珀粉、远志以宁心安神；时有心中悸动不安者，加珍珠母、生牡蛎、生龙齿以重镇定惊；痰湿之邪困阻中焦明显而出现纳差、呕吐呃逆者，酌加苏叶或梗、枇杷叶、旋覆花以降逆止呕；饮食积滞而生内湿者，可加布渣叶、焦三仙以助脾胃运化之功；若是临床伴见眩晕，可加川芎、天麻、钩藤以平肝熄风；头痛者，可加白芷、藁本、蔓荆子等，既可上行清理头目，又兼引药归经。总之，温胆汤作为治疗痰浊之邪的代表方剂，其加减变化无穷，不可一言以蔽之，唯有临证时"谨守病机，各司其属，有者求之，无者求之，盛者责之，虚者责之"，才能把握疾病的本质特征以无往而不利。

三、小结

正常的睡眠时间和睡眠质量是人体健康的重要构成条件和保障，随着工作和生活节奏的加快，目前睡眠障碍遍及多个年龄段人群。祖国医学认为，人的睡眠与觉醒之间存在天人相应、天人合一的道理。《灵枢·口问》云："阳气尽，阴气盛，则目瞑；阴气尽而阳气盛，则寤矣。"人体的正常睡眠与清醒是阴阳不断消长盛衰的结果，若由于各种原因破坏了这一平衡则出现失眠。

引起不寐的原因有很多，病机也不尽相同。祝维峰结合自身多年临床实践总结出不寐总与"心神"相关，临证之要在于辨明病位之所在和正邪虚实两个方面，肝气郁滞而不寐者以清肝健脾安神汤加减，肝气郁滞化火者以柴胡加龙骨牡蛎汤主之，肝火上炎扰乱心神者予以龙胆泻肝汤化裁；心血虚者，天王补心丹主之，心阴虚而烦乱不眠者，酸枣仁汤主之，心脾气血两亏者，当首选归脾汤；肾脏之元阴元阳亏虚致心肾不交者以二仙汤化裁；若是痰浊之邪扰乱心神者，温胆汤则为不二法门。

以上只作为临证时大概之治疗方向，患者临床表现多样，病机变化多端，只有"圆机活法"，不拘泥于一方一证，才能取得良好的效果。

参考文献

［1］张喜林. 柴胡龙牡汤治疗肝郁不寐 1 例 ［J］. 环球中医药，2015，8（1）：101－102.

［2］矢数道明. 临床应用汉方处方解说 ［M］. 北京：人民卫生出版社，1983：127－130.

［3］黄晓玲，吴淑平. 柴胡桂枝加龙骨牡蛎汤加味治疗顽固性失眠 90 例临床分析 ［J］. 中医临床研究，2015，7（5）：6－8.

［4］李东垣. 内外伤辨惑论 ［M］. 北京：人民卫生出版社，1997：32.

［5］李冀. 方剂学 ［M］. 北京：中国中医药出版社，2006：158.

（祝维峰　刘红宇）

第十四章

眩　晕

一、总论

（一）历代医家对眩晕的认识

眩晕是因机体对空间定位障碍而产生的一种运动性或位置性错觉，它涉及多个学科。眩晕可分为真性眩晕和假性眩晕。真性眩晕是由眼、本体觉或前庭系统疾病引起的，有明显的外物或自身旋转感，属中医"眩晕"范畴。眩晕轻者闭目即止，重者如坐舟车，旋转不定，不能站立，多伴有恶心、欲吐或呕吐汗出，甚则昏倒。

眩晕病证，历代医籍记载颇多。始见于《内经》，称之为"眩冒"，《内经》对其涉及脏腑、病性归属方面均有记述。例如，《素问·至真要大论》认为"诸风掉眩，皆属于肝"，指出眩晕与肝关系密切；《灵枢·卫气》认为"上虚则眩"；《灵枢·口问》认为"上气不足，脑为之不满，耳为之苦鸣，头为之苦倾，目为之眩"；《灵枢·海论》认为"脑为髓海"，而"髓海不足，则脑转耳鸣"，认为眩晕一病以虚为主。汉代张仲景认为痰饮是眩晕发病的原因之一，为后世"无痰不作眩"的论述提供了理论基础，并且用泽泻汤及小半夏加茯苓汤治疗眩晕。宋代以后，进一步丰富了对眩晕的认识。严用和《重订严氏济生方·眩晕门》指出："所谓眩晕者，眼花屋转，起则眩倒是也，由此观之，六淫外感，七情内伤，皆能导致。"这是第一次提出外感六淫和七情内伤致眩说，补前人之未备，但外感风、寒、暑、湿致眩晕，实为外感病的一个症状，而非主要证候。元代朱丹溪倡导痰火致眩学说，《丹溪心法·头眩》说："头眩，痰挟气虚并火，治痰为主，挟补气药及降火药。无痰不作眩，痰因火动，又有湿痰者，有火痰者。"明代张景岳在《内经》"上虚则眩"的理论基础上，对下虚致眩做了详尽论述，他在《景岳全书·眩晕》中说："头眩虽属上虚，然不能无涉于下。盖上虚者，阳中之阳虚也；下虚者，阴中之阳虚也。阳中之阳虚者，宜治其气，如四君子汤……归脾汤、补中益气汤……阴中之阳虚者，宜补其精，如……左归饮、右归饮、四物汤之类是也。然伐下者必枯其上，滋苗者必灌其根。所以凡治上虚者，犹当以兼补气血为最，如大补元煎、十全大补汤诸补阴补阳等剂，俱当酌宜用之。"张氏从阴阳互根及人体是一有机整体的观点出发，认识与治疗眩晕，实是难能可贵，并认为眩晕的病因病机"虚者居其八九，而兼火兼痰者，不过十中一二耳"，详细论述了劳倦过度、饥饱失宜、呕吐伤上、泄泻伤下、大汗亡阳、晌目惊心、焦思不释、被殴被辱气夺等皆伤阳中之阳，吐血、衄血、便血、纵欲、崩淋等皆伤阴中之阳而致眩晕。秦景明在《症因脉治·眩晕总论》中认为阳气虚是本病发病的主要病理环节。徐春甫在《古今医统·眩晕宜审三虚》中说："肥人眩运，气虚有痰；瘦人眩运，血虚有火；伤寒吐汗下后，必是阳虚。"龚廷贤《寿世保元·眩晕》集前贤之大成，对眩晕的病因、脉象都有详细论述，并分证论治眩晕，如半夏白术汤证（痰涎致眩）、补中益气汤证（劳役致眩）、清离滋饮汤证（虚火致眩）、十全大补汤证（气血两虚致眩）等，至今仍值得临床借鉴。至清代，对本病的认识更加全面，直到形成了一套完整的理论体系。

现代医家如刘文峰认为，外寒侵袭多为眩晕的诱发因素，寒主收引、凝滞，寒邪入侵肌肤，则气血经络阻滞，肌肉僵硬，血液运行不畅，气血不能濡养清窍则发为眩晕。王媛等总结马云枝教授从肝辨证治疗眩晕的经验，分为肝郁化火型、肝脾不调型、阴虚阳亢型、风痰内阻型，分别以丹栀逍遥散、柴胡桂枝汤、镇肝熄风汤或天麻钩藤饮、半夏白术天麻汤加减治疗。陶根鱼根据多年经验认为痰瘀互结是眩晕的根本病机，将其分为气虚血瘀痰阻型、气滞血瘀痰阻型、痰瘀互结型。郑绍周以风、火、痰、瘀、气、虚概括眩晕病因，将其分为风阳上郁、气滞血瘀、气血双虚、阴虚阳亢、痰浊阻滞、肾虚痰浊六型。

（二）祝维峰对眩晕的认识

祝维峰在眩晕病的治疗上有独到的认识。

（1）肝阳上亢。肝为风木之脏，内寄相火，体阴而用阳，主升主动。肝主疏泄，依赖肾精充养，素体阳盛，肝阳偏亢，日久化火生风，风升阳动，上扰清窍，则发眩晕；或肾阴素亏，肝失所养，以致肝阴不足，肝阳上亢，发为眩晕；或长期忧郁恼怒，肝气郁结，气郁化火，肝阴暗耗，阴虚阳亢，风升阳动，上扰清窍，发为眩晕。

（2）痰湿中阻。脾主运化水谷，为生痰之源。若饮食不节，如嗜酒肥甘、饥饱无常，或思虑劳倦，伤及于脾，脾失健运，水谷不化生精微，聚湿生痰，痰湿中阻，清阳不升，浊阴不降，痰浊上扰，蒙蔽清窍，发而为眩晕。

（3）心下有支饮。心为阳中之阳，头为诸阳之会，人阳气的重要性就像太阳一样，有太阳才能有光明，人有阳气会聚于头才能头目清明。若心下有支饮，则心阳被遏，不能上熏于头，故见头冒目眩。

（4）气血两虚。大病久病或失血之后，虚而不复，或劳倦过度，气血衰少，气血两虚，气虚则清阳不展，血虚则脑失所养，皆能发生眩晕。或饮食不节，损伤脾胃，脾胃虚弱，气血生化无源，清窍失养而作眩晕。明代张景岳在《内经》"上虚则眩"的理论基础上，对下虚致眩作了详尽论述，他在《景岳全书·眩晕》中说："头眩虽属上虚，然不能无涉于下。盖上虚者，阳中之阳虚也；下虚者，阴中之阳虚也。阳中之阳虚者，宜治其气，如四君子汤……归脾汤、补中益气汤……阴中之阳虚者，宜补其精，如……左归饮、右归饮、四物汤之类是也。然伐下者必枯其上，滋苗者必灌其根。所以凡治上虚者，犹当以兼补气血为最，如大补元煎、十全大补汤诸补阴补阳等剂，俱当酌宜用之。"

（5）肝肾亏虚。肾为先天之本，藏精生髓，若先天不足，肾精不充，或者年老肾亏，或久病伤肾，或房劳过度，导致肾精亏虚，不能生髓，而脑为髓之海，髓海不足，上下俱虚，而发生眩晕；或者肾阴素亏，肝失所养，以致肝阴不足，阴不制阳，肝阳上亢，发为眩晕。大病久病或者失血之后，虚而不复，或劳倦过度，气血衰少，气血两虚，气虚则清阳不展，血虚则脑失所养，皆可发生眩晕。

本病病位在清窍，由气血亏虚、肾精不足致脑髓空虚，清窍失养，或肝阳上亢、痰浊上扰、心下有支饮而扰动清窍发生眩晕，与肝、脾、肾三脏关系密切。眩晕的病性以虚者居多，故张景岳谓"虚者居其八九"，如肝肾阴虚、肝风内动，气血亏虚、清窍失养，肾精亏虚、脑髓失充。眩晕实证多由痰浊阻遏，升降失常，痰火气逆，上犯清窍，或心下有支饮，则心阳被遏，不能上熏于头而成。在眩晕的发病过程中，各种病因病机，可以相互影响，相互转化，形成虚实夹杂；或阴损及阳，阴阳两虚。肝风、痰火上扰清窍，进一步发展可上蒙清窍，阻滞经络，而形成中风；或突发气机逆乱，清窍暂闭或失养，而引起晕厥。

二、方证经验

1. 天麻钩藤饮

《素问·至真要大论》曰："诸风掉眩，皆属于肝。"这说明眩晕与肝关系密切。《临证指南医案·眩晕》曰："经云诸风掉眩，皆属于肝，头为六阳之首，耳目口鼻皆系清空之窍，所患眩晕者，非外来之邪，乃肝胆之风阳上冒耳，甚则有晕厥跌仆之虞。其症有夹痰、夹火、中虚、下虚，治胆、治胃、治肝之分。"《素问·玄机原病式五运主病》中论述了肝阳上亢、风阳上扰清空型眩晕的病机："风火皆属阳，多为兼化，阳主乎动，两动相搏，则为之旋转。"这是指或因素体阳盛，加之恼怒过度，肝阳上亢，阳升风动，发为眩晕；或因长期忧郁恼怒，气郁化火，使肝阴暗耗，肝阳上亢，阳升风动，上扰清空，发为眩晕。

辨证要点：此型眩晕多表现为眩晕耳鸣，头痛且胀，面部潮红，急躁易怒，口苦，舌质红苔黄，脉弦或数。

本证型多见于高血压患者，很多患高血压的病人单纯服用某种西药或联合用药，血压控制不理想，常常表现出肝阳上亢、肝风上扰的症状，如头晕、头胀痛、面红目赤、耳鸣、情绪急躁、不寐、舌质红、脉弦等。遇到此类患者，祝维峰均予天麻钩藤饮加减治疗，取得满意疗效，并可减少降压药物的用量，体现了辨证与辨病相结合的思想。

天麻钩藤饮源自《中医内科杂病证治新义》，是平肝降逆的代表方剂，临床用于治疗肝阳偏亢、肝风上扰之眩晕证，均取得较好的疗效，现代药理实验也证实其具有降压作用。

天麻钩藤饮以天麻、钩藤二药为君，均入肝经，并有平肝熄风之效，且天麻有定眩晕之专长；石决明性味咸平，平肝潜阳，除热明目，安神定惊，与天麻、钩藤合用，加强平肝熄风之功；川牛膝引血下行，二者共为臣药。配黄芩、栀子清热泄火，使肝经之热不致上炎内扰；再用杜仲、桑寄生补益肝肾；益母草活血利水；夜交藤、茯神宁心安神，共为佐药。合而用之，共成平肝熄风，清热活血，补益肝肾之剂。眩晕头痛剧者，可酌加羚羊角、龙骨、牡蛎等，以增强平肝潜阳熄风之力；若肝火盛，口苦面赤，心烦易怒，加龙胆草、夏枯草，以加强清肝泻火之功；脉弦而细者，宜加生地黄、枸杞、何首乌以滋补肝肾。若纳谷不香，神疲乏力可加枳壳、竹茹、半夏、砂仁、白豆蔻、谷麦芽、六神曲、党参、白术、生薏苡仁健脾助运；大便秘结者可加瓜蒌仁润肠通便，或当归芦荟丸以泄肝通腑。

【案例1】

初诊日期：2015年11月17日　　　节气：立冬
姓名：谢×　　性别：女　　　年龄：44岁　　民族：汉
婚否：已婚　　职业：工人　　居处环境：无特殊

主诉：反复眩晕10余年，加重5天。

病史：有高血压病史10余年。反复眩晕10余年，近5天加重，伴耳鸣、头目胀痛、口苦、失眠多梦、颜面潮红、急躁易怒、肢麻震颤。

体查：血压170/98 mmHg。舌红苔黄，脉弦数。

中医诊断：眩晕（肝阳上亢）。

西医诊断：高血压病2级（很高危组）。

辨证分析：缘患者素体阳盛，肝阳偏亢，日久化火生风，风升阳动，上扰清窍，则发眩晕；肝阳亢逆无制，气血上冲，则眩晕、耳鸣、头目胀痛、面红目赤；肝失柔顺，故急躁易怒；阴虚心失所养，神不得安，则见失眠多梦；肝主筋，筋脉失养，则见肢体震颤，肢麻震颤；舌红苔黄，脉弦数为肝阳亢盛之象。

治法：平肝潜阳，清火熄风。

处方：天麻钩藤饮加减（6剂）。

天麻（先煎）10 g　　钩藤15 g　　珍珠母（先煎）30 g　黄芩10 g
石决明（先煎）20 g　栀子10 g　　川牛膝15 g　　桑寄生15 g
茯神10 g　　　　　　夜交藤30 g　益母草15 g

水煎服，每日1剂。

二诊：间有眩晕，无耳鸣，头目胀痛，仍口苦，失眠多梦，纳一般。舌红苔薄黄，脉弦。原方加菊花10 g、夏枯草15 g、生地黄10 g、白芍10 g。水煎服，每日1剂。予7剂。诸症除。

按语：祝维峰用天麻钩藤饮加减平肝潜阳，清火熄风而取效。方中天麻平肝熄风止眩，钩藤清肝熄风定眩，共为君药。石决明、珍珠母长于平肝潜阳，清热明目，助君平肝熄风；川牛膝活血利水，引血下行，直折亢阳，共为臣药。益母草活血利水，与川牛膝配伍以平降肝阳；栀子、黄芩清肝降火，以折其亢阳；桑寄生补益肝肾，以治其本；夜交藤、茯神宁心安神，为佐药。诸药合用，标本兼顾，以平肝熄风治标为主，兼以补益肝肾，清热安神。二诊时头晕、耳鸣减，仍有头目胀痛、口苦、失眠多梦等肝火上炎症状，加菊花散风清热，平肝明目；夏枯草清火，明目；生地黄清热凉血滋阴；白芍养阴柔肝，故诸症除。据近代药理研究，本方中的钩藤、桑寄生、黄芩、栀子、川牛膝等均有不同程度的降压作用，且具有调节高级神经活动的作用，因此临床常用于治疗高血压患者，表现为肝火上炎、肝阳偏亢症候者。

【案例2】

初诊日期：2015年12月18日　　节气：大雪
姓名：吴×　　性别：女　　年龄：71岁　　民族：汉
婚否：已婚　　职业：退休　　居处环境：无特殊
主诉：头晕3天。

病史：有高血压病史4年余，平素血压控制可，近日血压波动，出现头晕，脸颊通红，口干，神疲乏力，夜寐不宁，纳谷不香，大便秘结，平素情绪急躁。

体查：血压：160/100 mmHg，舌红，舌根部苔白腻，脉细弦。

中医诊断：眩晕（肝阳上亢）。

西医诊断：高血压病2级（很高危组）。

辨证分析：患者年老体衰，肾水不足，水不涵木，肝阳偏亢，阳亢化风，风阳上扰，故见头晕、眼花、面红；长期急躁易怒，肝气横逆犯脾，脾失健运，气血生化不足，故见纳谷不香，神疲乏力；肝火内扰心神，故夜寐不宁。本证属肝风上扰兼心脾两虚，舌红，舌根部苔白腻，脉细弦为肝肾亏虚、肝阳上亢、脾失健运之征。

治法：平肝熄风，滋阴柔肝，健脾助运。

处方：天麻钩藤饮加减（7剂）。

天麻（先煎）10 g	石决明（先煎）15 g	钩藤15 g
珍珠母（先煎）15 g	黄芩10 g	栀子10 g
牛膝15 g	酸枣仁10 g	杜仲15 g
桑寄生15 g	夜交藤30 g	枳壳6 g
法半夏10 g	茯苓10 g	党参10 g
山楂10 g	六神曲10 g	瓜蒌仁10 g

水煎服，每日1剂。

二诊：症状较前好转，原方加白芍10 g、白术10 g、竹茹10 g、薏苡仁30 g、砂仁6 g、炒谷芽30 g、炒麦芽30 g。继服7剂，症状基本消失。

按语：本证病机以阳亢化风上扰为标，肝肾阴虚为本。急则治其标，缓则治其本，本病治宜先治其标后治其本，故初诊时以平肝熄风，滋阴柔肝，健脾助运为主。方以天麻、钩藤二药为君，均入肝经，并有平肝熄风之效，且天麻有定眩晕之专长。石决明、珍珠母性味咸平，平肝潜阳，除热明目，安神定惊，共为臣药，以助君药平肝熄风之功。黄芩、栀子清热泄火，使肝经之热不致上炎内扰；再用杜仲、桑寄生补益肝肾；夜交藤、酸枣仁、茯苓宁心安神，枳壳、半夏、六神曲、党参健脾助运；瓜蒌仁润肠通便等，以上均为佐药。诸药合成方，为平肝熄风、清热宁神、滋补肝肾、养心健脾之剂。复诊时以滋补肝肾，健脾调胃为主，故加用白芍、薏苡仁、砂仁、谷芽、麦芽、竹茹、白术。

2. 半夏白术天麻汤

《丹溪心法·头眩》指出："头眩，痰挟气虚并火，治痰为主，挟补气药及降火药。无痰则不作眩，痰因火动。"

祝维峰数年临床观察发现，颈性眩晕多实少虚，实以痰著，其病缘于脾湿生痰，清阳不升，浊阴不降，痰浊上扰，蒙蔽清窍所致。痰浊蒙蔽清窍，风痰上扰，故眩晕、头重、耳鸣；痰气交阻，浊阴不降，故胸闷、呕恶、呃逆。治宜化痰熄风，兼健脾燥湿。正如《丹溪心法·头眩》辨证偏于痰，有"无痰不作眩"的主张，故以"治痰为先"的方法，以半夏白术天麻汤加减治疗。

辨证要点：眩晕，头重如蒙，视物旋转，胸闷作恶，呕吐痰涎，食少多寐，苔白腻，脉弦滑。

本方出自《医学心悟》。该书简明实用，书中许多方剂大都是临床经验方的总结，多被医家所采用，本方即是其常用方之一。方中以法半夏燥湿化痰，降逆止呕；以天麻化痰熄风而止头眩，二药合用，为风痰眩晕头痛之要药。李杲云："足太阴痰厥头痛，非半夏不能疗，眼黑头眩，虚风内作，非天麻不能除。"故为君。白术健脾燥湿，化痰降浊，与法半夏、天麻配伍，祛湿化痰，祛风止眩，升清降浊之功益佳；茯苓健脾利湿。白术、茯苓健脾祛湿，以治生痰之源，共为臣药。橘红理气化痰，使气顺痰消，为佐药。生甘草和中，消痰解毒，调和诸药，为使药。煎加姜、枣，以和中健脾。诸药为伍，使风熄痰消，眩晕自愈。祝维峰认为该方切中病机，用之临床，每获显效，加减运用更是有事半功倍之效。

【案例1】

初诊日期：2018年1月21日　　节气：大寒

姓名：邹××　　性别：男　　年龄：82岁　　民族：汉

婚否：已婚　　职业：退休　　居处环境：无特殊

主诉：眩晕5天。

病史：头晕5天，头重如蒙，偶有视物旋转，胸闷，恶心，呕吐痰涎，腹胀，纳差，疲倦，眠差，舌淡体胖，苔白腻，脉弦滑。

中医诊断：眩晕（痰湿中阻）。

西医诊断：颈椎病。

辨证分析：患者平时饮食不节，饥饱劳倦，伤于脾胃，健运失司，以致水谷不化精微，聚湿生痰，痰湿中阻，浊阴不降，引起眩晕；浊阴不降，则头重如蒙；痰浊中阻，阻碍气机，气机不利，故胸闷，恶心作呕，腹胀；呕吐痰涎为痰浊壅盛之象。纳少神疲为脾气虚弱表现；痰浊之邪随气流动，上犯心神，则不寐；舌淡胖，苔白腻，脉弦滑均为脾虚、痰浊壅盛之征象。

治法：燥湿祛痰，健脾和胃。

处方：半夏白术天麻汤加减（6剂）。

法半夏10 g	天麻（先煎）15 g	茯苓10 g	化橘红10 g
白术15 g	炙甘草10 g	大枣10 g	泽泻20 g
党参15 g	丹参15 g	川芎10 g	远志10 g
首乌藤30 g	枳实10 g		

加生姜10 g，水煎服，每日1剂。

二诊：头晕头重减，诉平素时有头目胀痛，心情烦躁，原方党参改为30 g，加牛膝15 g、钩藤15 g，续服6剂而头晕自愈。

按语：半夏白术天麻汤是治疗痰湿中阻型眩晕的代表方剂。患者平时饮食不节，饥饱劳倦，伤于脾胃，健运失司，以致水谷不化精微，聚湿生痰，痰湿中阻，浊阴不降，引起眩晕等症状，舌淡胖，苔白腻，脉弦滑均为脾虚、痰浊壅盛之征象。初诊时以法半夏燥湿化痰，降逆止呕；以天麻化痰熄风而止头眩，二药合用，为风痰眩晕头痛之要药。以白术、茯苓健脾祛湿，以治生痰之源。以橘红理气化痰，使气顺痰消。以甘草和中，调和诸药。煎加姜枣，以和中健脾。以泽泻利水渗湿泄浊，与白术合用为泽泻汤，以治饮邪。党参益气补脾。丹参、远志、首乌藤清心除烦安神。川芎、枳实行气散痹。二诊时头晕减，加大党参用量以加强益气补脾，加牛膝补肝肾，引火下行；钩藤清肝热，平肝阳，与天麻合用，加强止眩之功。祝维峰运用半夏白术天麻汤加减治疗本证，切中病机，故疗效显著。

【案例2】

初诊日期：2017年8月1日　　　　节气：大暑

姓名：何××　　性别：男　　年龄：67岁　　民族：汉

婚否：已婚　　　职业：退休　　　居处环境：无特殊

主诉：头晕3个月余。

病史：头晕3个月余，头重不适，晨起明显，无视物旋转，无口干口苦，时有胸闷，无恶心呕吐，腰酸膝软，纳可，疲倦，眠可，大便量少，每日1行，夜尿1～2次。舌暗红有齿痕，苔白腻，脉沉弦。

中医诊断：眩晕（痰湿中阻）。

西医诊断：颈椎病。

辨证分析：患者平时饮食不节，伤于脾胃，健运失司，以致水谷不化精微，聚湿生痰，痰湿中阻，浊阴不降，引起眩晕；浊阴不降，则头重不适；痰浊中阻，阻碍气机，气机不利，故胸闷；神疲为脾气虚弱表现；舌质暗红为有瘀血之象；肝肾亏损，则腰膝酸软；舌有齿痕，苔白腻，脉沉弦均为痰湿中阻之征象。

治法：燥湿祛痰，健脾和胃。

处方：半夏白术天麻汤加减（10剂）。

法半夏15 g	天麻（先煎）15 g	茯苓10 g	化橘红10 g
白术15 g	炙甘草10 g	大枣10 g	党参30 g
石菖蒲10 g	丹参30 g	川芎10 g	红花10 g
杜仲15 g	桑寄生30 g	牛大力15 g	

加生姜10 g，水煎服，每日1剂，分两次温服。

二诊：患者头晕明显减轻，但因外感后出现咳嗽、咯黄痰，胸闷，原方去白术、石菖蒲、川芎、红花、杜仲，党参改为15 g，加瓜蒌皮15 g、枳壳10 g、旋覆花15 g、前胡10 g。

按语：四诊合参，本病当属眩晕，痰湿中阻证，初诊时祝教授以法半夏燥湿化痰，降逆止呕；以天麻化痰熄风而止头眩；以白术、茯苓健脾祛湿，以治生痰之源。以橘红理气化痰，使气顺痰消；以甘草和中，调和诸药。煎加姜枣，以和中健脾。以党参益气补脾；以石菖蒲开窍、豁痰、理气；以丹参、红花、川芎行气活血祛瘀；以杜仲、桑寄生、牛大力补肝肾、强筋骨。二诊时患者头晕减，出现咳嗽咯黄痰、胸闷，以瓜蒌皮清化热痰，利气宽胸；旋覆花消痰下气；旋覆花理气宽中，行滞消胀；前胡散风清热、降气化痰。

3. 泽泻汤

临床上常用泽泻汤治疗眩晕病人。泽泻汤一方见于《金匮·痰饮咳嗽篇》。此方以治疗心下有支饮，头目苦于冒眩为其特长。眩晕是本方的主治目标。如《方机》载本方"主心下有水气，苦冒眩，小便不利者"。《类聚方广义》载："支饮冒眩症，其剧者，昏昏摇摇，如居暗室，如坐舟中，如步雾里，如升空中……复然，非此方不能治。"《成绩录》载："吉益南涯治一妇人，郁冒眩甚，起卧不安，无余证，不治三年许，与泽泻汤，旬余而痊愈。"

"支饮"为四饮中的一种，"水之有派，木之有枝，邻于心下，偏结不散，故名曰支饮"。支饮的治法很多，就泽泻汤证言，是支饮之邪上犯头目，故出现冒眩的症状。冒，指头如物冒，昏冒而神不清；眩，指目眩而见黑花撩扰。泽泻汤证的"苦冒眩"，言其头目冒眩之苦，有莫可言状之意。

辨证要点：在辨证过程中要抓住"苦冒眩"的特点，它异于普通的头目眩晕症状。舌色淡，舌体胖大，苔多水滑，如果水湿合邪，则又出现白腻之苔，而且苔厚。脉象则或弦或沉，或者沉弦共见。这是因为弦脉主饮，而沉脉主水，方与水饮病机相适应。

程云来在《金匮要略直解》中提到："《内经》曰：清阳出上窍，支饮留于心膈，则上焦之气浊而不清，清阳不能走于头目，故其人苦冒眩也。白术之甘苦，以补脾则痰不生，泽泻之甘咸，以入肾则水不蓄。小剂以治支饮之轻者。"泽泻汤，药仅两味，而功效甚捷。"清人林礼丰认为："心者阳中之阳，头者诸阳之会。人之有阳气，犹天之有日也。天以日而光明，犹人之阳气会于头，而目能明视也。夫心下有支饮，则饮邪上蒙于心，心阳被遏，不能上会于巅，故有头冒目眩之病……故主以泽泻汤。盖泽泻气味甘寒，生于水中，得水阴之气，而能制水；一茎直上，能从下而上，同气相求，领水饮之气以下走。然犹恐水气下而复上，故用白术之甘温，崇土制水者以堵之，犹治水者，之必筑堤防也。"他的话反映了泽泻汤证的病机和治疗的意义。祝维峰在临床过程中常与五苓散、半夏白术天麻汤合方而用。

【案例1】
初诊日期：2018年1月19日　　　节气：大寒
姓名：吴××　　性别：女　　年龄：66岁　　民族：汉
婚否：已婚　　职业：退休　　居处环境：无特殊
主诉：眩晕4天。
病史：头晕4天，头昏沉，如坐车船，视物旋转，头痛，胸闷恶心，短气而咳，纳差，小便不利，大便稀烂，眠差，舌淡体胖，苔白滑，脉沉弦。
中医诊断：眩晕（心下有支饮）。
西医诊断：颈椎病。

辨证分析：患者素体脾胃虚弱，感受外寒，饮停心下，支引留于心膈，则上焦之气浊而不清，清阳不能走于头目，故其人苦冒眩也；水饮之邪不解，阻碍气机，气机不利，故胸闷，恶心作呕，腹胀；水湿之邪，下注大肠，则为大便稀烂；纳少神疲为脾气虚弱表现；水饮凌肺，肺气不利，则短气而咳。痰浊之邪随气流动，上犯心神，则不寐；太阳表邪不解，循经传腑，导致膀胱气化不利，故小便不利；舌淡体胖，苔白滑，脉沉弦为本病之征象。

治法：利水渗湿、健脾行气。

方药：泽泻汤合五苓散加减（6剂）。

桂枝 10 g	党参 30 g	大枣 6 g	炙甘草 6 g
合欢皮 10 g	茯苓 15 g	白术 15 g	猪苓 15 g
川芎 6 g	泽泻 20 g	黄芪 40 g	防己 10 g

水煎服，每日 1 剂。

二诊：复诊时头晕好转，仍胸闷、腹胀明显，加枳实 10 g。续服 6 剂而愈。

按语：《金匮要略心典》中提到："尤在泾：水饮之邪，上乘清阳之位，则为冒眩。冒者，昏冒而神不清，如有物冒蔽之也；眩者，目眩转而乍见玄黑也。泽泻泄水气，白术补土气以胜水也。"徐忠可《金匮要略论注》曰："肾为水之源，泽泻味咸入肾，故以之泻其本而标自行。白术者，壮其中气，使水不复能聚也。然以泽泻泻水为主，故曰泽泻汤。"泽泻汤中泽泻以其甘淡，直达肾与膀胱，利水渗湿；白术健脾以运化水湿，使水不复能聚也。五苓散中亦是以重用泽泻为君药，以其甘淡，直达肾与膀胱，利水渗湿；臣以茯苓、猪苓之淡渗，增强其利水渗湿之力；佐以白术、茯苓健脾以运化水湿；加防己祛风行水，黄芪益气固表，兼可利水，两者相合，祛风除湿而不伤正，益气固表而不恋邪，使风湿俱去，表虚得固；加合欢皮解郁宁心，川芎活血行气，四君子汤益气健脾以固本。二诊时腹胀、胸闷明显，加枳实破气泻痰消积。全方共奏利水渗湿、健脾行气、祛风湿固表之功，切中病机，故而有效。

【案例2】

初诊日期：2018 年 2 月 4 日　　　　节气：立春

姓名：赖××　　性别：女　　　　年龄：47 岁　　民族：汉

婚否：已婚　　职业：自由职业　　居处环境：无特殊

主诉：反复眩晕 3 年，再发 3 天。

病史：反复眩晕3年，再发3天，平素脾胃虚弱，喜热饮，现头昏沉，如坐车船，头痛，无胸闷恶心，纳一般，怕冷，大便烂，每日2次，小便调，眠可，舌淡体胖，苔白滑，脉沉弦。

中医诊断：眩晕（心下有支饮）。

西医诊断：颈椎病。

辨证分析：患者平时脾胃虚寒，进食冷饮后损伤脾胃，伤于脾胃，健运失司，人体水液输布失常，停积于胸膈之间而为支饮，支引留于心膈，则上焦之气浊而不清，清阳不能走于头目，故其人苦冒眩也；浊阴不降，则头重不适；舌淡体胖，苔白滑，脉沉弦均为本病之征象。

治法：利水渗湿、健脾温阳。

方药：泽泻汤合半夏白术天麻汤加减（5剂）。

泽泻 30 g	白术 30 g	法半夏 10 g	天麻（先煎）15 g
茯苓 15 g	化橘红 10 g	炙甘草 10 g	大枣 10 g
吴茱萸 5 g	干姜 10 g	肉豆蔻 10 g	肉苁蓉 15 g

水煎服，每日1剂。

二诊：复诊时头晕减，诉近日纳差、健忘，原方加石菖蒲15 g，续服7剂而无所苦。

按语：泽泻汤中泽泻以其甘淡，直达肾与膀胱，利水渗湿；白术健脾以运化水湿，使水不复能聚也。半夏白术天麻汤中法半夏燥湿化痰，降逆止呕；以天麻化痰熄风而止头眩；以白术、茯苓健脾祛湿，以治生痰之源；以橘红理气化痰，使气顺痰消；以甘草和中，调和诸药；煎加姜枣，以和中健脾。患者素体脾胃虚寒、怕冷，加干姜温中回阳；肉豆蔻涩肠止泻、温中理脾；吴茱萸散寒止痛、疏肝下气、助阳止泻；脾主运化水液，须有肾阳温煦蒸腾气化，加肉苁蓉补肾阳、益精血。二诊时头晕减，纳差、健忘，加石菖蒲化湿开胃、开窍豁痰、醒神益智。

4. 八珍汤

《内经》对眩晕涉及脏腑、病性归属方面均有记述。如《灵枢·卫气》认为"上虚则眩"。明代张景岳在《内经》"上虚则眩"的理论基础上，对下虚致眩做了详尽论述，他在《景岳全书·眩晕》中说："头眩虽属上虚，然不能无涉于下。盖上虚者，阳中之阳虚也；下虚者，阴中之阳虚也。阳中之阳虚者，宜治其气，如四君子汤……归脾汤、补中益气汤……阴中之阳虚者，宜补其精，如……左归饮、右归饮、四物汤之类是也。然伐下者必枯其上，滋苗者必灌其根。所以凡治上虚者，犹当以兼补气血为最，如大补元煎、十全大补汤诸补阴补阳等剂，俱当酌宜用之。"他指出气血两虚型眩晕治以补养气血为主。

辨证要点：头晕目眩，动则加剧，遇劳则发，兼见面色㿠白，爪甲不荣，神疲乏力，心悸少寐，舌淡苔薄白，脉细弱。

八珍汤出自《瑞竹堂经验方》，又名"八珍散"，是中医里气血双补名方。八珍汤主要由四君子和四物汤组成。方中人参（现多用党参代替）、白术、茯苓、炙甘草补气健脾；川芎、当归、熟地黄、白芍补血养精；炙黄芪补中益气；葛根引清阳上升；天麻甘平柔润入肝经，平肝熄风。合方共奏补气养血、平肝熄风之功效。所谓"气能生血，亦能行血"，气血充盛，脉络得养，清阳得升，眩晕自止。

鉴别运用：十全大补汤由八珍汤加减而成，具有益气补血的同时，尚有温补之力。人参养荣汤亦是由八珍汤加减而成，但前者尚有安神之效。

【案例1】

初诊日期：2015年8月25日　　节气：立秋
姓名：秦××　　性别：女　　年龄：46岁　　民族：汉
婚否：已婚　　职业：文员　　居处环境：无特殊
主诉：眩晕1月。
病史：平素易感冒，现患者头晕，遇劳加重，面色少华，神疲乏力，自汗，心悸少寐，纳差，大便溏，舌淡苔薄白，脉细弱。
中医诊断：眩晕（气血两虚）。
西医诊断：颈椎病。
辨证分析：患者平素照顾家庭，劳倦过度，气血衰少，气血两虚，气虚则清阳不展，血虚则脑失所养，故而发生眩晕；气虚则遇劳加重、神疲乏力、自汗；血不养心则心悸少寐；气血两虚不得上荣于面、舌，则见面色少华、舌淡；脾气不足，运化失健则纳差、大便溏；舌淡苔薄白，脉细弱为气血不足的表现。
治法：气血双补、健脾除湿。
处方：八珍汤加减（6剂）。

炙甘草10 g	白术15 g	茯苓10 g	党参30 g
熟地黄30 g	当归10 g	白芍15 g	黄芪20 g
川芎10 g	防风15 g	薏苡仁30 g	白扁豆10 g

水煎服，每日1剂。
二诊：服药后眩晕等症明显好转，仍自汗，面色少华。原方加阿胶

（烊化）10 g，浮小麦30 g，黄芪改为30 g，再服14剂，眩晕诸症无再发。

按语：本病当属中医学"眩晕"范畴。《灵枢·卫气》认为"上虚则眩"，上虚为眩晕的发病原因之一，治以气血双补。党参、白术、茯苓、炙甘草补气健脾；川芎、当归、熟地黄、白芍行气活血、补血养精；炙黄芪补中益气；防风祛风解表；薏苡仁、白扁豆健脾渗湿化湿。二诊时眩晕等症好转，仍自汗、面色少华，加阿胶补血滋阴、浮小麦止汗、加大黄芪用量以加强补气升阳，固表止汗之功，所谓"气能生血，亦能行血"，气血充盛，脉络得养，清阳得升，眩晕自止。

【案例2】

初诊日期：2016年8月2日　　节气：大暑
姓名：黄×　　性别：女　　年龄：41岁　　民族：汉
婚否：已婚　　职业：家庭主妇　　居处环境：无特殊

主诉：反复眩晕3年余。

病史：患者自觉疲劳感多年，兼见全身乏力，时有头晕，纳差，右下腹疼痛，腹胀，夜寐可，大便溏，月经提前2～3天，量少，淋漓不尽，舌淡苔白水滑，脉弦细。

中医诊断：眩晕（气血两虚）。

西医诊断：颈椎病。

辨证分析：缘患者多年前大病后出现气血两虚，虚而不复，气虚则清阳不展，血虚则脑失所养，故能发生眩晕；右下腹疼痛，脉弦细，考虑肝气不舒；另外，弦脉除肝病、疼痛外还主水邪，患者舌水滑，结合脉症考虑内有水饮；气虚则神疲乏力；脾气不足，运化失健则纳差、腹胀、大便溏；脾不统血则月经提前、淋漓不尽；气血不足则月经量少；舌淡苔白脉细为气血不足的表现。

治法：气血双补，健脾除湿。

处方：八珍汤加减（7剂）。

当归10 g	白芍10 g	川芎10 g	白术10 g
茯苓10 g	泽泻10 g	熟地黄10 g	益母草10 g
黄芪30 g	党参15 g	炙甘草10 g	

水煎服，每日1剂。

二诊：服药后眩晕明显好转，3日前吹风后出现头痛、畏风。原方加防风10 g、羌活15 g，再服14剂眩晕等症无再发。

按语：八珍汤由四物、四君合方而成，除双补气血之外，兼有舒肝祛湿之功效。方中党参补中益气，补脾燥湿利水；茯苓利水渗湿、健脾、化痰；炙甘草补中益气、缓和药性；白芍柔肝缓解止痛，取芍药甘草汤解痉止痛之效；熟地黄补血滋阴，当归补血调经、活血止痛；川芎活血祛瘀，祛风止痛；泽泻利水湿，与白术组成泽泻汤；加用益母草滋养肝肾以调经，黄芪大补元气。诸药合用，养血敛阴，舒肝调经、健脾祛湿，补而不滞，滋而不腻。二诊时患者眩晕好转，但吹风后出现头痛、畏风，继续原方补益气血、固表除湿，加防风祛风解表、羌活祛风解表，止痛。本病用此方即是紧紧扣住病机所在。

5. 杞菊地黄丸

《素问·至真要大论》认为："诸风掉眩，皆属于肝。"《灵枢·海论》认为"脑为髓海"，而"髓海不足，则脑转耳鸣"，认为眩晕一病以虚为主，与肝肾关系密切。若肾先天不足，肾精不充，或者年老肾亏，或久病伤肾，或房劳过度，或过服温燥劫阴之品，皆可导致肾阴亏虚。肾为先天之本，藏精生髓，而脑为髓之海，肾阴不足，髓海失充，上下俱虚，故发生眩晕。肝肾同源，肾阴虚不能上滋肝木，致肝阴亏虚，肝阴虚可下及肾阴，使肾阴不足，两脏常同亏，肝失所养，肝阴不足，阴不制阳，肝阳上亢，发为眩晕。眩晕的治疗原则主要是补虚泻实，调整阴阳。故本类型的眩晕当滋补肝肾，养阴填精。

辨证要点：眩晕久发不已，耳鸣如蝉，视力减退，两目干涩，少寐健忘，心烦口干，神疲乏力，腰酸膝软，遗精，舌红苔薄，脉弦细。

杞菊地黄丸出自清代董西园《医级·卷八》，由六味地黄丸加枸杞子、菊花而成，功效为滋肾养肝，主治肝肾阴虚证。方中重用熟地黄滋阴补肾，填精益髓，为君药。山茱萸补养肝肾，并能涩精，取"肝肾同源"之意；山药补益脾阴，亦能固肾，共为臣药。三药配合，肾肝脾三阴并补，是为"三补"，但熟地黄用量是山茱萸与山药之和，故仍以补肾为主。泽泻利湿而泄肾浊，并能减熟地黄之滋腻；茯苓淡渗脾湿，并助山药之健运，与泽泻共泻肾浊，助真阴得复其位；牡丹皮清泄虚热，并制山茱萸之温涩。三药称为"三泻"，均为佐药。六味合用，三补三泻，其中补药用量重于"泻药"，是以补为主；肝、脾、肾三阴并补，以补肾阴为主。枸杞补益肝肾，益肾明目；菊花配枸杞，滋补肝肾，养肝明目。全方共奏滋补肝肾，养阴填精之功。若阴虚生内热，表现五心烦热，舌红，脉弦细数者，可加炙鳖甲、知母、黄柏等滋阴清热；若心肾不交、失眠、多梦、健忘者，加夜交藤、阿胶、酸枣仁、柏子仁等交通心肾，养心安神；若水不涵木，肝阳上亢者，可加清肝、平肝、镇肝之品。

【案例】

初诊日期：2016年6月21日　　　节气：夏至
姓名：王×　　性别：男　　　年龄：71岁　　民族：汉
婚否：已婚　　职业：退休　　居处环境：无特殊
主诉：眩晕4月余。
病史：患者反复眩晕目眩4月余，伴视力减退，两目干涩，腰酸膝软，不寐，健忘，五心烦热，口干，神疲乏力，时有耳鸣，舌红苔少，脉弦细。
中医诊断：眩晕（肝肾亏虚）。
西医诊断：椎基底动脉供血不足。
辨证分析：缘患者年老肾亏，肾阴虚不能上滋肝木，致肝阴亏虚，脑髓失充，头目失养，故头晕目眩，耳鸣健忘；肝开窍于目，肝阴不足，目失滋养，则两目干涩，视力减退；腰为肾府，肾主骨生髓，肾阴不足，髓减骨弱，故腰酸膝软；虚热内扰则五心烦热；心肾不交，心神不安，故不寐；阴津亏虚，口舌失润，故口干。舌红苔少，脉弦细为阴虚之象。
治法：滋养肝肾，养阴填精。
处方：杞菊地黄丸加减（7剂）。

枸杞10 g	菊花10 g	熟地黄30 g	山药15 g
山茱萸15 g	茯苓10 g	泽泻10 g	牡丹皮10 g
知母10 g	夜交藤30 g	酸枣仁15 g	柏子仁10 g

水煎服，每日1剂。
二诊：复诊时眩晕、心烦不寐较前好转，原方去柏子仁、夜交藤，加菟丝子15 g、牛膝15 g，续服7剂。
三诊：复诊时偶有眩晕，两目干涩、五心烦热、不寐等症明显好转，原方去知母，续服14剂，眩晕等症无再发。
按语：本例为肝阴亏虚，脑髓失充，头目失养所致的眩晕，初诊时除肝肾亏虚之证，尚有阴虚内热、心肾不交的表现。故方中重用熟地黄滋阴补肾，填精益髓，为君药。山茱萸补养肝肾；山药补益脾阴，亦能固肾，共为臣药。三者合用可滋补肝脾肾之阴。泽泻利湿而泄肾浊，并能减熟地黄之滋腻；茯苓淡渗脾湿，并助山药之健运；牡丹皮清泄虚热，并制山茱萸之温涩。枸杞补益肝肾，益肾明目；菊花配枸杞，滋补肝肾，养肝明目；知母滋阴清热；夜交藤、酸枣仁、柏子仁交通心肾、养心安神。全方共奏滋补肝肾，养阴填精，清热安神之功。二诊时阴虚内热等症较前好转，仍腰膝酸软，加菟丝子补益肝肾，牛膝强肾益精，引药入肾。三诊时偶有眩晕，诸证减轻，续服以巩固疗效。

三、小结

眩晕为临床常见病证，多见于中老年人，亦可发于青年人。本病可反复发作，妨碍正常工作及生活，临床上用中医中药防治眩晕，对控制眩晕的发生、发展具有较好疗效。引起眩晕的病因很多，病机也不尽相同，治疗原则主要是补虚泻实，调整阴阳。虚证以肾精亏虚、气血衰少居多，精虚者填精生髓，滋补肝肾；气血虚者宜益气养血，调补脾肾。实证则以潜阳、泻火、化痰为主要治法。本病虽以肝肾阴虚、气血亏虚的虚证多见，但由于阴虚无以制阳，或气虚则生痰酿湿等，可因虚致实，而转为本虚标实之证；另外，肝阳、肝火、痰浊等实证日久，也可伤阴耗气，而转为虚实夹杂之证。临床证型复杂多样，以上方剂可随证加减，也可多方合用，不要拘泥。

参考文献

[1] 刘珈，王德惠. 刘文峰治疗眩晕经验[J]. 河南中医，2014，34（1）：34-35.

[2] 王媛，封臻. 马云枝从肝辨治眩晕经验[J]. 山西中医，2008，24（7）：8-9.

[3] 郭亚红，陶根鱼. 陶根鱼教授辨治眩晕经验介绍[J]. 陕西中医学院学报，2008，31（1）：22-23.

[4] 霍湛锋. 郑绍周治疗眩晕经验[J]. 世界中西医结合杂志，2009，4（8）：539-540.

（祝维峰　胡丽竹）

第十五章

头　痛

一、总论

头痛是指由于外感六淫或内伤杂病致使头部经脉拘急或失养、清窍不利所引起的以头部疼痛为特征的一种病证。头痛是临床常见自觉症状之一，可单独出现，也可并发于其他症状，见于多种疾病的发生发展过程中。头痛的致病因素与当今社会发展及生活节奏加快，声、光、电等环境污染，电离辐射，疾病传播等密不可分。对于头痛的治疗，西医多服用止痛药治疗，即刻效果较好，但容易出现症状反复或药物耐受等情况，且西药有较多副作用。祖国传统医学在长期的实践探索中总结了一套对一系列头痛疾病的治疗经验，积累了丰富的治疗手段，在头痛的个体化治疗及其预防上有着西医学无法取代的优势。

（一）中医对头痛的认识与治疗

1. 头痛病名的相关古代文献记载

最早关于头痛的描述可以追溯到殷商甲骨文，出现"疾首"这一名词。长沙马王堆汉墓出土的《阴阳十一脉灸经》载"是动则病：撞（肿），头痛……其所产病：头痛，耳聋，项痛……"是目前掌握的最早的关于头痛的记载。除此之外，历代医家还有"头风""首风""厥头痛""真头痛""偏头痛""雷头风""眉棱骨痛"等不同的称谓，皆属于头痛病名词范畴。《诸病源候论》载："头面风者，是体虚，诸阳经脉为风所乘也……病甚则头痛。"《证治准绳·头痛》提出："医书多分头痛头风为二，然一病也，但有新久去留之分耳。浅而近者名头痛，其痛卒然而至，易于解散速安也。深而远者为头风，其痛作止无常，愈后遇触复发也。"后世医家大多也认同此观点，认为头痛与头风本质上一样，只是在病程长短、病势深浅上有所差别。我们可以理解"头风"是头痛发作后、病邪深入、迁延不愈所导致的病证结果。《灵枢·厥病》载："厥头痛，面若肿起而烦，取之足阳明、太阴。"张介宾在《类经·针刺类·刺头痛》中写到："厥，逆也。邪逆于经，上干头脑而为痛者，曰厥头痛也。"《灵枢·厥病》载："真头痛，头痛甚，脑尽痛，手足寒至节，死不治。"《难经·六十难》曰："手三阳之脉，受风寒，伏留而不去者……入连在脑者，名真头痛。"《圣济总录·偏头痛》曰："偏头痛之状，由风邪客于阳经，其经偏虚者，邪气凑于一边，痛连额角，故谓之偏头痛也。"亦有医家以偏头风代指偏头痛者，陈世锋《辨证奇闻》曰："偏头风，或左或右，左为甚。此乃郁气不宣，又加风邪侵袭少阳经所致。时轻时重与心境有关，顺则轻，逆则重。"《证治准绳》对雷头风描述为："头痛而起核块也，或头如雷之鸣。"《医宗金鉴》："雷头风痛，头面疙瘩，耳闻雷声，宜清震汤。"《证治准绳·头痛·眉棱骨痛》曰："眉骨者，目系之所过，上抵于脑，为目，属于脑也。若诸阳经或挟外邪，郁成风热毒，上攻于头脑，下注于目睛，遂从目系过眉骨，相并而痛。"

由此，我们可以了解到，头痛病名各式各样，且历代医家对头痛的病因、症状、治疗均进行了详尽论述，疗效确切。

2. 历代医家医典对头痛的认识及治疗

头痛理论形成于秦汉时期，充实于宋元时期，发展于明清时期。现将部分历代医家所著医学典籍论述头痛之理法收集并整理如下。

（1）先秦时期。从殷墟遗址发掘出的甲骨文中发现，早在先秦时期，就有对"疾首"的记载。目前存世的甲骨文，大多为商代晚期王室及贵族在龟甲、兽骨等占卜材料上记录的卜辞。卜辞曰："王疾首，无延？"《周礼·春宫·疾医》注："首疾：头痛也。"另一卜辞曰："王弗疾朕天。"《说文》释"天"，巅也，至高无上，是巅顶之意。"疾天"即"巅顶头痛"。《五十二病方》记载了治疗52种病症的270余个古医方，其中就记载了当时对"颠疾"的治疗方法。

（2）秦汉时期。秦汉时期，国家统一，国力强盛，是我国医学理论体系初步形成时期。《黄帝内经·素问》即分析外邪入侵是头痛的主要病因，风、寒、湿、热、火邪等均可导致头痛；此外，五脏之病可致气机逆乱，进而引发头痛。

《内经》中对头痛的辨治：

1）从外感辨治。《素问·风论篇》曰："首风之状，头面多汗恶风，当先风一日则病甚，头痛不可以出内，至其风日，则病少愈。"此为风邪头痛。《素问·奇病论篇》曰："所犯大寒，内至骨髓，髓者以脑为主，脑逆故令头痛。"此为寒邪头痛。《素问·至真要大论篇》论述到："岁太阴在泉，草乃早荣，湿淫所胜……病冲头痛。"这些均描述湿邪侵袭亦可作痛。《素问·五脏生成篇》中记载："青化之至也……名曰肝痹，得之寒湿，与疝同法，腰痛足清，头痛。"《素问·热论篇》曰："其不两感于寒者，七日巨阳病衰，头痛少愈。"这说明寒、湿之邪均是导致头痛的病因。《素问·至真要大论篇》曰："太阴司天，湿淫所胜……腰脊头项痛。"《素问·腹中论篇》说："病热而有所痛者何也？歧伯曰：病热者，阳脉也……夫阳入于阴，故病在头与腹，乃腹胀而头痛也。"据文中记载，热邪也是头痛的病因之一。《素问·至真要大论篇》曰："太阴之胜，火气内郁，疮疡于中，流散于外，病在肤胁，甚则心痛热格，头痛喉痹项强。"由此记载可知，火热内盛亦是导致头痛的重要原因。《素问·六元正纪大论篇》曰："太阳司天之政……温病乃作，身热头痛呕吐。"这阐述了湿热邪气所致的头痛。

综上所述，头为清阳之府，外感六淫之风、寒、湿、热皆可上阻遏清资，均可导致头痛。

2）从内伤辨治。《灵枢·厥病》曰："头痛不可取于前者，有所击堕，恶血在于内，若肉伤，痛未已，可则刺，不可远取也。"外伤后瘀血而成内伤，经络不通引发头痛。另外，气滞不舒、气机上逆也是头痛的重要病机。如《素问·脏气发时论》中记载了气逆所致头痛："肝病者，两胁下痛引少腹……气逆则头痛。"《素问·方盛衰论》篇曰："气上不下，头痛巅疾。"此即气化逆乱，清阳不升故而头痛。《素问·五脏生成篇》曰："头痛巅疾，下虚上实，过在足少阴、巨阳，甚则入肾。"这指出了因肾气亏虚所致的头痛。

3）从经络辨治。《灵枢·厥病》曰："厥头痛，项先痛，腰脊为应，先取天柱，后取足太阳。"此为太阳头痛，可伴随项部不舒。"厥头痛，面若肿起而烦也，取之足阳明。"此为阳明头痛，可表现为头面胀痛。"厥头痛，头痛甚，耳前后脉涌有热，泻出其血，后取足少阳。"此为少阳头痛，主要是头侧及耳周不适。尚可从三阴辨治厥头痛。"厥头痛，意善忘，按之不得，取头面左右动脉，后取足太阴。""厥头痛，贞贞头重而痛，泻头上五行，行五，先取手少阴，后取足少阴。""厥头痛，头脉痛，心悲善泣，视头动脉反盛者，刺尽其血，后调足厥阴。"

头为诸阳之会，五脏六腑之精华皆上于头目而走空窍，凡六经气机逆乱，经络阻滞，均可致头痛。《内经》中从经络辨治头痛的论述较多，这也为后世医家从六经角度辨治头痛开了先河。

《内经》从外感、内伤、经络等多角度阐述头痛，后世医家多在此基础上进行发挥。

《伤寒论》中对头痛的辨治：

成书于东汉末年的《伤寒杂病论》，开辨证论治之先河，该书中记叙头痛之处颇多，方药详备。据宋本《伤寒论》和《金匮要略》记载，论述头痛的病因、治则、方药的如下文阐述。

1）太阳头痛。"太阳之为病，脉浮，头项强痛而恶寒。"这指明了外感风邪为导致头痛的原因。经方大家胡希恕将该头项痛理解为血管充血所致。"太阳病，头痛发热，汗出恶风，桂枝汤主之。"对于外感风邪导致的头痛，当以桂枝汤类辛温发表之剂对治。

2）少阳头痛。"伤寒，脉弦细，头痛发热者，属少阳。少阳不可发汗，发汗则谵语，此属胃，胃和则愈，胃不和，烦而悸。"太阳头痛发热当脉浮，少阳头痛发热则脉弦。治法上也不一致，不可发汗，脉细主气血津液不足，发汗则胃干而谵语，病入阳明，故以和法，大、小柴胡汤治之。临床上有用大、小柴胡汤加减治疗三叉神经痛、乙型脑炎等疾病引起的头痛获得良好效果的报道与记载。

3）阳明头痛。"伤寒不大便六七日，头痛有热者，与承气汤。"伤寒表实证时，不大便多日，头痛发热症状可能是由于肠中燥结引发的自身中毒反应，属阳明病，可与承气汤。又有："阳明病，反无汗而小便不利，二三日呕而咳，手足厥者，必苦头痛；若不咳、不呕、手足不厥者，头不痛。"这条的基本病机是少阳病传向阳明的过程。

4）少阴头痛。"病发热头痛，脉反沉，若不差，身体疼痛，当救其里，宜四逆汤。"发热头痛脉沉为太阳少阴合病，服麻黄附子细辛汤温阳解表发越水饮不愈，不可再发汗，急当救里，服四逆汤以温里。

5）厥阴头痛。"干呕，吐涎沫，头痛者，吴茱萸汤主之。"此头痛为水气上冲所致，吴茱萸汤主之。吴茱萸性温，可驱散水饮，调降冲逆。

在《金匮要略》中，论及了"湿家病""百合病""腹中有宿食不化""产后风"导致头痛的临床表现，在中风篇头风摩散方中，记述了以药摩外治治疗头痛的方法。可见，外感风寒、阳明内热、寒热错杂于半表里病位、痰湿水饮、宿食等，均是导致头痛的重要病因，治疗当以"方证相应"为总原则，予以对证治疗，"以通闭解结，反之于平"。

（3）魏晋南北朝时期。《后汉书·华佗传》《王国志·华佗传》都记载了华佗用针为曹操治疗头风病的事迹。晋代的王叔和认为，风邪与寒、热可同时侵袭人体，从而导致头痛。他认为，肝胆气逆也是头痛的病因之一。其著作《脉经》继承并发扬了《内经》及《伤寒论》对头痛、头风的治疗思路，运用桂枝汤、葛根汤等方药内服，联合针刺风池、风府、眉冲等穴位，灸治背腧穴、外摩治风膏、伤寒膏类外用药等综合疗法治疗头痛。

成书于魏晋时期的《针灸甲乙经》是《黄帝内经》的第一部类编本，也是现存最早的针灸经穴专著。皇甫谧认为，大寒内薄骨髓阳逆，会发头痛，并详细论述了阳逆头痛、厥头痛、真头痛、头寒痛、头痛合并面肿的针刺、放血的选经取穴方法及针刺治疗的诸项禁忌。治疗以针刺和放血为主，不用灸法，说明对头痛的治疗以泻法快速止痛为主，待缓解头痛症状后，再图缓治和调理，体现了"急则治其标、缓则图其本"的审视夺度、标本兼治的治疗方案。

（4）隋唐五代十国时期。巢元方的《诸病源候论》系统论述了头痛的病因病机及症候。他认为风痰相搏、气逆于上、阻滞脑络为头痛的病机之一："痰者，由水饮停积在胸膈所成，人皆有痰，少者不能为害，多则成患，但胸膈饮渍于五脏，则变令眼痛，亦令目眩头痛也。"此外，体虚外感也是头痛的病因之一，从内伤、外感两方面总结了头痛的病因病机，还详细论述了运用导引来治疗头痛的具体方法。

孙思邈的《备急千金要方》《千金翼方》两部书，可以看作我国第一部医学百科全书，对头痛病的理法方药进行了全面论述。孙思邈认为，"风者，百病之长也""风气循风府而上，则为脑风""新沐浴竟取风为首风，其状恶风而汗，多头痛""病一日至二日，气在孔窍皮肤之间，故病者头痛恶寒，腰背强重，此邪气在表，发汗则愈"，认为外感为头痛、头风病的重要病因，由外感导致的头痛，病位在皮肤孔窍与肌肉之间，邪气在表，故当用汗法对治。方药上，他首推续命煮散，认为其为"主风无轻重，皆治之方"。

唐代王焘所著《外台秘要》为《千金方》后又一部著名的医学方书，是唐及以前经验方书之总汇。该书表达了头痛、头风病是"体虚，阳经脉为风所乘也"的观点，继承了《诸病源候论》体虚受风的思路。

（5）宋金元明清时期。明代王肯堂在《证治准绳》对头痛、头风病名进行了分析："医书多分头痛、头风二门，然一病也，但新久去留之分耳。浅而近者名头痛，其痛卒然而至，易于解散速安也。深而远者为头风，其痛作止无常，愈后遇触复发也。皆当验其邪所从来而治之。"

在病因上，从外感、内伤内外两方面寻源流。清代郑钦安认为："头痛一证，有从外入者，风、寒、暑、湿、燥、火六客之邪干之也。干于三阳，俱以表称。"清代秦景明对内伤头痛病因论述如下："元气虚寒，遇劳即发；或血分不足，阴火攻冲；或积热不能外泄；或积痰留饮；或食滞中焦；或七情恼怒，肝胆火郁，皆能上冲头角，而成内伤头痛。"

在头痛病的治疗上，需要审证求因、辨证论治。《景岳全书·头痛》认为："凡诊头痛，先查久暂，次辨表里。盖暂痛者，必因邪气；久痛者，必兼元气。以暂病言之，则有表邪者，此风寒外袭于经也，治宜疏散，最忌清降；有里邪者，此三阳之火炽于内也，治宜清降，最忌升散。"暂病应重邪气，久病应重元气，亦有暂病而虚，久病而实者，应详辨脉证。在方药运用上，李东垣认为："血虚头痛，需用当归、川芎；气虚头痛，以选用人参、黄芪为主；气血俱虚，则调中益气汤加川芎、蔓荆子、细辛；痰厥头痛用半夏白术天麻汤以治；清空膏主治风湿热头痛；羌活、附子，厥阴头痛药；湿气在头者当用苦味涌吐药治疗。"他还总结出引经药在治疗头痛上的运用。朱丹溪提出："头痛须用川芎，如不愈，各加引经药。太阳川芎；阳明白芷；少阳柴胡；太阴苍术，少阴细辛；厥阴吴茱萸。"

李东垣辨治头痛提倡使用风药。"风药"一词最早见于张元素的《医学启源》。李东垣在《脾胃论》中多次提到"风药"，以羌活、独活、柴胡、升麻、防风、葛根、蔓本等为代表。他提出："头痛皆以风药治之，以高巅之上，惟风可到，故味之薄者，阴中之阳，乃自地升天者也。"值得注意的是需分辨"祛风药"与"风药"的不同。风药主要用于解散表邪，无表证者不宜。

李东垣还完善了六经辨治头痛。他补充了太阴与少阴头痛。太阳头痛，恶风寒、脉浮紧，宜选用川芎、羌活、独活、麻黄之类。少阳头痛，脉弦细，往来寒热，以柴胡为主。阳明头痛，自汗，发热不恶寒，脉浮缓长实，可用升麻、葛根、石膏、白芷为主。太阴头痛，有痰，身体发沉感或腹痛，脉沉缓，以苍术、半夏、南星化痰为主。少阴头痛，足寒气逆为寒厥，脉沉细，仲景麻黄附子细辛汤。厥阴头痛，头疼项强，或吐痰沫，厥冷，脉浮缓，吴茱萸汤主之。

陈修园《时方妙用》曰："太阳痛在脑后，必连项强，宜九味羌活汤加葱白三根。阳明痛在额前，必连目眶，宜升麻葛根汤。少阳痛在侧，必兼两胁痛，多呕，宜逍遥散去白术，加半夏、黄芩、川芎。太阴无头痛，然湿土动而生痰亦为头痛，宜二陈汤加制南星、苍术、川芎。少阴头痛，脉细，但欲寐，宜五积散加细辛、附子。厥阴头痛如破，干呕，吐涎沫，宜吴茱萸汤。火邪则用竹叶石膏汤加减,宜加味逍遥丸加葛根二钱,酒炒,黄柏一钱,薄荷五分。"陈修园以六经为纲,妙用时方。

《医宗金鉴》曰:"三阳头痛身皆热,无热吐沫厥阴经,不便尿红当议下,尿白犹属表未清。"书中以歌诀的形式总结了《伤寒论》的六经头痛,指出三阳头痛的特点是身皆热。"厥阴头痛,则多厥而无热,以其挟寒邪上逆也,宜吴茱萸汤……不大便,小便黄赤者,为里实,宜承气汤,若小便清白,为里热未实,解表即可。"言简不繁而承仲师之精髓。

张志聪的《侣山堂类辩·头痛论》曰:"夫但知三阳之脉,上循于头,而为头痛,不知厥阴与督脉会于巅,而少阴之骨髓通于脑也。止知风寒火热在头,而为头痛,又不知足六经之证,上逆于头,而为厥头痛也。足六经之气,能厥逆于头,而为头痛,又当知寒邪入脑,亦能传于厥阴、少阴,而为阴证也。"这指出了六经辨证头痛的一些注意事项。如须重视三阴经头痛。

朱丹溪在前人经验上提出头痛须用川芎。如《和剂局方》已有川芎茶调散等应用川芎治疗头痛的方剂。"须用"一词起强调之意,并非必须用不可。如《丹溪心法》记载用于治疗头痛头旋眼的黑安神汤,其组成药物为生甘草、炙甘草、防风、柴胡、知母、升麻、黄柏、羌活、黄芪。非单独使用川芎,须根据病机辨证配伍使用。

头痛引经药学说的成熟:头痛引经药最早可见于张元素的《药性赋》,言川芎"其用有四,为少阴引经药一也……诸经头痛二也……助清阳之气三也……去湿气在头四也"。李东垣为张元素弟子,受其影响总结了六经的用药,上文已述。王好古亦师承张元素,他在《汤液本草》曰:"如头痛,须用川芎。如不愈,各加引经药;太阳川芎;阳明,白芷;少阳,柴胡;太阴,苍术;少阴,细辛;厥阴,吴茱萸。如顶巅痛,须用藁本,去川芎。"此完善了头痛引经药。朱丹溪弟子整理丹溪学说著《丹溪心法》,载:"头痛须用川芎,如不愈各加引经药。太阳川芎,阳明白芷,少阳柴胡,太阴苍术,少阴细辛,厥阴吴茱萸。"此为再次强调该理论,因丹溪学说对后世影响甚大,故而头痛引经药学说走向成熟。

从痰论治头痛:丹溪善治杂病,以气、血、痰、郁的辨证纲领。在头痛中他强调外邪致病,外邪阻滞、情志内伤、瘀血、血虚、脾气亏虚皆可产生痰,且他认为痛甚者火多,故推崇东垣清空膏,言其治诸般头痛,除血虚头痛不治。治法上头痛在左侧者属风加荆芥、薄荷;属血虚加川芎、当归、芍药;头痛在右侧者属痰加苍术、半夏;属热加黄芩。

在痰之外,丹溪认为内伤之血虚、气虚均引起头痛,丰富了头痛的辨治体系。《丹溪心法》曰："如肥人头痛，是湿痰，宜半夏、苍术……如气虚头痛，宜黄芪酒洗、生地黄、南星、秘藏安神汤……如苦头痛，宜细辛；如形瘦苍黑之人头痛，乃是血虚，宜当归、川芎、酒黄芩。"

（6）明清时期。明清医家在前人的基础上，完善了八纲辨治头痛，更加重视从阴阳、虚实、气机出发，对虚症所引起的头痛论述及分析增多。

陈士铎在《辨证玉函》中认为："头痛有虚实，实痛易除而虚痛难愈。实证疼痛较剧烈，治必以散邪去为先。而虚有阳虚阴虚之分，阳虚者脾胃气虚，阴虚者肝肾之气虚也。前者可用补中益气汤加蔓荆子、半夏。后者可用肝肾同资汤治疗。"此以阴阳虚实为辨治中心。

陈修园的《时方妙用》记载："大抵可分为虚实两类。气实有疲，用酒大黄并用茶调，名之曰釜底抽薪之法……虚者有气虚头痛用补中益气汤，加川芎、蔓荆子之类。血虚者，四物倍川芎，加黄柏、知母，加蔓荆子、细辛之类……肾虚者，六味丸或八味去丹皮、泽泻，加枸杞、炙甘草、细辛、川芎、肉苁蓉。"此发挥了内伤实证，虚症大抵为脾气不足、血虚、肾虚三类。

叶天士的《临证指南医案·头痛》结合阴阳脏腑，推崇从肝论治头痛，并在络病中探讨头痛治疗。他认为头形象天，义不受浊，头为阳中之阳，认为主要病机有：阳虚浊邪阻塞；火风变动；阴虚阳越；厥阴风木上触。治以通阳，或辛散清热，或重镇和阳，或滋补肝肾以熄风。以肝为主，结合阴阳虚实。

王清任的《医林改错·血府逐瘀汤所治症目》曰："头痛有外感，必有发热、恶寒之表症，发散可愈；有积热，必舌干口渴，用承气可愈；有气虚，必似痛不痛，用参芪可愈。查患头痛者，无表症，无里症，无气虚、痰饮等症，忽患忽好，百方不效，用此方（指血府逐瘀汤）一剂而愈。"王清任分析血瘀可化生百病，在常规的头痛辨证基础上，尝试从化瘀角度出发可取得疗效，血府逐瘀汤正如其所言，而今广泛应用于临床。

（7）近现代时期。张锡纯在《医学衷中参西录》中多从肝阳、肝火上逆论述所致的头痛。张锡纯认为脑充血可致头痛，即血随气升者过多，充塞于脑部，排挤其脑中之血管而作疼，此为《内经》所谓"血之与气，并走于上之厥证也"。而此书中所载头痛医案多偏向于劳心忧虑、肝胆之火挟气血上冲脑部所致，治法以引火下行、滋阴清热兼用升清降浊之法，还头脑以清净之府。以牛膝、代赭石为主药。此类头痛知肝为将军之官，中藏相火，强镇之恒起其反动力，又兼有舒肝之药，将顺其性之作引也。茵陈为张锡纯此类头痛中常用药，他认为茵陈为青蒿之嫩者，采于孟春，得少阳发生之气最早，与肝胆有同气相求之妙，虽其性凉能泻肝胆，而实善调和肝胆不复使起反动力也，且《本草纲目》谓其善治头痛。又用川芎升清气，降颅内浊气。这些观点对于现今临床治疗仍有很大的启发。

历代医家还总结了头痛的其他疗法，如针灸、刺血疗法、塞鼻等。

3. 头痛病因病机

头为"诸阳之会""清阳之府"，为髓海所在，元神所居，五脏六腑之精气皆上注于头，手足三阳亦会于头面。若六淫外袭清窍阻遏清阳，或痰浊、瘀血有形实邪闭阻经络，或气虚不升、血虚失养、肾精不足皆可致头痛。故头痛内与脏腑、气血，外与六淫邪气皆密切相关。

（1）六淫外袭。风、寒、湿、热等六淫之邪外袭人体，阻滞经脉气血运行易致头痛，其中尤以风邪为甚。如《素问·太阴阳明论篇》所云："伤于风者，上先受之。"并首次提出"巅高之上，惟风可到"的见解。风为百病之长，六淫之总司，风常兼挟它邪上犯，"夫风从上受之，风寒伤上，邪从外入，客于经络，令人振寒头痛，身重恶寒……此伤寒头痛也""风热壅盛，上攻头目昏眩""风湿热上壅损目，脑痛不止"。又如李东垣《兰室秘藏》所述："心烦头痛者，病在耳中，过在手巨阳少阴，乃湿热头痛也""气上不下，头痛巅疾者，下虚上实也……寒湿头痛也"。《医碥·头痛》记载："六淫外邪，惟风寒湿三者最能郁遏阳气。火暑燥三者皆属热，受其热则汗泄，非有风寒湿袭之，不为害也。然热甚亦气壅脉满，而为痛矣。"这说明外感头痛不离风寒湿热之邪。感受外邪多因起居不慎，坐卧当风，感受风寒湿热等外邪上犯于头，清阳之气受阻，气血不畅，阻遏络道而发为头痛。风为阳邪，"伤于风者，上先受之""巅高之上，唯风可到"。又"风为百病之长"、六淫之首，常挟寒、湿、热邪上袭。若风挟寒，寒为阴邪伤阳，清阳受阻，寒凝血滞，络脉绌急而痛；若挟热邪，风热上炎，侵扰清空，气血逆乱而痛；若挟湿邪，湿性黏滞，湿蒙清阳，头为"清阳之府"，清阳不布，气血不畅而疼痛。

（2）情志郁怒。长期精神紧张、忧思过度，或平素性情暴逆、恼怒太过，均可上扰清阳而发头痛。金元四大家之一刘完素提出："五志过极皆火。"明代孙志宏的《简明医彀》曰："夫头痛之证，内成者因气血痰饮、七情抑郁。"此首次提出了头痛的七情致病因素。明代秦昌遇的《症因脉治》亦云："头痛之因：或元气虚寒，遇劳即发……或七情恼怒，肝胆火邪；皆能上冲头角，而成内伤头痛之症也。"情志郁怒长期精神紧张忧郁，肝气郁结，肝失疏泄，络脉失于条达拘急而头痛；或平素性情暴逆，恼怒太过，气郁化火，日久肝阴被耗，肝阳失敛而上亢，气壅脉满，清阳受扰而头痛。由此可见，头痛可为情志郁怒，肝失疏泄，郁而化火，上扰清空而致。

（3）饮食不节。素嗜肥甘厚味，或暴饮暴食，伤食脾胃，运化受阻，气机失调，清阳不升，脉络失养而痛。如《脉经·平腹满寒病宿食脉证》所述"寸口，脉紧，即头风寒，或腹中有宿食不化"，及朱丹溪《脉因证治》所述"食积，因胃中有阴冷，宿食不化，上冲头痛，右手脉浮紧甚者是也"，亦有酒后头痛之说，如清代林佩琴《类证治裁》曰"因伤酒者气逆……真头痛"。故饮食不节素嗜肥甘厚味，暴饮暴食者，或劳伤脾胃，以致脾阳不振，脾不能运化转输水津，聚而痰湿内生，以致清阳不升，浊阴下降，清窍为痰湿所蒙；或痰阻脑脉，痰瘀痹阻，气血不畅，均可致脑失清阳、精血之充，脉络失养而痛。饮食伤脾，气血化生不足，气血不足以充营脑海，亦为头痛之病因病机。

（4）脏腑虚弱。禀赋不足，或后天脏腑衰弱，气血不足，皆可引起头痛。正如明代张介宾《景岳全书》所述："凡头痛属里者，多因于火，此其常也。然亦有阴寒在上，阳虚不能上达而痛甚者，其证则恶寒呕逆，六脉沉微，或兼弦细，诸治不效，余以桂、附、参、熟之类而愈之，是头痛之有阳虚也。"此论述了阳虚致病的特点。明代朱棣《普济方》："夫偏头痛者，由人气血俱虚，客风入于诸阳之经，偏伤于脑中故也……或读书用心，目劳细视，经络虚损，风邪入于肝，而引目系急，故令头偏痛也。"此论述了气血虚弱致病因素。而"偏头痛，屡发日久不痊……内风扰巅者，筋惕，肝阳上冒，震动髓海……肾虚水泛者，头痛如破，昏重不安……因肾虚气逆，为肾厥"补充了肝、肾等脏腑虚弱而致头痛的病因。

先天禀赋不足，或劳欲伤肾，耗损阴液，或年老气衰，或久病不愈，产后，血气亏损，气血不能上营于脑，髓海不充则可致头痛。病位虽在头，但与肝脾肾密切相关。精血不足，脑失所养，为头痛之基本病机。

（5）瘀血痰浊。外伤跌仆，或内伤虚损，久病入络，气滞血瘀，脉络瘀阻，不通则痛，每易致头痛。如清代徐大椿《女科指要》所云："头为精明之府，诸阳皆会于此……产后起居失节，或蔽覆其清灵，或雍塞其经络，血瘀血虚，均能令人头痛。"脾失健运，痰浊中阻，上蒙清窍，清阳不展，故头痛昏蒙。《诸病源候论·痰候》曰："痰者，由水饮停积在胸隔所成……人皆有痰，少者不能为害，多则成患。但胸隔饮渍于五脏，则变令眼痛，亦令目眩头痛也。"以上痰浊、瘀血头痛病因为虚实夹杂，比较复杂，须仔细辨证。

以上历代医家的论述阐明了头痛的中医基本理论，突显了中医辨证论治对头痛的认识。

(二) 祝维峰对头痛的认识

头为"诸阳之会""清阳之府"，是人髓海之所在，位于人体最高位。五脏精华之血，六腑清阳之气皆升扬于头，手足三阳经上行交汇于头。若六淫之邪上犯清空，阻遏清阳，或痰浊、瘀血痹阻经络，阻遏经气，或肝阴不足，肝阳偏亢，或气虚清阳不升，或血虚清窍失养，或肾精不足，髓海空虚，均可导致头痛的发生。

祝维峰根据多年的临床经验，将头痛的病因主要分为外感与内伤两大类。外感多因感受六淫邪气侵袭，尤其是风邪的侵袭有关。风邪又易于夹杂寒湿之气，郁而化火。肝风内动上袭亦是头痛发生的常见病因。内伤头痛的病因多与气郁化火、阳亢风动、血虚、肾虚、痰浊、血瘀、七情内伤等因素有关。

祝维峰主张辨证辨病结合，治疗过程中始终贯彻基本的病机，提倡对经典方药的使用。此外，临床上需要掌握西医的诊疗手段，对于西医的一些器质性疾病应当早期鉴别，对于西医的诊疗手段应该适当地利用，临床上以中医为主，但不排斥一切好的治疗手段。

1. 治疗原则

头痛的治疗须分内、外、虚、实，外感所致属实，治疗当以祛邪通络为主。辨别邪气性质不同，分别采用祛风、散寒、化湿、清热等法治疗。外感以风为主，故强调风药的使用。内伤所致多虚，治疗以补虚为要，视其所虚，分别采用益气升清、滋阴养血、益肾填精，若因风阳上亢，则治以熄风潜阳，因痰瘀湿邪阻络又当祛湿化痰为治疗法则。若为虚实夹杂，则扶正祛邪并举。

2. 辨证要点

辨外感内伤：可根据起病方式、病程长短、疼痛性质等特点进行辨证。外感头痛一般发病较急，病势较剧，每因外邪所致。内伤头痛一般起病缓慢，痛势较缓，多表现隐痛、空痛、昏痛、痛势悠悠，遇劳则剧，时作时止。

辨疼痛性质：辨疼痛性质有助于分析病因。掣痛、跳痛多为阳亢、火热所致；重痛多为痰湿；冷感而刺痛，为寒厥；刺痛固定，常为瘀血；痛而胀者，多为阳亢；隐痛绵绵或空痛者，多精血亏虚；痛而昏晕者，多气血不足。

辨疼痛部位：辨疼痛部位有助于分析病因及脏腑经络。一般气血、肝肾阴虚者，多以全头作痛；阳亢者痛在枕部，多连颈肌；寒厥者痛在巅顶；肝火者痛在两颞。就经络而言，前部为阳明经，后部为太阳经，两侧为少阳经，巅顶为厥阴经。

辨诱发因素：因劳倦而发，多为内伤，气血阴精不足；因气候变化而发，常为寒湿所致；因情志波动而加重，与肝火有关；因饮酒或暴食而加重，多为阳亢；外伤之后而痛，应属瘀血。

3. 分型论治

（1）外感头痛。外感头痛，邪在皮肤腠理，需以发散法治疗为主。汗法：汗法调和营卫，开泄腠理，逐邪外出，为治疗外感疾病的常用方法。如《脉经·平三关病候并治宜》所述："寸口脉浮，中风，发热，头痛。宜服桂枝汤、葛根汤……覆令汗出。"又如《诸病源候论·伤寒解肌发汗候》曰："伤寒，是寒气客于皮肤，寒从外搏于血气，腠理闭密，冷气在内，不得外泄，蕴积生热，故头痛、壮热、体疼。所以顺解其肌肤，令腠理开，津液为汗，发泄其气，则热歇。"这些说的都是用发汗的方法治疗外感风邪所致的头痛。

（2）内伤头痛。脑为髓之海，主要依赖肝肾精血、脾胃运化水谷精微及心肺输布气血以濡养。故五脏受损皆可引起头痛，尤与肝、脾、肾关系密切。

从肝论治：肝为风木之脏，极易产生内风，循经上达巅顶，从而引发头痛。《类证治裁》有"肝阳上冒，震动髓海而致头痛"之说。治疗上当以滋阴潜阳、平肝熄风为要，可用重镇平肝之品，如天麻、钩藤、菊花等。《伤寒论·辨厥阴病脉证并治》说："干呕，吐涎沫，头痛者，吴茱萸汤主之。"明代龚廷贤的《万病回春》载："刘毅斋但怒则两太阳作痛，先用小柴胡汤加茯苓、山栀，后用六味丸，以生肾水而不再发。"此为滋水涵木法，以求治本。

从脾胃论治：脾胃为后天之本，气血生化之源，若脾胃失健，痰浊内生，蒙蔽清窍，或生化之源不足，脑脉失养，均可导致头痛。若为伤食所伤，则治以消食导滞为主。如清代魏之琇的《续名医类案》曰窦材"治一人，起居如常，但时发头痛。此宿食在胃脘也，服丁香丸十粒而愈。"若为气血不足，则治以补脾益气为主。《通评虚实论》曰："头痛耳鸣，九窍不利，肠胃之所生也。"《脾胃论·饮食劳倦所伤始为热中论》以补中益气汤进行治疗。而对"眼黑头旋，恶心烦闷，气短促上喘，无力……头苦痛如裂，身重如山"者，东垣认为是"痰厥头痛作矣"，又当以补中益气、化痰除湿为主，故在《脾胃论·调理脾胃治验》中用"制半夏白术天麻汤"治疗。

从肾论治：肾为先天之本，元气之根。脑为髓海，其主在肾，若肾虚髓不上荣，脑海空虚，故头脑空痛。有肾阴虚和肾阳虚之分。《证治准绳·杂病》："下虚者，肾虚也，故肾虚则头痛。"肾阴虚者，证见头脑空痛，头晕耳鸣，腰膝无力，舌红脉细，治宜滋补肾阴，用六味地黄丸、大补元煎加减。肾阳虚者，证见头痛畏寒，四肢不温，面色白，舌淡，脉沉细，治宜温补肾阳，用右归丸、正元丹等方加减。中医从肾论治头痛，虽有肾阴、肾阳、肾气之区别，关键在于补肾元，强筋骨，改善体质，也常加用阿胶、鳖甲胶、龟板胶、鹿角胶等血肉有情之品，纳虚而止高巅之痛，以提高疗效。

4. 证治分类

（1）祛风止痛。临床上外感头痛常见类型为风寒头痛、风热头痛、风湿头痛三类。风寒头痛多表现为颈项不适，疼痛连及后背，畏寒，遇风加重。风热头痛，多程度剧烈，头痛而胀，发热或恶风，热盛伤津则表现有口渴等症状。风湿头痛，多头痛如裹，肢体困重。

内风同样可以导致头痛。由内风引起的头痛治疗上从肝论治，诸风掉眩皆属于肝，肝主疏泄，若气机舒利，则气血调和，经络通利。若肝失疏泄，气机逆乱则生风动。虚者或是水亏木柱，或是血不养肝，实者多为肝经风火。除此之外，内生有形之邪如痰湿、瘀血阻遏经络，疾郁久化热亦可生风。

治病之难，难于识病。在治疗头痛上应重视使用风药，既辨证选方，又辨病选药，结合前人经验加减化裁。因此，任何疾病的治疗第一步均是诊断识病，每个疾病都有特定的病机主证及演变规律，明确了诊断，抓住疾病的主要矛盾，进行四诊合参辨证施治，可提高临床疗效。

结合头痛部位选用风药手足三阳经上行于头面，督脉及厥阴经络亦上循至顶。临床上根据头痛部位的不同选用不同的引经药，可取得一定的效果。头痛伴项背不适，或病人述"脖子发僵"，病在太阳者加川芎、羌活、独活、葛根，颈部不适较重者可加大葛根用量；痛在头两侧者，当属少阳，可辨证选用柴胡；头在前额属阳明，可加白芷、升麻、蔓荆子、白附子；头痛巅顶者属厥阴，选用吴茱萸、藁本。

再灵活配伍选祛风药。内伤辨证先分虚实，实者主要有肝阳头痛、痰浊头痛、血瘀头痛，虚者主要是肾虚头痛。肝阳头痛者多表现为目眩，心烦易怒，口苦，睡眠差，苔薄黄，脉弦，选用天麻钩藤饮加减。肝火重者可选用龙胆泻肝汤加减。痰浊头痛者，头痛而昏蒙困重，苔腻，脉滑，选用半夏白术天麻汤或羌活胜湿汤加减。血瘀头痛者，头痛位置固定，性质多为刺痛，或有外伤史，舌暗，脉细涩，长期头痛受月经影响明显久治不愈者，为由气及血者可选用血府逐瘀汤加减。肾虚头痛者，头痛发空，神疲乏力，舌红少苔，脉细，选用大补元煎加减。

（2）化浊升清。头为清阳之府，五脏之精华、六腑清阳之气皆上注于头。或是饮食不节，现代人多过食肥膏厚味，脾胃运化不及，痰浊内生，气机不调，清阳不升，则浊阴不降，气血逆乱，而生头痛。亦有可能年老体衰，脾胃气虚，气血生化乏源，清阳下陷，一升一降失调，则阴阳不和，变生头痛。

在辨治头痛过程中重视升清阳降浊阴。实证多选用运化痰湿的药物，如半夏、白术、天麻等，并配伍用葛根、升麻等升散清阳，佩兰、石菖蒲等清利头目。虚症多属脾胃气虚，头痛多不甚，适当选用补中益气汤加减。

（3）虫类药使用。祝维峰认为头痛反复发作，缠绵日久，病邪多较深，又因"久病入络""久痛入络""久病多瘀"，一般的祛风通络药往往难以到达病所，须配伍虫类药，借虫类药的峻猛之力搜风通络，化瘀止痛，在辨证基础上使用土鳖虫、全蝎、蜈蚣等。土鳖虫活血化瘀，通络止痛；全蝎味辛性平，长于熄风平肝，解痉止痛。此二物是平和的活血化瘀药，凡血瘀经闭，痛瘤积聚，跌打损伤，血疯凝痛，用之均有良效。蜈蚣其搜风通络强于全蝎。张锡纯言："走窜力为最速，内而脏腑，外而经络，凡气血凝聚之处皆能开之。"对于头痛日久者，入络成瘀，合理选用之可增加疗效。

（4）情志致病。随着生活节奏的加快，情志因素可能是当下社会导致头痛最重要的内伤因素。"百病生于气也。"临床辨治头痛时重视情志的作用，突出调理气机的重要，辨证多从肝论治，舒畅气机。气滞血瘀者选用香附、郁金，气郁化热选用柴胡、黄芩、薄荷、石膏。同时，应注重对患者进行针对性的心理疏导，调动患者的积极性，增强患者的信心，找出病结所在。此类头痛患者多伴有失眠的问题。严重头痛患者情绪多焦躁不安、心神不宁，故睡眠多欠佳，睡眠不佳反过来机体又得不到休养，加剧气血逆乱，这样的结果往往促使头痛往慢性化方向发展。更有一些头痛的原发病即为失眠，因此头痛与失眠常互为因果。改善睡眠是治疗头痛过程中不可忽视的环节，这些举措的效果可能不会立竿见影，但有时却会起到意想不到的效果。

治疗各证，可根据经络循行在相应的方药中加入引经药，能显著地提高疗效。一般太阳头痛选加羌活、防风；阳明头痛选加白芷、葛根；少阳头痛选用川芎、柴胡；太阴头痛选用苍术；少阴头痛选用细辛；厥阴头痛选用吴茱萸、藁本等。

此外，临床可见头痛如雷鸣或憎寒壮热，名曰"雷头风"，多为湿热毒邪上冲、扰乱清窍所致，可用清震汤加薄荷、黄芩、黄连、板蓝根、僵蚕等，以清宣升散、除湿解毒。

还有偏头风，又称偏头痛，其病暴发，痛势甚剧，或左或右，或连及眼、齿，痛止如常人，不定期地反复发作，此多肝经风火所致。偏头痛的治疗多以平肝清热，熄风通络为法，选用菊花、天麻、黄芩、白芍、川芎、白芷、生石膏、珍珠母、藁本、蔓荆子、钩藤、全蝎、地龙等。肝火偏盛者，加龙胆草、夏枯草、山栀、牡丹皮等；若久病入络，证见面色晦滞、唇舌紫暗瘀斑者，可加予血府逐瘀汤，并酌加全蝎、蜈蚣、全虫等，以散瘀通络熄风。

二、方证经验

1. 川芎茶调散

《素问·风论》认为头痛病因乃外在风邪寒气犯于头脑而致。感受外邪多因起居不慎、坐卧当风、感受风寒湿热等外邪上犯于头，清阳之气受阻，气血不畅，阻遏络道而发为头痛。外邪中以风邪为主，因风为阳邪，"伤于风者，上先受之"，"巅高之上，唯风可到"。但"风为百病之长"、六淫之首，常挟寒、湿、热邪上袭。外风以疏散为法，治宜散风邪、止头痛。川芎茶调散为主治风邪头痛的常用方剂。方中药物以辛温之品为多，故主要适用于风寒头痛，但对于风热头痛亦可加减应用。本方功擅疏散上行而止头痛，原为风邪头痛而设，多为外感急性病症，但因其具有直达巅顶，通络止痛之特点，在临床中，可根据辨证灵活加减，应用于各种类型的急、慢性头痛。

风寒头痛症见：头痛时作，痛连项背，恶风畏寒，遇风尤甚，口不渴，苔薄白，脉浮。

川芎茶调散出自宋代的《太平惠民和剂局方》，薄荷、川芎、荆芥、羌活、白芷、防风、细辛、甘草等药物组成。方中川芎性味辛温，用量较重，善于祛风活血而止头痛，长于治少阳、厥阴经头痛（头顶或两侧痛），并为诸经头痛之要药，为君药。薄荷、荆芥轻而上行，善能疏风止痛，并能清利头目，为臣药。羌活、白芷均能疏风止痛，其中羌活长于治太阳经头痛（后脑牵连项痛）；白芷长于治阳明经头痛（前额及眉心痛）。细辛散寒止痛，并长于治少阴经头痛；防风辛散上部风邪，上述诸药协助君、臣药以增强疏风止痛之效，为佐药。炙甘草益气和中，调和诸药，为使药。服时以清茶调下，取其苦凉之性，既可上清头目，又能制约风药的过于温燥与升散。诸药合用，共奏疏风止痛之效。临床中，若鼻塞流清涕，加苍耳、辛夷散寒通窍。项背强痛，加葛根疏风解肌。呕恶苔腻，加藿香、半夏和胃降逆。巅顶痛加藁本祛风止痛，若巅顶痛甚，干呕，吐涎，甚则四肢厥冷，苔白，脉弦，为寒犯厥阴，治当温散厥阴寒邪，方用吴茱萸汤加半夏、藁本、川芎之类，以吴茱萸暖肝温胃，人参、姜、枣助阳补土，使阴寒不得上干，全方协同以收温散降逆之功。

在现代临床观察中，川芎茶调散可用于渗出性中耳炎、急性上颌窦炎、变应性鼻炎、急性喉炎、面瘫、三叉神经痛、带状疱疹（与龙胆泻肝汤合用）、面神经炎（与牵正散合用）、颈椎病（加桑枝、独活）、面神经麻痹、经前头痛、眶上神经痛等。现代医学药理分析，此方中的川芎、白芷具有良好的止痛效果，尤其是川芎中的川芎嗪，可降低外周血管阻力，增加脑血流量。羌活、防风的有效成分，均有中枢解热镇痛作用。细辛所含消旋去甲乌药碱及薄荷油均可对抗乙酰胆碱而解痉，松弛平滑肌而扩血管。薄荷所含的薄荷脑可使皮肤毛细血管扩张。各种有效成分互相协调，产生扩张血管平滑肌、解除血管痉挛、增强血流量及中枢性镇痛作用，从而发挥良好的疗效。

【案例】　头痛（风寒证）

初诊日期：2016年12月22日　　　节气：冬至
姓名：李××　　性别：女　　　年龄：58岁　　民族：汉
婚否：已婚　　职业：退休工人　　居处环境：无特殊
主诉：头痛2天。
病史：患者自诉外出游玩受寒后头痛2天，头痛以前额为主，鼻塞明显，少许清涕。伴颈项部僵硬不适，肌肉酸痛感。遇风怕冷，手脚冰凉畏寒明显。
体查：体温37.7℃，血压132/74 mmHg，苔薄白，脉浮紧。
中医诊断：头痛（风寒证）。
西医诊断：急性上呼吸道感染。

辨证分析：头为诸阳之会，风寒外袭，循太阳经上犯巅顶，清阳之气被遏，故头痛乃作。太阳经主一身之表，其经脉上行巅顶，循项背，故其痛连及项背；风寒束于肌表，卫阳被遏，不得宣达，故恶风畏寒。鼻塞流涕、苔薄白、脉浮紧为风寒在表之证。

治法：疏散风寒止痛。

处方：川芎茶调散加味（2剂）。

川芎 15 g	荆芥 15 g	防风 15 g	薄荷（后下）10 g
羌活 15 g	白芷 10 g	葛根 15 g	细辛 3 g
麻黄 10 g	桂枝 10 g	炙甘草 6 g	

水煎服，每日 1 剂。嘱饮热粥，覆被微发汗。

随访，服药 1 剂后头痛、鼻塞等症状即消失。

按语：本方在此病症中用以治疗风寒外邪侵袭，上犯巅顶，邪气稽留，气血不畅，阻抑清阳而发生的头痛。方中川芎为血中气药，治诸经头痛之要药，辛温香窜，善于祛风活血而止头痛，善治少阳、厥阴经头痛（头项两侧或头顶痛），正所谓"头痛须用川芎。如不愈，各加引经药，太阳羌活，阳明白芷"。羌活善治太阳经头痛（后脑、项痛）。白芷善治阳明经头痛（前额、眉棱骨痛）。荆芥、防风升散上行，疏风止痛。细辛祛风止痛，长于治少阴经头痛（头痛连齿）。薄荷辛凉，清利头目，疏散风热，以制诸风药之温燥。该患者畏寒明显，所以加麻黄、桂枝温经散寒。有明显颈项不适感，故加用葛根，舒筋解肌兼退热。炙甘草和中益气，调和诸药。本案中方药组成亦为葛根汤变方。诸药合用，共奏疏风止痛之功。服药后嘱饮热粥，覆被微发汗，切不可大汗，以免伤正。此方原文记载服用方法为"研末后，清茶调服"，故名为"茶调散"。经过长期临床观察发现，川芎茶调散疏风药众，袪痛效强，再添引经用药，诸经头痛均可治疗。

2. 芎芷石膏汤

《东垣十书》指出外感与内伤均可引起头痛，据病因和症状不同而有伤寒头痛、湿热头痛、偏头痛、真头痛、气虚头痛、血虚头痛、气血俱虚头痛、厥逆头痛等，还补充了太阴头痛和少阴头痛，从而为头痛分经用药创造了条件。外感风邪若挟热邪，风热上炎，侵扰清空，气血逆乱而出现头痛。治疗宜疏风清热。芎芷石膏汤，具有散风泄热止痛之功效，是治疗风热头痛的代表方。本方除可治疗外感风热头痛外，还主治"头痛眩晕，头风盛时发作，日久不愈"，这告诉我们该方是治疗风热为主的头痛，不论新久，风热不去，辨证准确，用之必效。临床中如患者每受外风则发病，则可考虑加减运用。

风热头痛症见：起病急，头呈胀痛，甚则头痛如裂，发热或恶风，口渴欲饮，面红目赤，便秘溲黄，舌红苔黄，脉浮数。

芎芷石膏汤首载于《医宗金鉴·四十三卷》，由川芎、白芷、石膏、藁本、羌活及菊花组成。方中川芎味辛性温，《本经》载其"主中风入脑头痛，寒痹，筋挛缓急"；白芷，《本经》载其"主风头（头风）侵目泪出"，《名医别录》载其能疗"风痛头眩"；石膏性辛，大寒，味甘，《药性论》云其"治伤寒头痛如裂"。三药合用，辛能止痛，温能散寒，甘寒切热，加用藁本、羌活祛风散寒止痛，菊花疏散风热，祛风明目，主治外感风热，太阳枢机不利之头痛，此为该方使用之常法。临床应用时若风热较甚者，可去羌活、藁本，改用黄芩、栀子、薄荷辛凉清解。发热甚，加金银花、连翘清热解毒。若热盛津伤，症见舌红少津，可加知母、石斛、天花粉清热生津。若大便秘结，口鼻生疮，腑气不通者，可合用黄连上清丸，苦寒降火，通腑泄热。

在现代临床治疗中常用于治疗三叉神经痛、血管神经性头痛等。

【案例】 头痛（阳明头痛）

初诊日期：2016 年 6 月 24 日　　节气：夏至
姓名：王×　　性别：男　　年龄：49 岁　　民族：汉
婚否：已婚　　职业：工人　　居处环境：无特殊
主诉：头痛 1 年余。

病史：反复头痛 1 年余，前额疼痛连及目眶，遇热时疼痛加重，甚则时有头痛欲裂感，曾多次到医院做脑血流图等检查，诊断为血管神经性头痛。给予布洛芬、散利痛等对症治疗，均只能暂时止痛，长期使用疗效不佳。近日来头痛加重，症见前额汗出，面红耳赤，口渴饮冷，烦躁不安，小便黄，大便干结，舌红苔黄，脉洪数。患 2 型糖尿病 2 年，一直服用二甲双胍控制血糖，自诉血糖控制尚可。

体查：血压 138/82 mmHg。

实验室检查：随机血糖 11.6 mmol/L。

中医诊断：头痛（阳明头痛）。

西医诊断：血管神经性头痛。

辨证分析：风为阳邪，其性炎上，风热中于阳络，上扰清窍，故头痛，因风热滞留阳明，热邪郁久，久痛必瘀，阻滞经络，遇热加剧，郁火之邪不除，则久治不愈；面红耳赤，亦为热邪上炎之征；热盛津耗，则口渴饮冷，烦躁不安，小便黄，大便干结；舌红苔黄，脉洪数为热盛之征。

治法：散风泄热止痛。

处方：芎芷石膏汤加减（3剂）。

川芎 15 g	白芷 15 g	石膏 30 g	藁本 15 g
羌活 15 g	菊花 20 g	栀子 15 g	黄芩 15 g
丹参 15 g	知母 15 g	天花粉 15 g	

水煎服，每日1剂。

二诊：患者头痛感明显减轻，仍口渴，大便质干。原方基础上加生地黄20 g、麦冬 20 g、五味子15 g、大黄10 g，续服3剂，以增滋阴功效，兼清热通便。

随访头痛症状消失，未复发，口干便结症状缓解。

按语：芎芷石膏汤出自《医宗金鉴》，由川芎、白芷、石膏、菊花、羌活、藁本组成，具有散风泄热止痛之功效。祝维峰认为病程之长短非判断外感内伤的绝对标准。《医宗金鉴》所载芎芷石膏汤除治疗外感风热头痛外，还明言主治"头痛眩晕，头风盛时发作，日久不愈"。如本例患者，头痛久治不愈，是因外感病邪长期滞留郁滞，久病必瘀，瘀血内阻，邪留不去，故疼痛难愈。头为诸阳之会，脑为髓之府，邪气上扰清窍，阻滞血行，郁久化热、化燥，经络受阻，不通则痛，热气熏蒸，遇热痛甚。前额属阳明经络范畴。针对病因采用清泄阳明、疏风清热、活血化瘀、化痰通络之芎芷石膏汤治疗。方中川芎、白芷辛温活血化瘀、散血祛风，引药上行，贯通四肢；配伍白芷祛风解表、消肿止痛，为治阳明头痛之要药；生石膏、黄芩、栀子、连翘清热燥湿、泻火除烦、泄阳明郁火；菊花清热去头风；丹参助川芎活血化瘀、缓解血管痉挛。全方寒温并用，通泄止痛为一体，使邪去而正安，髓海安宁，头痛得止。该患者既往消渴病史，风热头痛伤阴更重，故加知母、天花粉以清热、生津养阴，大黄泻火通便。

3. 羌活胜湿汤

《古今医统大全·头痛大法分内外之因》对头痛病进行总结说："头痛自内而致者，气血痰饮、五脏气郁之病，东垣论气虚、血虚、痰厥头痛之类是也；自外而致者，风寒暑湿之病，仲景伤寒、东垣六经之类是也。"外邪所致头痛，其病机如《医碥·头痛》所说："六淫外邪，惟风寒湿三者最能郁遏阳气，火暑燥三者皆属热，受其热则汗泄，非有风寒湿袭之，不为害也。然热甚亦气壅脉满，而为痛矣。"但"风为百病之长"、六淫之首，可见，外邪中以风邪为主，常挟寒、湿、热邪上袭。若挟湿邪，湿性粘滞，湿蒙清阳，头为"清阳之府"，清阳不布，气血不畅而疼痛。治疗宜祛风胜湿止痛为法，羌活胜湿汤为金元时期医家李东垣所著的名方，主治风湿在表，肩背痛不可回顾，头痛身重，或腰脊疼痛，难以转侧，苔白脉浮者。广东地区气候湿热，风湿头痛患者多见，采用羌活胜湿汤加减治疗，疗效显著。

风湿头痛症见：头痛如裹，肢体困重，胸闷纳呆，小便不利，大便或溏，苔白腻，脉濡。

羌活胜湿汤出自《内外伤辨惑论》，由羌活、独活、藁本、防风、甘草、蔓荆子、川芎7味药物组成。原方主治"肩背痛不可回顾者，此手太阳气郁而不行，以风药散之。脊痛项强，腰似折，项似拔，此足太阳经不通行，以羌活胜湿汤主之"。方中羌活、独活共为君药，二者皆为辛苦温燥之品，其辛散祛风，味苦燥湿，性温散寒，故皆可祛风除湿、通利关节。其中，羌活善祛上部风湿，独活善祛下部风湿，两药相合，能散一身上下之风湿，通利关节而止痹痛。臣以防风、藁本，入太阳经，祛风胜湿，且善止头痛。佐以川芎活血行气，祛风止痛；蔓荆子祛风止痛。使以甘草调和诸药。综合全方，以辛苦温散之品为主组方，共奏祛风胜湿之效，使客于肌表之风湿随汗而解。若湿浊中阻，症见胸闷纳呆、便溏，可加苍术、厚朴、陈皮等燥湿宽中。若恶心呕吐者，可加生姜、半夏、藿香等芳香化浊，降逆止呕。若见身热汗出不畅，胸闷口渴者，为暑湿所致，宜清暑化湿，用黄连香薷饮加藿香、佩兰等。

现代应用报道该方对关节炎、偏头痛、过敏性紫癜、感冒、筋膜炎等具有治疗功效。

【案例】 头痛（风湿证）

初诊日期：2015年3月7日　　　　节气：惊蛰

姓名：谢×　　性别：女　　　　年龄：49岁　　民族：汉

婚否：已婚　　职业：工人　　　居处环境：无特殊

主诉：反复头痛1年余，加重2周。

病史：患者反复头痛1年余，近2周加重，头痛如裹，以右侧为重，肢体困重，胸闷纳呆，纳时后时有恶心感，大便溏，眠差。舌淡苔白腻，脉濡滑。既往高血压病病史，长期服用倍他乐克，血压控制可。

体查：血压125/82 mmHg，舌淡苔白腻，脉濡滑。

辅助检查：头颅CT、脑电图、脑血流图检查正常。

中医诊断：头痛（风湿证）。

西医诊断：①偏头痛；②高血压病。

辨证分析：风湿外感，上犯颠顶，清空为邪阻遏，故头痛如裹；湿邪缠绵，故头痛症久，遇风寒易加重；脾司运化而主四肢，湿浊中阻，脾阳受困，故见肢体困重，胸闷纳呆，纳时后时有恶心感；湿邪内蕴，不能分清泌浊，故小便不利，大便溏；苔白腻，脉濡滑为湿浊中阻之象。

治法：祛风胜湿止痛。

处方：羌活胜湿汤加减（7剂）。

羌活 15 g	独活 15 g	防风 15 g	蔓荆子 10 g
厚朴 15 g	陈皮 10 g	法半夏 10 g	藁本 10 g
川芎 15 g	苍术 15 g	甘草 5 g	

水煎服，每日 1 剂。

二诊：间有头痛，程度较轻，肢体困重明显好转，偶有胸闷，口淡，眠纳一般，二便一般，舌淡苔白，脉滑。原方续服5剂，电话随访，头痛缓解无再发，饮食睡眠改善。

按语：本例属中医学"头痛"范畴，证属湿邪风伤于巅，湿困清阳，清窍蔽蒙，脑髓、脉络失充而致头痛。以羌活胜湿汤加减祛风胜湿而取效。其中，羌活、独活、防风、藁本、川芎、蔓荆子等辛散之品以解表。羌活善祛上半身风湿，独活善祛下半身风湿，二药合用，能散周身风湿；苍术、厚朴、陈皮、法夏等燥湿宽中，使湿从汗解或以风胜湿使湿邪消散；甘草助诸药辛甘发散为阳，缓和诸药。服后若微发其汗，效果更佳，能使风湿尽去。

4. 天麻钩藤饮

《症因脉治》云："内伤头痛：或元气虚寒，遇劳即发……或七情恼怒，肝胆火邪；皆能上冲头角，而成内伤头痛之症也。"情志郁怒，长期精神紧张忧郁，肝气郁结，肝失疏泄，络脉失于条达拘急而头痛；或平素性情暴逆，恼怒太过，气郁化火，日久肝阴被耗，肝阳失敛而上亢，气壅脉满，清阳受扰而头痛。肝阳上亢型头痛治宜平肝潜阳。天麻钩藤饮重在平肝潜阳熄风，对肝阳上亢，甚至肝风内动所致的头痛证均可获效。此型多见于高血压病人，临床上常用此方配合降压药物治疗，可减少降压药物的用量。

肝阳型头痛症见：头胀痛而眩，心烦易怒，面赤口苦，或兼耳鸣胁痛，夜眠不宁，舌红苔薄黄，脉弦有力。

天麻钩藤饮出自《杂病证治新义》，本方为肝肾不足，肝阳偏亢，肝风上扰的常用方，以头痛、眩晕、失眠、舌红苔黄、脉弦为辨证要点。方由天麻、钩藤、石决明、栀子、黄芩、川牛膝、杜仲、益母草、桑寄生、夜交藤、茯神等组成。方中天麻、钩藤其有平肝熄风之效，为君药，《本草纲目》说"天麻为治风之神药"。石决明性味咸平，功能平肝潜阳，清热明目，与天麻、钩藤合用，加强平肝熄风之力川牛膝引血下行，共为臣药。栀子、黄芩清热泻火，使肝经之热不致上扰；益母草活血利水；杜仲、桑寄生补益肝肾夜交藤；茯神安神定志，均为佐药。合而用之，共奏平肝潜阳、清热合血，补益肝肾之功效，是中医治疗肝阳上亢的经典代表方。临床应用时可再加龙骨、牡蛎以增强重镇潜阳之力。若见肝肾阴虚，症见朝轻暮重，或遇劳加重，脉弦细，舌红苔薄少津者，酌加生地、何首乌、女贞子、枸杞子、旱莲草等滋养肝肾。若头痛甚，口苦、胁痛，肝火偏旺者，加郁金、龙胆草、夏枯草以清肝泻火，火热较甚，亦可用龙胆泻肝汤清降肝火。

【案例】　头痛（肝阳上亢）

初诊日期：2015 年 9 月 25 日　　　节气：白露
姓名：李××　　性别：男　　年龄：62 岁　　民族：汉
婚否：已婚　　职业：退休工人　　居处环境：无特殊

主诉：反复头痛 5 年余，加重 2 天。

病史：反复头痛 5 年余，以胀痛为主，时伴头晕。曾诊断有"高血压病 2 级"，自服"厄贝沙坦"控制血压，但常擅自停药，血压一直未予监测。近 2 日头痛再发加重，头痛以两侧为主，面红，眼干眼胀，口苦口干，睡眠较差，尿黄，大便干结。舌红苔黄，脉弦数。

体查：血压 176/98 mmHg。

中医诊断：头痛（肝阳上亢）。

西医诊断：高血压病 2 级（高危组）。

辨证分析：患者为中老年男性患者，长期高血压病史，头痛 5 年余，以胀痛为主，伴口苦眼干，脉弦数，为肝失条达，气郁化火，阳亢风动。肝失疏泄，络脉失于条达拘急而头痛；肝火偏亢，扰乱心神，则夜眠不宁；舌红苔黄，脉弦数为肝阳盛之象。

治法：平肝潜阳，清火熄风。

处方：天麻钩藤饮加减（4 剂）。

天麻 15 g　　　　钩藤 15 g　　　夜交藤 30 g　　益母草 15 g
黄芩 10 g　　　　栀子 10 g　　　川牛膝 15 g　　珍珠母（先煎）30 g
石决明（先煎）30 g　茯苓 10 g　　天花粉 15 g　　桑寄生 30 g
杜仲 15 g　　　　龙胆草 15 g　　夏枯草 15 g　　大黄（后下）5 g

水煎服，每日 1 剂。

嘱每日按时服用"厄贝沙坦"，并监测血压。

二诊：服上方后，头痛症状明显减轻，仍眼干口苦，纳寐差。舌红苔少，脉弦。原方加赤芍 10 g、丹参 30 g，续服 14 剂。随访诸症消失，血压平稳。

按语：本例证属肝失条达，阴虚阳亢风动。因肝失疏泄，络脉失于条达拘急而头痛。故用天麻钩藤饮加减平肝潜阳，清火熄风。方中天麻、钩藤、石决明平肝熄风；黄芩、栀子清肝泻火；益母草活血利水；川牛膝引血下行，配合杜仲、桑寄生补益肝肾；茯神、夜交藤养血安神定志。龙胆草、夏枯草、大黄清热通便。全方共奏平肝潜阳，补益肝肾之功。复诊仍眼干口苦、纳寐差，原方加丹参、赤芍以清热、活血，安神宁心。

祝维峰认为：

（1）治标重在肝，当以柔润甘寒养其体、清其用。高血压病必从肝风见症，并常与"火、痰、虚、郁"并见，故曰"变动在肝"。变动是指肝气升发太过的病变，多为阴虚阳亢、本虚标实之证，治标重在调肝，虽发病具有"风火"特点，但不能用苦寒直折风火，因本病以阴虚为本，用苦寒之品有促进其向阴阳两虚转化之弊。因此，本病调肝应以柔润养体，甘寒清用为原则，"养肝体，清肝风"。

（2）治本在肾，治肾当以滋阴培元。肾阴为各脏阴液的源泉，其阴不足，首为肾水不能涵养肝木而致肝阳偏亢，继而由阴损阳，终致阴阳两虚。故治疗高血压病应处处以滋养肾阴为本，使其真水充足，肝体得养，肝阳得敛藏，阻止本病从阴损及阳而至阴阳两虚的转变。灌肾阴也可养肝体，即所谓的水能涵木，肝体得养，则无阳亢之变，因此，肾肝同治就是从本病本虚标实的病理着手的。

（3）调畅中焦气机须贯穿本病治疗的始终。中焦脾胃乃气机升降之枢纽，中焦气机通畅与否与饮食关系最为密切。若饮食不节损伤脾胃，气机升降不利，疏泄郁滞，水湿运化失常，则湿聚生痰生风，故调畅中焦气机须贯穿于本病治疗的始终，从而消除挟食、挟痰的兼症。调畅中焦气机包括滋胃阴、通胃腑、助脾运。滋养胃阴以荣肝体，通降胃腑以疏泄肝气，健脾助运则升清降浊之枢机得以畅利，风痰湿邪随之而消。"治肝不应当取阳明"，柔肝当以养胃阴，疏肝当通阳。

（4）调气兼具理血是治疗本病的关键。高血压病头痛的发生在于气血不和。在强调调和肝气的同时，应兼具理血。理血重点在于养血、活血。本病初起当养血为主，即"治风先治血，血行风自灭"。高血压病病理在于毛细血管痉挛这与中医"血不荣筋"之理论相符，这种血管痉挛收缩可能是产生"风证"的基础。因此，采用养血柔肝之法以达解除痉挛之目的，中药可用当归尾、鸡血藤、白芍等。因高血压病头痛是血管慢性进行性病变，体现了中医"久病必瘀"的观点，加上本病好发于中老年人，属中医气虚证候群的年龄组，"气虚血瘀"势在难免，故须加活血药物如丹参、益母草等以通畅血管，使气血调畅。

5. 半夏白术天麻汤

《诸病源候论》认为"风痰相结，上冲于头"可致头痛。若饮食不节，素嗜肥甘厚味，暴饮暴食，或劳伤脾胃，以致脾阳不振，脾不能运化转输水津，聚而痰湿内生，以致清阳不升，浊阴下降，清窍为痰湿所蒙；或痰阻脑脉，痰瘀痹阻，气血不畅，均可致脑失清阳、精血之充，脉络失养而痛。如丹溪所言"头痛多主于痰"。饮食伤脾，气血化生不足，气血不足以充营脑海，亦为头痛之病因病机。此型头痛治宜健脾化痰，降逆止痛。半夏白术天麻汤具有健脾化痰，降逆止呕，平肝熄风之功，为治疗痰浊头痛的代表方剂。

痰浊头痛症见：头痛昏蒙，胸脘满闷，呕恶痰涎，苔白腻，或舌胖大有齿痕，脉滑或弦滑。

半夏白术天麻汤载于易水学派李东垣的《脾胃论》及《兰室秘藏》卷中头痛门。关于头痛，东垣先生在"头痛论"中提到本病有冲头痛、头角额痛、伤寒头痛、气虚头痛、湿热头痛、寒湿头痛、偏头痛、真头痛、厥逆头痛、脑逆头痛等数种，症状不同，所属经脉不同，病机有别，治法各异。后列诸方，"半夏白术天麻汤，治痰厥头痛药也"。方中半夏燥湿化痰，天麻平肝熄风，两者合用为治疗风痰眩晕头痛的要药。李东垣在《脾胃论》中说："足太阴痰厥头痛，非半夏不能疗；眼黑头眩，风虚内作，非天麻不能除。"故以两味为君药。以白术、茯苓为臣，健脾祛湿，能治生痰之源。佐以橘红理气化痰，使气顺则痰消。使以甘草和中调药；煎加生姜、大枣调和脾胃，生姜兼制半夏之毒。全方共奏化痰熄风之效。并可加厚朴、蔓荆子、白蒺藜运脾燥湿，祛风止痛。若痰郁化热显著者，可加竹茹、枳实、黄芩清热燥湿。

现代药理学研究证明，此方具有镇痛、镇静、营养神经细胞和明显的中枢抑制等作用。

【案例】 头痛（痰浊证）

初诊日期：2015年9月8日　　　　节气：白露
姓名：陈××　　性别：女　　年龄：42岁　　民族：汉

婚否：已婚　　　职业：文员　　　居处环境：无特殊

主诉：头痛2年余，加重1周。

病史：头痛2年余，未系统诊疗，近1周头痛加重，困重感明显，伴胸脘满闷，纳呆呕恶，神疲懒言，汗出恶风，大便每日数次，质偏稀。舌胖大，苔白腻，脉滑。血压125/70 mmHg，颅神经检查无特殊。

中医诊断：头痛（痰浊头痛）。

西医诊断：头痛查因。

辨证分析：患者平素饮食不节，脾失健运，痰浊内生，上蒙清窍，清阳不展，故头痛昏蒙；痰阻胸膈，阻塞气机，故胸脘满闷；痰浊上逆，故纳呆呕恶；脾阳不运，肢体失养则神疲乏力；中气不足，升清降浊无权，故懒言、大便稀烂。苔白腻，舌胖大有齿痕，脉滑为痰浊内盛之象。

处方：半夏白术天麻汤加减（5剂）。

法半夏20 g	天麻20 g	陈皮10 g	党参20 g
黄芪30 g	白术15 g	苍术15 g	橘红15 g
茯苓15 g	蔓荆子15 g	干姜15 g	大枣10 g

水煎服，每日1剂。

二诊：头痛较前好转，胃口好转，无胸闷汗出。舌红苔白，脉滑。守上方，予3剂，头痛无再发。

按语：半夏白术天麻汤为祛痰剂，具有化痰熄风、健脾祛湿之功效。本方证缘于脾湿生痰，湿痰壅遏，引动肝风，风痰上扰清空所致。治当化痰熄风，健脾祛湿。方中以半夏、生白术、茯苓、陈皮、生姜健脾化痰、降逆止呕，令痰浊去则清阳升而头痛减，为治头痛、眩晕之要药。

6. 天王补心丹

天王补心丹方名最早见于元代危亦林的《世医得效方》，嗣后，《医方考》《古今名医方论》《医方集解》等书均有所记载，源流之久远，囊括之丰富可见一斑。目前所沿用的天王补心丹多以1963年版《中国药典》为标准。天王补心丹由生地黄、五味子、当归、天冬、麦冬、柏子仁、酸枣仁、人参、丹参、玄参、茯苓、远志、桔梗组成（蜜丸，朱砂为衣），治疗心肾不足、阴亏血少所致的虚烦心悸、健忘失眠等症，有滋阴清热、补心安神之功。近年来，对天王补心丹的临床应用研究取得了较大进展，认为其可治疗神经衰弱、焦虑和失眠、头痛及心脑血管疾病，改善记忆能力，治疗迁延性肝炎、更年期综合征、口腔溃疡、口疮等。

【案例】 头痛（阴血亏虚）

初诊日期：2016年3月11日　　　　节气：惊蛰
姓名：柯××　　性别：女　　年龄：36岁　　民族：汉
婚否：已婚　　职业：教师　　居处环境：无特殊
主诉：反复头痛2年，加重3天。
病史：月经期头痛，以颞侧为主，无视物旋转，无恶心呕吐，月经周期尚准，量少，无痛经，近3天受寒后咽痛，咳嗽，少许黄痰，纳可，夜眠差，二便调，舌红少苔脉沉细。
中医诊断：①头痛（阴血亏虚）；②感冒（风热型）。
西医诊断：①经前期紧张综合征；②急性上呼吸道感染。
辨证分析：患者从事教育工作，平日思虑较多，每逢月经前头痛，月经量少，红少苔脉沉细。因思虑过度，耗伤阴血，阴血亏虚，不能荣养清窍，再加上月经前后气血衰少，上窍阴血愈加不足，近3日合并风热感冒，头痛愈发明显。
治法：滋阴清热，养血安神。
处方：天王补心丹加减（4剂）。

丹参20 g	五味子10 g	桔梗15 g	当归15 g
酸枣仁15 g	天冬20 g	麦冬20 g	党参20 g
茯苓15 g	生地黄20 g	远志15 g	柏子仁15 g
炙甘草10 g	牛蒡子15 g	玄参20 g	菊花15 g

水煎服，每日1剂。
二诊：服药后经后头痛明显好转，胃脘部不适，胃纳一般，大便溏，夜寐稍差，舌红少苔脉沉细。原方基础上减牛蒡子、玄参、菊花，加白术15 g、薏苡仁10 g，续服6剂。
随访，服药后经前经后无再头痛，夜寐好转，纳可，饥不欲食，大便调，舌暗苔白脉弦。
按语：患者思虑过度，暗耗阴血，阴血亏虚，不能荣养清窍，月经后气血衰少，上窍阴血愈加不足，以致月经前后头痛；阴血不足，血海空虚，月经量少。经前血海充盈，郁结之气循冲脉上行，治以疏肝解郁，健脾安神为主。治以补益阴血为主。生地黄、玄参，补水制火。丹参、当归生血。人参、茯苓益气。天冬与麦冬同为滋水润燥之剂。远志、酸枣仁、柏子仁养心神。而酸枣仁、五味子酸以收。桔梗清肺利膈，取其载药上浮而归于心，故以为使。从心肾不交的病机出发，强调滋阴、交通心肾是该方组成的核心，同时也体现了中医气血同调、津血同源的思想。无论运用本方治疗何种疾病，辨别其病机最为关键，切中病机，灵活化裁加减，是取得满意疗效的关键所在。从药物组成来看，本方主要有滋阴养血、养心安神之功，主要针对阴亏血少而设，只要其病机表现符合本方，即可应用，这也体现了中医辨证论治、异病同治的治疗特色。

7. 柴胡桂枝龙骨牡蛎汤

柴胡加龙骨牡蛎汤出自《伤寒论》第107条，原文为："伤寒八九日，下之胸满，烦，惊，小便不利，谵语，一身尽重，不可转侧者，柴胡加龙骨牡蛎汤主之。"

本条论述太阳表证误下后所致邪气弥漫、虚实夹杂、表里俱病的变证及其治法方药。伤寒时误下伤其正气，则邪气乘虚而入，而变证由生。误下致变，种类繁多，然皆取决于人体阴阳禀赋、病邪性质及轻重等因素。今见胸满而烦，是少阳枢机不利、胆火内郁之象；胆火上炎，更兼胃热上蒸，心神不宁，则有谵语惊惕之变；而小便不利者，是少阳三焦决渎失常，水道不调之故也；邪气郁于半表半里之界，内外气机无以正常运行，是以一身尽重而难以转侧。纵观全局，虽然病象所涉及脏腑经络较广，究以少阳胆与三焦为其病变重心；而外邪虽入里化热为患，同时亦有内生饮邪。饮热互结，而正气却因误下而虚萎，是以形成如此虚实互见、表里俱病（其表者，少阳也；其里者，心胃也）之证，治宜和解少阳、通阳泄热，而兼宁心安神，方用柴胡加龙骨牡蛎汤。

历代方论选录：

《医宗金鉴》曰："是证也，为阴阳错杂之邪；是方也，亦攻补错杂之药。柴、桂解未尽之表邪，大黄攻已陷之里热，人参、姜、枣补虚而和胃，茯苓、半夏利水而降逆，龙骨、牡蛎、铅丹之溢重，镇惊而安神，斯为以错杂之药，而治错杂之病也。"（《医宗金鉴·订正仲景全书伤寒论注》坏病篇）

吕搽村曰："病属表邪陷入，则阴阳出入之界，全藉少阳为枢纽，故以柴胡名汤。而阴邪之上僭者，复桂枝，生姜，半夏以开之；阳邪之下陷者，用黄芩，大黄以降之；使上下分解其邪，邪不内扰。而兼以人参，大枣扶中气之虚，龙骨，牡蛎，铅丹镇心气之逆。且柴胡，大黄之攻伐，得人参扶正以逐邪，而邪自解。龙骨，牡蛎之顽钝得桂枝助阳以载神，而神自返。其处方之极错杂处，正其处方之极周到处。"（《伤寒寻源下集》）

后世医家对本方的应用：

《伤寒类方》曰："此方能下肝胆之惊痰，以之治癫痫，必效。"

《经验集录》曰："治小儿连日壮热，实滞不去，寒热往来，而惊悸者。"

《方机》曰："小柴胡汤证而胸腹有动者，失精者，胸满烦惊者，柴胡加龙骨牡蛎汤主之。"

《经方传真》曰："小柴胡汤证见气冲心悸，二便不利，烦惊不安者。"

《经方的临床运用》曰："本方以体质壮实，精神不安，胸胁苦满，腹胀满，动悸，便秘，作为辨证要点。"

柴胡加龙骨牡蛎汤的现代应用：现代医家对本方应用非常广泛，应用涉及精神心理科、神经科、妇科、内分泌、消化、心血管等多科疾病。柴胡加龙骨牡蛎汤的现代研究目前主要集中于抗抑郁、治疗癫痫、改善睡眠等方面，也有学者报道关于其降血脂及对大鼠应激反应的影响等方面的研究。

【案例】　头痛（郁热夹风）

初诊日期：2015 年 11 月 24 日　　　节气：小雪

姓名：王××　　性别：女　　年龄：58 岁　　民族：汉

婚否：已婚　　职业：退休工人　　居处环境：无特殊

主诉：头痛欲裂 2 年。

病史：头胀头痛，呈游走性，疼痛难忍，发作时意欲轻生，日夜难眠，曾到中山大学附属第三医院、北京协和医院等住院检查，行头颅 MR、全身 PET-CT 检查，均为阴性。抑郁量表评分正常，服用多种止痛药，症状反复，现纳差，大便稀。舌红苔白脉弦。停经 6 年。既往曾行甲状腺腺瘤切除术。

中医诊断：头痛（郁热夹风邪上扰）。

西医诊断：头痛查因。

辨证分析：头痛呈游走性，且疼痛难忍，患者长期剧烈疼痛引至轻生意念证明其情志不畅，肝风内动上扰清窍所致头痛，结合舌脉辨证为郁热夹风。

治法：清肝泻火，祛风止痛。

处方：柴胡桂枝龙骨牡蛎汤合九味羌活汤加减（3 剂）。

柴胡 10 g	桂枝 10 g	龙骨（先煎）30 g	牡蛎（先煎）30 g
法半夏 10 g	黄芩 10 g	党参 30 g	大枣 10 g
茯苓 10 g	细辛 5 g	羌活 10 g	白芷 15 g
防风 10 g	大黄 6 g	川芎 15 g	蔓荆子 15 g
藁本 15 g			

水煎服，每日1剂。

二诊：服药后头痛明显好转，呈游走性，头胀减，平素易急躁，腰部及肢体时有不适，纳差，夜寐时差，大便稀，舌红，苔白，脉弦。原方加珍珠母（先煎）30 g、麦冬30 g、天麻10 g、钩藤15 g，续服4剂。

三诊：服药后头痛十去其八九，少许头胀，心烦明显好转，双眼发胀，纳差，夜寐时差，大便稀、每日1~2次。舌淡红、苔白腻而润，脉细。守上方续服3剂。

按语：头为"诸阳之会""清阳之府"，居于人体之最高位，五脏精华之血，六腑清阳之气皆上注于头。病例中患者素来情绪急躁，肝失调达，气机上逆，上扰清窍，予柴胡加龙骨牡蛎汤疏肝清热安神。原方由半夏小柴胡汤去甘草加龙骨、牡蛎、桂枝、茯苓、铅丹、大黄诸药而成。方以小柴胡汤和解少阳，宣畅枢机，使陷里之邪，得以枢转而出；加桂枝者，非取其解肌祛风，而欲其通阳透达，助小柴胡转出里邪；少量大黄，并无峻猛伤正之弊，而有泄热和胃之功；至于铅丹、龙骨，重镇安神，定惊止烦；妙在茯苓一味，既可淡渗利水，疏理三焦，又能宁心安神以止烦惊；去甘草者，不欲其甘缓之性妨碍祛邪也。如此攻补合用，而究以和解少阳为基础，而有此方诸般奇妙之用。值得注意的是，本方所用铅丹，虽有镇惊安神之功，但毕竟毒性较大，用之慎。目前，临床本品内服较为少见，用磁石等品代之。患者头痛呈游走性，与天气变化相关性大，而风性易"游走"，考虑兼夹风邪，故加用川芎茶调散祛风止痛。李东垣谓"头痛须用川芎，如不愈，各加引经药"。故用羌活入太阳、白芷入阳明、川芎入少阳、细辛入少阴、藁本入厥阴、蔓荆子清利头目、防风祛风止痛。二诊时，头痛明显好转，但出现腰部及四肢不适感，考虑风阳内动，气血上冲，下部气血相对不足，故加用珍珠母、麦冬等养阴敛阳下行之品，使升中有降，全身各部俱得气血濡养，亦不至于升散太过。患者长期剧烈疼痛引至轻生意念，结合其性格、症状、舌脉辨证为郁热夹风邪上扰，采用柴胡加龙骨牡蛎汤合九味羌活汤加减，清其郁热，祛其头风，3剂即有明显收效。

8. 血府逐瘀汤

血府逐瘀汤出自清代王清任《医林改错》，为王清任集40余年经验所创活血化瘀诸方中最具代表性的经典方，该方由当归、生地黄、桃仁、红花、赤芍、枳壳、柴胡、川芎、桔梗、川牛膝、甘草11味药组成，功能活血化瘀，舒气止痛。

临床通治血瘀诸症，颇为好用，受到后世一致好评。《医林改错》列有血府逐瘀汤"所治症目"，计有头痛、胸疼、胸不任物、胸任重物、天亮出汗、食自胸右下、心里热、瞀闷、急躁、夜睡梦多、呃逆、饮水即呛、不眠、小儿夜啼、心跳心忙、夜不安、肝气病、干呕、晚发一阵热共19症，头痛被推列为首，可见王清任偏好用血府逐瘀汤治疗头痛。

现代研究表明，血府逐瘀汤对偏头痛、高血压头痛、外伤性头痛、神经性头痛、三叉神经性头痛、顽固性头痛等属血瘀证者均有一定疗效，以痛如针刺或跳动感、舌质黯、舌下脉络明显的血瘀征象为选方指征，并不仅局限在胸中血瘀证。大量的动物实验和临床研究从不同方面表明，血府逐瘀汤的有效成分、单体及其复方有很好地抗动脉血栓的作用。临床观察发现，血府逐瘀汤主要用于高血压、头痛、冠心病、心肌梗死、慢性心力衰竭、心律失常等也血管疾病的治疗。

【案例】 头痛（血瘀型）

初诊日期：2016年11月22日　　　　节气：小雪

姓名：秦×× 　　性别：男　　　　年龄：65岁　　民族：汉

婚否：已婚　　职业：退休工人　　居处环境：无特殊

主诉：头痛8年余。

病史：右侧偏头痛8年，反复发作太阳穴跳痛，每因情绪紧张、劳累而发作，伴针尖刺痛感，偶发伴恶心感，痛后神疲乏力，精力不易集中，夜梦多，时有恶梦惊醒，晨起偶有头晕。纳一般，小便正常，大便较干。舌质暗红，伴瘀点，苔薄黄，脉弦。

中医诊断：头痛（血瘀头痛）。

西医诊断：血管性头痛。

辨证分析：患者头痛，日久不愈，痛如针刺而有定处，时有恶心感，失眠多梦，舌质暗红，伴瘀点，苔薄黄，脉弦。因气机阻滞，清阳郁遏不升，则头痛日久不愈，痛如针刺，且有定处；影响及胃，胃气上逆，故恶心干呕。考虑瘀血上阻脑络，气机郁滞所致此证。

治法：活血化瘀，理气通络。

处方：血府逐瘀汤加减（6剂）。

柴胡15 g	当归10 g	川芎20 g	赤芍10 g
生地黄20 g	枳壳10 g	桔梗10 g	川牛膝15 g
桃仁10 g	红花10 g	白芷10 g	青皮10 g
香附15 g	全蝎10 g	地龙15 g	牡蛎（先煎）30 g
火麻仁15 g			

水煎服，每日1剂。

二诊：患者诉仍多梦，头痛感明显减轻，无发恶心感，大便正常。原方去麻子仁，加磁石（先煎）30 g，续服12剂。电话随访，头痛症状已消失，睡眠明显改善。

按语：王清任所创血府逐瘀汤作为治疗血府血瘀证之名方，具有行气活血、祛瘀止痛之功效。方中桃仁破积血行滞气，红花活老血祛瘀滞，二者相须为用，以加强对积血的祛除能力，共为君药。赤芍散瘀止痛，川芎活血行气，并加强君药的活血祛瘀作用；川牛膝活血祛瘀止痛，引血下行，共为臣药。生地黄、当归养血活血，配合诸位活血药物，使瘀血去而心血生，祛瘀而不伤血。桔梗、枳壳，一升一降，宽胸行气，且桔梗可以载药上行。柴胡疏肝解郁，升达清阳，与桔梗、枳壳同用，尤善理气行滞，使气行则血行，以上均为佐药，甘草调和诸药，为使药。归纳起来我们可以看到以桃仁、红花、川芎、赤芍、川牛膝活血祛瘀而通血脉；柴胡、桔梗、枳壳、甘草调气疏肝；当归、生地黄补血调肝，活血而不耗血，理气而不伤阴。兼用虫药，以助通络之功效。方中桃仁、赤芍、红花、川芎活血祛瘀，配以当归、生地黄活血养血，使瘀去而不伤血；柴胡、枳壳疏肝理气，使气行则血行；川牛膝破瘀通经，引瘀血下行；桔梗入肺经，载药上行，使药力上达；甘草缓急，通百脉而调和诸药。本方制方精妙之所在，主要在于药物的配伍：其一，桔梗配枳壳，出自《苏沈良方》之枳壳汤，二者相伍，升降气机，使气行则血行；其二，柴胡配牛膝，清阳得升，瘀血得下，气血并调，升降得宜，使气和血顺，瘀血自去。本方名为"逐瘀"，而血药中无一峻品，祛邪之中而扶正意存，体现了气血同治、升降协调、去宛生新、上下兼顾的指导思想。

9. 龙胆泻肝汤

龙胆泻肝汤方名最早见于《兰室秘藏》（1276年），而现用之龙胆泻肝汤源自《校注妇人良方》（1487—1599年），后为《医方集解》（1682年）所引，后来出现的诸龙胆泻肝汤是后世诸医家在辨证论治的基础上创造的。龙胆泻肝汤在《医方集解》的原方组成为：龙胆草（酒炒）、黄芩（炒）、栀子（酒炒）、泽泻、木通、车前子、当归（酒洗）、生地黄（酒炒）、柴胡、甘草（生用）。功效为泻肝胆实火。《医方集解》认为龙胆泻肝汤用于"肝胆经实火、湿热，胁痛耳聋，胆溢口苦，筋痿阴汗，阴肿阴痛，白浊溲血"。《疡科心得集》认为该方用于"鱼口下疳，囊痈"。《中风斠诠》认为该方用于"阴湿热痒，疮疡溲血，脉弦劲者"。该方主治：①肝胆实火上炎证：头痛目赤，胁痛口苦，耳聋、耳肿，舌红苔黄，脉弦数有力。②肝经湿热下注证：阴肿阴痒，筋痿阴汗，小便淋浊，妇女带下黄臭等，舌红苔黄腻，脉弦数有力。

方中药物可分类为：①泻火祛湿药。君药龙胆草大苦大寒，归肝、胆经，清热燥湿，既泻肝胆实火，又祛肝经湿热，配伍苦寒的臣药黄芩、栀子协助龙胆草清热祛湿，导热下行。②利水渗湿药。木通苦寒利水、清心火、下泄小肠热，泽泻甘寒，善泄下焦湿热，车前子甘寒利水通淋，三药配伍，可增强清热利湿之力，导肝火、湿热下行，使之从小便而解。③养血滋阴药。肝体阴而用阳，主藏血，肝经实火内扰，易伤阴血，所用诸药苦燥、渗利亦会再伤其阴。肝脏阴血受到损伤，阴不能制阳，使肝火更旺，故方中配伍了生地黄、当归养血益阴，使邪去而阴血不伤，滋阴以制约肝火，为方中佐药。④疏肝解郁药。肝脏性喜疏泄条达而恶抑郁，火邪内郁则肝气不舒，《内经》曰"木郁达之"，且方中苦寒降泄之品又易再抑肝气，故佐使柴胡舒畅肝胆之气，令郁火可散，并能引诸药归于肝胆之经。⑤调和缓急药。在龙胆泻肝汤中使用生甘草，取其清热解毒、调和诸药之功。该方组药配伍严谨，清利并行，泻中有补，降中寓升，泻火而不伐胃。

【案例】　头痛（肝胆湿热）

初诊日期：2016 年 5 月 20 日　　　　节气：小满
姓名：麦××　　性别：女　　年龄：37 岁　　民族：汉
婚否：已婚　　职业：家庭主妇　　居处环境：无特殊
主诉：头痛 3 年余。
病史：近 3 年来，月经前额部及头顶疼痛，伴有口腔溃疡，口苦，口干，小便黄，大便秘结。阴痒，白带异味明显。舌淡红，舌下静脉瘀曲，苔黄腻，脉弦。
中医诊断：头痛（肝胆湿热）。
西医诊断：头痛，经前期紧张综合征。
辨证分析：女子以血为本，以气为用。肝藏血，主疏泄。情志紧张，疏泄失常，肝气郁久化火，循足厥阴肝经上巅络脑，故经前头痛。因伴口苦、口干、便秘、舌下络脉显露，为肝胆实火；苔黄腻，阴痒，白带异味为兼有湿热。
治法：泻肝胆实火，清下焦湿热。
处方：龙胆泻肝汤加味（4 剂）。

龙胆草 10 g　　　栀子 15 g　　　黄芩 10 g　　　柴胡 15 g

生地黄 15 g	车前子 10 g	泽泻 15 g	当归 15 g
川芎 15 g	白芷 15 g	桃仁 15 g	苦杏仁 10 g
火麻仁 30 g	枳实 30 g		

水煎服，每日 1 剂。

二诊：诉口苦减半，大便每日 1 次，但仍质干，月经来临，上方去车前子、通草，将当归、川芎各增至 30 g，再加大腹皮 15 g，予 5 剂。

随诊：此次月经期前后未有头痛发生。口苦明显改善，大便基本正常。白带情况亦有改善。

按语：本例头痛属经前期紧张综合征表现。女子以血为本，以气为用。肝藏血，主疏泄。情志紧张，疏泄失常，肝气郁久化火，循足厥阴肝经上巅络脑，故经前头痛；因伴口苦、口干、便秘、舌下络脉显露，故从肝火论治，兼活血润肠。龙胆泻肝汤直泻肝经郁火，加川芎、白芷活血止痛，用桃仁、苦杏仁、火麻仁活血兼润肠通便，枳实、大腹皮行气消痞。龙胆泻肝汤全方泻中有补，利中有滋，使火降热清，湿浊分清。使用本方必须抓住主症。一是热象：舌红苔黄，口干口苦，小便黄浊；二是湿象：苔腻；三是肝脉循经症状明显。本方药物多为苦寒之性，药量不宜过大，服药时间不宜过久，以防伤及正气。全方清火活血，泻中有补，故能防治经前头痛，发挥了"治未病"的作用。

10. 补阳还五汤

补阳还五汤方出自清代著名医家王清任所著《医林改错》，全方由黄芪、当归、赤芍、地龙、川芎、红花、桃仁 7 味中药组成。本方有益气、活血、化瘀、通脉之功效，主治气虚血瘀之证。原用于中风后气不能行血，瘀滞脉络之半身不遂，是历来中医临床治疗中风病常用方，对中风后遗症疗效显著。方中重用生黄芪，以大补脾胃之元气，从而令气旺则血行，瘀去则络通，补气而不伤正，并助诸药之力，是为君药。当归长于活血，且有化瘀而不伤血之妙用，益血和营，使阴生阳长，气旺血生，是为臣药。桃仁、川芎、赤芍、红花用于助当归活血祛瘀，地龙以通经活络，五药均为佐药。该方配伍特点为足量的补气药与适量的活血药相配伍，则气旺血行，且活血而不伤正，能使亏损之气得以补还，因虚致瘀之血得以行走，共奏补气活血通络之功效。

现代药理研究发现，重剂黄芪有使中枢神经系统兴奋和扩血管作用，能长久的增加脑血流量，改善脑水肿。补阳还五汤能增加微循环，在血流形态、血管口径方面上获得改善，减少血栓形成，使血管分布恢复对血液流变学多项指标均有明显的改善作用,有效清除脑内及血液中的氧自由基,扩血管,使脑血流量长久增加,明显加快自体血肿的吸收,加快损伤脑组织的修复,抑制血小板聚集和抗血栓、增加脑血流量、抗脑缺血及脑损伤抗自由基作用。补阳还五汤还可以增强心衰患者的心肌收缩力、改善心肌细胞代谢、改善冠脉供血及微循环,并可以扩张外周血管、降低外周血管阻力、减轻心脏后负荷。

【案例】 头痛(气虚血瘀)

初诊日期:2016年12月9日　　节气:大雪
姓名:钱×　　性别:男　　年龄:69岁　　民族:汉
婚否:已婚　　职业:退休工人　　居处环境:无特殊
主诉:反复头痛5个月。
病史:半年前突发右侧肢体乏力及言语不利,当时在我院住院治疗,行头颅CT诊断为"左侧额叶脑梗死",经治疗患者仍右侧肢体活动欠灵活,行走不稳,言语不利,近5个月反复头痛,每逢天气变化或天气寒冷时头痛发作,以左侧头痛为主,头痛部位较为固定。睡眠差,纳可,大便每日1次,质偏稀。体格检查:血压130/72 mmHg,神清,右侧肌力Ⅲ级,右侧肌张力增高,右侧巴氏征(+),舌淡苔白,舌体可见少许瘀点,脉沉细弱。
中医诊断:①头痛(气虚血瘀);②中风(中经络)。
西医诊断:脑梗死后遗症期。
辨证分析:患者年老体弱,气血亏损。半年前发生脑梗死,考虑气虚血瘀,瘀血阻滞脑络。每逢天气变化或天气寒冷时头痛发作,痛处固定,是因寒气侵袭,寒凝收引,瘀血症状在气候变化时进一步加重。结合舌脉像来看,舌淡苔白,舌体可见少许瘀点,脉沉细弱,显示此证为气虚血瘀所致。
治法:益气活血通络。
处方:补阳还五汤加减(7剂)。

黄芪30 g	太子参30 g	地龙10 g	石菖蒲10 g
川芎15 g	赤芍15 g	桃仁15 g	僵蚕10 g
当归15 g	红花10 g	炙甘草6 g	

水煎服,每日1剂。

二诊:患者头痛消失,可由旁人搀扶行走,少寐梦多,大便稀,每天3~4行。舌淡红苔薄白,脉细。原方加法半夏15 g、白术10 g、炒酸枣仁15 g、夜交藤30 g、泽泻20 g。每日1剂,并配合针灸治疗,随诊加减续服21剂,患者症状明显好转,生活能简单自理。

按语：本病当属中医学中风－中经络范畴，证属气虚络瘀。缘患者年老体弱，气血亏损，脑脉失养。气虚则运血无力，血流不畅，而致脑脉瘀滞不通而发病。本例证属由气虚血瘀、痰蒙清窍、脉络不畅而致中风中经络。祝维峰用补阳还五汤加减益气活血通络、豁痰开窍，并配合针灸治疗而取效。

本方用大剂量黄芪，以当归尾、地龙、桃仁、红花、川芎、赤芍为佐。方中重剂量使用黄芪为君药，补充精气，大益元气，气充血行，瘀血散去，通畅经络；臣药当归尾活血，不伤血脉通经络；桃仁、红花、川芎、赤芍协助当归尾共同散瘀血，通经脉，地龙乃活血上品，性本善走，力大功专，周行全身，为佐药。本方以通补兼施、益气活血为法。其有"内补助气壮筋骨，长肉补血，破癥瘀"的功效，对气滞血瘀脑病有明显改善作用。太子参益气养阴，僵蚕、石菖蒲豁痰开窍。二诊时少寐多梦，加安神之品，并加半夏、白术健脾燥湿。

11. 玉女煎

玉女煎为明代著名医家张景岳所创，首见于《景岳全书》卷五十一"新方八阵·寒阵"中。原方由"生石膏三五钱，熟地三五钱或一两，麦冬二钱，知母、牛膝各钱半"组成。原书所载其煎服法为"水一盅半，煎七分，温服或冷服"。由石膏、知母、熟地黄、麦冬、牛膝组成，具有清胃火、滋肾阴之功，主治"少阴不足，阳明有余"，即阴虚胃热证，阳明经脉上行头面，胃热循经上攻，故见头面部疼痛。肾藏精，肾阴不足，精血亏虚，不能上荣头面，"不荣则痛"，亦可见头面部疼痛。

现代临床上，运用玉女煎治疗各科疾病已取得较大进展，特别是五官科、内科及皮肤科疾病。五官科疾病包括口、鼻、耳、眼、咽喉等器官的病变，如口腔溃疡、鼻窦炎、过敏性鼻炎、咽炎、中耳炎、牙周病、结膜炎等，治疗病例最多的为口腔溃疡，故下面着重介绍玉女煎治疗口腔溃疡的情况。内科疾病包括支气管炎、肺炎、糖尿病、食道炎、幽门痉挛、嗜食症、胃炎、尿崩症等，其中治疗糖尿病的病例最多。皮肤科疾病包括痤疮、接触性皮炎、急性荨麻疹、药疹、急性湿疹、过敏性紫癜、神经性皮炎、结节性痒疹、皮肤瘙痒症、干性脂溢性皮炎、风湿性红斑等。

【案例】 头痛（胃热）

初诊日期：2015年8月11日　　　　节气：立秋
姓名：李××　　性别：男　　　　年龄：65岁　　民族：汉
婚否：已婚　　职业：退休工人　　居处环境：无特殊
主诉：右侧头面部反复疼痛1年余。

病史：1年前开始右侧头面部反复疼痛。常疼痛骤发，如刀割样或烧灼样剧烈性疼痛。外院诊断为三叉神经痛，平素服用卡马西平止痛，服药时疼痛缓，停药复发，现左侧面部不适，口干且口臭，大便干结，纳可，睡眠一般。舌质暗红，苔薄黄，脉弦。血压120/80 mmHg。

中医诊断：头痛（胃热）。

西医诊断：三叉神经痛。

辨证分析：原发性三叉神经痛属中医"偏头痛""面痛"的范畴，本病初起易愈，久病则缠绵难愈。其病机多由胃火熏蒸，循足阳明经上攻头面。治当清泻胃火为主。

治法：清胃热，滋肾阴。

处方：玉女煎加减（3剂）。

石膏（先煎）30 g	白芷 15 g	川芎 15 g	知母 15 g
黄芩 15 g	熟地黄 20 g	生地黄 20 g	怀牛膝 20 g
僵蚕 10 g			

水煎服，每日1剂。

二诊：右侧面颊部疼痛大减，卡马西平已减半量，口干口臭症状明显缓解，纳可，夜寐可，小便黄，大便稀。舌红苔黄，脉沉。原方续服7剂。

随访患者右侧头面部疼痛几乎无再发，已停卡马西平。

按语：手足阳明经脉在面部循行部位似与三叉神经出脑后，与三支分布于面部的区域近乎一致。本病初起易愈，久病则缠绵难愈，临床上以胃火上攻型较为常见，其病机多由胃火熏蒸，循足阳明经上攻头面。该例患者胃热炽盛，循经上扰，以致疼痛反复发作。

关于玉女煎原方的适应证，景岳谓其"治水亏火盛，六脉浮洪滑大，少阴不足，阳明有余，烦热干渴，头痛，牙疼，失血等症"，并盛赞其功效"如神，如神"。至于其应用禁忌，则强调指出"若大便溏泻者，乃非所宜"。由此可见，景岳玉女煎原方乃为阳明胃火有余，少阴肾水不足之证而设。阳明胃经之脉上行头面，入上齿中，故阳明胃火有余，循经上攻，则见可见头痛、牙痛。若胃火上炎，灼伤脉络则可见齿龈肿痛、出血，热扰心神则见心烦。若胃热日久，热耗少阴肾精，水亏难以上养，则可见烦热干渴，牙齿疼痛而摇。阳明与少阴同病，故治当清泄阳明与滋养肾阴同治。本方所用药物，多阴柔滋腻，过于寒凉，易伤脾胃阳气，有碍脾胃运化之功，故"大便溏泻者，乃非所宜"。玉女煎原方，乃取张仲景清泄阳明之名方白虎汤中的君臣之药石膏与知母二味，再加滋补肾阴的麦冬、熟地黄、怀牛膝而成。石膏与知母，乃辛寒与苦寒相配，可清解阳明有余之火，且知母苦寒而润，既善于清阳明之热，又可润燥养阴，熟地黄甘而微温，善养血滋阴，可补肾阴不足。麦冬甘寒生津，最善滋养肺胃，与熟地黄合伍，取其金水相生、肺肾互补之意，怀牛膝酸平，善于下行，既可补益肝肾，又可折上逆之火，导热下行，诸药合用，泻火与养阴相配，使清热泻火而不伤其阴，滋阴养液而不恋其邪，可谓补泻相宜，配伍严谨。经玉女煎加减治疗，症状改善，停用卡马西平，疗效显著。

三、小结

祝维峰多年行医临证总结发现，情志因素在当今社会内伤头痛中所占的比重也越来越大。情志因素所致头痛往往伴随一定程度的失眠，头痛与失眠相互存在又相互影响，不利于头痛的症状缓解。头痛和失眠具有相同神经生理学和解剖学基础，睡眠障碍是头痛的共患病，可以作为诱发头痛、预测头痛，甚至是判断其预后的重要观察因素。因此，治疗头痛的同时应治疗睡眠障碍。在头痛的治疗上，除了使用疏散外风、祛风通络、平肝熄风、疏肝解郁、清肝泻火、镇肝潜阳、化痰开窍、活血化瘀、益气活血、温阳散寒、健脾益肾、滋阴潜阳等方法外，对于伴随情志因素头痛合并失眠的患者，亦需要在舒肝解郁的同时，改变不良生活习惯，调节情志，优化睡眠质量。

参考文献

[1] 田德禄. 中医内科学 [M]. 北京：中国中医药出版社，2005，315.

[2] 姜德友，王书惠. 头痛源流考 [J]. 中华中医药学刊，2009，27（8）：1577-1579.

[3] 平大地. 浅述头痛的病因病机 [J]. 光明中医，2009，24（8）：1555-1556.

（祝维峰　代成刚　何晓婷）

第十六章 中风

一、总论

（一）历代医家对中风的认识

有关中风的记载，最早见于《黄帝内经》，其提出了"偏枯""偏风""痱风""薄厥""大厥""煎厥""仆击""中风"等的概念，后世医家一直沿用至今。《黄帝内经》一书对中风的病因病机有了详尽的论述。在病因方面，《素问·生气通天论》云："阳气者，大怒则气绝，而血菀于上，使人薄厥。"这提出了感受外邪，烦劳暴怒可以诱发本病。《素问·风论》曰"风中五脏六腑之俞，亦为脏腑之风，各入其门户，所中则为偏风。风气循风府而上，则为脑风。""风之伤人也……或为偏枯。"这是强调"外风致病"。《金匮要略》也认为属于外风侵袭，但强调内虚、外邪二因在中风发病过程中的作用同等重要。综合上述，秦汉时期关于中风的主要观点与"外风"理论关系密切。《内经》已对中风有轻重缓急之分，"仆击""大厥""煎厥"可归属于中风急性期，以"突然昏倒、不省人事"为主要表现；而有关"偏枯""偏风""痱风"之称可认为是中风程度轻抑或处于中风神昏后的恢复期，患者没有神志异常证候，而以局部活动不利为主要症状。《金匮要略》将中风作为单独病名与历节病合篇论述，根据邪中的部位及疾病的临床表现，把中风分为中络、中经、中腑、中脏四种类型。

隋唐时期医家仍然以主张"外风"为主，并应用续命汤类治疗中风病。这段时期依然认为风邪外袭虽是引发中风的直接原因，但脏腑失和导致营卫不足、气血亏虚是其内在基础。金元时期，以金元四大家为首的医家进一步提出了"火""虚""痰"等中风认识理论，丰富了中风的病因病机。医家对中风病因病机的认识发了重大转变，"内风"论开始萌芽，并逐渐取代"外风"论在中风发生过程中的主导地位，即多认为内风所致脏腑功能失调，阳亢生风是中风的主要病理基础。明清及民国医家肯定内虚发病的主流地位，但是"外风"论及的小续命汤仍在临床使用。明代赵献可在《医贯》中提到"治中风，又当以真阴虚为本。但阴虚有二……火虚者，专以河间地黄饮子为主。水虚者，又当以六味地黄为主"。明代张景岳提出中风"非风"。中风"非风论"强调中风非外感风邪，与"内风"又无直接的关系。李中梓在《医宗必读》中提出了"闭证"和"脱证"的概念，指出中风昏倒"最要分别闭与脱二证明白"。如牙关紧闭、两手握固即是闭证，如口开、手撒、眼合、遗尿、声如鼾即是脱证，而吐沫、直视、肉脱、筋骨痛、发直、摇头、上窜、面赤如妆、汗出如珠等属于脱绝之症。后世医家在前述分类方式的基础上，将中风分为"中经络"和"中脏腑"两大类，又将中脏腑分为"闭证"和"脱证"，沿用至今。清代王清任提出中风病的"气虚血瘀"理论，强调气虚血瘀是中风发病之根源，其在《医林改错》云："无气则不能动，不能动，名曰半身不遂。""半身不遂，亏损元气，是其本源……元气既虚，必不能达于血管，血管无气，必停留而瘀。"同时，他创立了中风方剂补阳还五汤，补气以通络，明确把气虚血瘀视为中风的主要病理变化。瘀血致病的病因病机观对后世亦影响深远，活血化瘀法已经成为现代中医临床治疗中风不可或缺的方法之一。

总之，时至今日，中风仍然是难以彻底治愈的重大疾病之一。在中医学漫长的发展史，中风始终是历代医家重点关注的疾病。对中风病因病机的认识，历代医家既继承前人的观点，又各抒己见，极大地发展充实了对中风的认识。总而言之，无论是从虚实内外各方面讨论，中风的病机属于本虚标实，本虚有气血阴阳虚之不同，而标实则有风、火、痰、瘀、毒之差异；不同体质、不同致病因素或疾病不同的发展阶段，其正虚与标实的程度也有所不同。正虚容易遭受外风侵袭，本虚日久容易出现标实，标实日久又可导致正虚。气虚可以生痰致瘀，阴虚容易导致阳亢，痰湿、血气阻络可以化火生风，肝风内动可以夹火夹痰。诸多致病因素互相影响，最终导致风火相煽、痰火内扰、痰瘀组络、热毒内生等各种病理变化，每每会使中风愈加复杂多变，缠绵难愈。

(二) 祝维峰对中风的认识

祝维峰潜心从事中医临床、科研数十载，在长期的临床实践中既继承中医特色，又借鉴现代医学的研究成果，发展创新，逐渐形成了自己治疗中风病的独特思路和方法，辨证与辨病相结合，用于指导临床辨证用药，疗效显著。历代中风病曾经出现"外风""内风"以及"非风"等论点，但没有离开"内虚邪中"的观点，后代的医家也多在年老体衰，脏腑功能衰退，阴阳气血失调，气机失常，以致风、火、痰、瘀等标实为患的基础上延伸。目前，多数医家认为，中风急性期偏于因风、火、痰、瘀等导致的标实之象，进入恢复期则以虚象为主，病势趋于缓和，着力在补虚的基础上兼去标实之邪。气虚、痰瘀互结贯穿疾病始终，应时时注意补气祛痰化瘀通络。

1. 中风与气虚

从中风的病因方面看，大体有两个不同的认识阶段。唐宋以前多以"内虚邪中"立论，认为中风的病因为络脉空虚，风邪入中。唐宋以后，特别是金元时期，则以"内风"立论，如刘河间主"火"，李东垣主"虚"，朱丹溪主"热"等，均从不同角度揭示了中风的病因病机，为治疗中风提供了依据。祝维峰认为，在中风的各类病因之中，气虚与中风关系十分密切。首先，气虚不足则外风易袭。中医十分重视"正气"的作用，认为"正气存内，邪不可干""邪之所凑，其气必虚"。因此，从一定意义上讲，疾病的发生都可概括为邪气之"实"和正气之"虚"。基于这一思想，《内经》在中风病因病机的认识上，是以"内虚邪中"立论的。气虚腠理不密，卫表不固，外来风邪乘虚入中经络，可发中风。《灵枢·刺节真邪》说"虚邪偏客于身半，其入深，内居营卫。营卫稍衰，则真气去，邪气独留，发为偏枯。"此后，从张仲景至唐宋以前各医家在中风病机的认识上，都重视《内经》的"内虚邪中"学说。如《金匮要略·中风篇》说："寸口脉浮而紧，紧则为寒，浮则为虚，虚寒相搏，邪在皮肤。浮者血虚，脉络空虚，贼邪不泄，或左或右，邪气反缓，正气即急，正气引邪，喎僻不遂。"《诸病源候论·风病诸候》说："风偏枯者，由气血偏虚，则腠理开，受于风湿。风湿客于半身，在分肉之间，使血气凝涩，不能润养，久不瘦，真气去，邪气独留，则成偏枯。"宋代严用和的《济生方》明确提出，"内虚"乃元气之虚。他说："大抵人之有生，以元气为根，荣卫为本，根本强壮，荣卫和平，腠理致密，外邪客气焉能为害？……真气先虚，荣卫失度。"对于这类中风的治疗，原则上应扶正祛邪，补其不足，损其有余。早期医家多以驱风散寒为治，代表方剂如《金匮要略》续命汤、侯氏黑散，及孙思邈《千金方》小续命汤等。这种治疗思想对中风临床一直具有指导意义。此外，年老气虚也易生内风，以上医家在强调气虚的同时也强调外邪的作用。不同的是，唐宋以后医家比较注重内因在中风发病中的作用。李东垣说："中风者，非外来风邪，乃本气病也。人年过四旬，气衰之际，或因忧喜忿怒伤其气者，多有此疾，壮岁之时无有也。"明代张景岳也认为："凡非风卒倒之证，无非气脱而然……凡病此者，多以素不能慎，或七情内伤，或酒色过度……先损一时之元气；或以年力衰迈，气血将离，则积损为颓，此发病之因也。"可见，年老元气衰弱，没有外来风邪的作用，也是可以导致中风的。《灵枢·天年》说："人生……五十岁，肝气始衰，肝叶始薄，胆汁始灭，目始不明。六十岁，心气始衰，苦忧悲，血气懈惰，故好卧。七十岁，脾气虚，皮肤枯。八十岁，肺气衰，魄离，故言善误。九十岁，肾气焦，四脏经脉空虚。"《内经》的论述说明，进入老年阶段之后，元气自衰，脏腑组织功能逐渐减退，这是必然的生理规律。由于年老体弱，元气虚衰，脑海空虚，失其所养，遂生内风；也可由于元气虚，无力帅血运行，导致脑脉瘀滞不通而发中风；或因年老气虚，致脾气亏虚，健运失职，聚湿生痰，痰郁化热，阻滞经络，蒙闭清窍，而发中风。张景岳认为，这种中风的特点在于"无邪"。"无邪者，病出乎脏，而精虚则气去，所以为眩运卒倒，气去则神去，所以为昏聩无知也。"治疗上，大抵以扶正补虚为要。急性期如标证明显，应酌情使用平肝熄风、清热化痰、活血通络之品，而祛风之品断不可用。"无邪者，救本不暇，尚可再为杂用以伤及正气乎！"再者，气虚血瘀乃中风之本。气为血帅，气行则血行。若气虚不足，无力帅血循环，血行无力，脉络瘀阻，肢体失养则中风偏枯。清代王清任就极力主张这种学说，后世称其为气虚血瘀论。《医林改错·半身不遂本源》说："若十分元气，亏二成剩八成，每半身仍有四成，则无病；若亏五成剩五成，每半身只剩二成半，此时虽未病半身不遂，已有气亏之症，因不痛不痒，人不自觉。若元气一亏，经络自然空虚，有空虚之隙，难免其气向一边归并。如右半身二成半，归并于左，则右半身无气；左半身二成半，归并于右，则左半身无气。无气则不能动，不能动名曰半身不遂。"治疗上，王清任认为应当补气活血为主，创立补阳还五汤，方中重用黄芪，以补亏损之元气，辅以桃仁、红花、当归、川芎等活血通络。时至今日，本方已成为临床上治疗中风不可缺少的重要方剂。

2. 中风与痰瘀

中医学认为，痰和瘀与中风的关系密切。《素问》云"仆击，肥贵人则膏粱之疾也""阳气者，大怒则形气绝，而血菀于上，使人薄厥"，明确提出嗜食膏粱厚味滋生痰湿、瘀血易患中风。朱丹溪云"湿土生痰，痰生热，热生风也""半身不遂大率多痰……在右属痰""在左属死血少血"，强调治中风与痰湿和瘀血的关系。《医方考》亦云："中风，手足不用，日久不愈者，经络中有湿痰死血也。"《张氏医通》更明确指出："凡瘫痪、半身不遂等证，皆伏痰留滞而然……不祛痰邪，病何由愈"。《明医杂著》曰："所以古人论中风偏枯麻木、酸痛、不举诸证，以气虚死血痰饮为言，言论其病之根源……以血病痰病为本也。"《血证论》也强调说："化其瘀滞则偏枯疾废自愈也。"诸多医家认识到痰瘀的中风发病机制中的重要作用。从现代研究来看，发生中风病的患者在血脂、血液流变学、动脉粥样硬化指数、微循环、血小板功能等卒中危险因素方面多存在异常，也从现代科学角度揭示了痰瘀学说的客观实在性和科学性。

中风病尤其是缺血性卒中多发生在中老年患者，而中老年人年龄偏高，人体脏腑功能衰退、气血阴阳亏虚，津液和血液的气化功能异常，易生瘀生痰。历代医家多认为瘀血是中风病急性期的一个主要病机，瘀血既是病理产物，又是致病因素。痰和瘀分别是津液和血不归正化的病理产物。津血在生理上是相互转化的。"津液调和，变化而赤为血""营气者，泌其津液，注之于脉，化而为血"。津血在生理上的密切联系导致了病理上的互相关联。《灵枢·百病始生》谓"凝血蕴里而不散，津液涩渗，着而不去而积皆成矣"。第一次阐述了痰瘀同病的病理现象。张仲景《伤寒杂病论》提出"血不利则为水"，进一步阐明了血津液代谢在病理上相互影响，相互转化的病理机制。据统计《金匮要略》中涉及痰瘀同病、痰瘀同治的方剂可占全部方证的三分之一以上。朱丹溪《丹溪心法》曰"痰挟瘀血，遂成窠囊"，更加明确了痰瘀同病的理念。清代叶天士创立了久病入络学说，对痰瘀相关学说做了进一步的创新发展。唐容川提出"须知痰水之壅，由瘀血使然，但去瘀血则痰水自消"，强调瘀血与痰的相互关联。

现代名医关幼波更明显指出："气属阳，痰与血同属阴，易于胶结凝固，气血流畅则津液并行，无痰以生。"气滞和气虚均可导致痰和（或）瘀内生，出现痰瘀同病的病理现象。瘀血内阻，津液凝聚，则痰浊内生。而痰浊内生，又易阻碍气机，气机不利则瘀血内生。《医学正传》说："津液稠粘，为痰为饮，积久渗久入脉中，血为之浊。"这说明痰瘀一旦生成，可互为因果，相互影响，导致痰瘀同生的恶性循环。

中风病可分为中经络、中脏腑，而总与络脉相关。络脉正是津与血相互转化的场所，因而一旦津或血的正常代谢失常，则易致痰瘀同病。因为痰来于津，瘀本乎血，津血在生理上同源，又能相互转化，即津注脉中而为血，血充脉外而为津。而血淤于脉外有成瘀，瘀久又可化水而成饮成痰。如《灵枢·邪客》所云："营气者，泌其津液，注之于脉，化以为血。"这种生理上的相互依存和相互转化的密切关系，必然导致在病理上紧密相关，即痰可生瘀，瘀可致痰。祝维峰认为由于痰和瘀在病理上密切相关，痰瘀同因，痰瘀互生，即痰可致瘀，瘀可致痰，因此，痰瘀互结是急性期病理变化的必然结果。故痰浊和瘀血往往相互胶结，相兼为病痹阻脉络者更为多见。中风病人急性期往往迅速或逐渐出现痰湿水浊内生之象，如神昏、头痛、苔厚腻、脉弦滑等，但这些症状的产生仍离不开瘀血内阻。因瘀血内阻，气机不畅可致津液不得正常输布、凝聚而成成痰成饮，即《金匮要略》所云"血不利则为水"。《血证论》云："血病不离乎水，水病不离乎血。"可见中风病急性期既要注重祛除瘀血，也要重视痰浊水湿为患，两者兼重。中风病恢复期邪气未尽，而虚象日渐明显。肝肾阴亏是中风病发病之主要病理基础，阴不敛阳则肝阳上亢，肾水亏虚，无以上济心火则致"心火暴盛"。阳化风动，化火挟痰挟瘀上蒙清窍，阻塞脑络则发中风。中风病恢复期病人因病后伤正，以致元气亏虚，肝肾精血更加亏损。元气为人体脏腑机能活动的原动力。王清任云："元气既虚，必不能达于血管无力，必停留而瘀。"即元气一虚，脏腑机能衰退则易内生痰浊瘀血。而肾精气不足，则血亦亏虚，血脉不充，血行迟缓亦致瘀。如《医宗粹言》谓："先因伤血，血逆则气滞，气滞则生痰，痰与血相聚，名曰瘀血挟痰……若素有郁痰所积，后因伤血，故血随蓄滞，与痰相聚，名曰痰挟瘀血。"中风病恢复期病人大多数表现为口眼歪斜、半身不遂，肢软乏力，舌质暗淡，脉弦细无力或弦滑，说明痰瘀往往相兼致病。在临床研究中，有学者对急性缺血性中风病人进行了舌象观察，多数存在舌质紫暗或有瘀斑，说明了中风病中痰瘀为患的现象。在急性中风病的证型辨证分析中，最多见的也是痰瘀互结型。

痰瘀同病，就当痰瘀同治，但同治之法又有所区别。痰瘀由同因所致者，其病因相同，或因气（气虚、气滞），或因寒热等，治疗就当审因论治，或调气或清热或温阳散寒。也可标本兼顾，治本同时兼以活血化痰；痰瘀互生者，治疗须分主次，由瘀致痰者，治瘀为主，由痰致瘀者，治痰为先，也有但治瘀或但治痰而使痰瘀共消者。如唐容川《血证论·咳嗽篇》中云："须知痰水之壅，由瘀血使然，但去瘀血则痰水自清。"

在用药方面，常用药物有泽泻、泽兰、白术、川芎、水蛭、桃仁、地龙、红花、茵陈、三七、石菖蒲等。泽泻，《本经》载"味甘，寒。入肾、膀胱经"，能够利水渗湿泄热，清相火。《本草纲目》记载泽泻"渗湿热，行痰饮，止呕吐、泻痢，疝痛，脚气"。泽兰，《本经》记载"味苦，微温"，入肝、脾经，功效有活血化瘀、行水消肿、解毒消痈，具有补而不滞，行而不峻，性质和平的特点。《雷公炮炙论》认为泽兰可"能破血，通久积"，对血瘀水阻所致的诸症皆有良效。泽泻入气分、利水渗湿而泄热，泽兰入血分、活血祛瘀、消散瘀滞，并能消肿利水，二药配合，气血同治，利水行血消肿，可用治水臌、血臌之腹水。白术健脾以升清阳，泽泻利水湿以降浊阴，二药相合，攻中寓补，补中寓攻，升清降浊，可健脾利湿。川芎味辛，性温，入肝、胆经，具有活血行气、燥湿搜风止痛、开郁调肝之功，辛温香窜，走而不守，能上行头巅，下达血海，外彻皮毛，旁通四肢，为血中之气药，既能活血祛瘀，又能行气开郁，兼能祛风止痛。泽兰行血祛瘀，川芎活血止痛、行气，二药相配，行而不峻，气血并治，行气活血祛瘀的作用更加显著。水蛭味苦、咸，性平，有毒，入肝、膀胱经，主要作用是破血活瘀、散结，力猛峻。《神农本草经》记载："水蛭味咸平。主逐恶血瘀血、破血瘕积聚……生池泽。"水蛭喜食血，性迟缓善入，迟缓则生血不伤，善入则坚积易破，借其力以攻积久之滞，自有利而无害也。地龙清热息风、通经活络除痹，水蛭与地龙相互配合可共奏活血化瘀通络之效。桃仁味苦、甘，性平，有破血散瘀、润燥滑肠的作用。红花辛，温，入心、肝经，《本草纲目》认为其能"活血润燥，止痛散肿，通经止痛"。桃仁与红花皆为活血祛瘀之药，配伍效果更佳。三七性温，味甘微苦，入肝、胃、大肠经，能够止血、散瘀、定痛，能通能补，功效最良。

中风病急性期属瘀水互结者，着重化瘀利水。对于临床上以神志昏蒙、头痛、恶心呕吐、舌黯红、苔黄腻、脉弦滑为主要临床表现者，治以活血利水为主，重用泽泻、泽兰、水蛭，佐以三七粉、茵陈、石菖蒲，活血止血，清肝利湿，化痰开窍；若腑实便秘明显则应通腑泻下，借阳明胃腑之势引血气下行，泻热调气使痰瘀热邪不得续生，可重用大黄、枳实泻热通腑，加葛根升脾胃清阳，山楂化痰消食，降中有升，升中有降，主次分明。中风恢复期，虚象日渐明显，临床上常见病后伤正，正气亏虚，邪气难去。祝维峰认为应在大补元气、补益肝肾精血的基础上，着力活血祛瘀通络，以恢复脏腑气血运转，同时辅以针灸调理气血，沟通阴阳则疗效更佳。用药上多采用黄芪以培补元气，用首乌、杜仲等补益精血，并在补虚的基础上，运用水蛭、桃仁、红花、川芎等祛瘀通络，再辅之以白术、陈皮、山楂等调理中焦，使正气得充，邪气得除，标本兼治，促进恢复期病人康复。

二、方证经验

1. 天麻钩藤饮

天麻钩藤饮出自《中医内科杂病证治新义》，为治风名剂。方药包括天麻、钩藤、石决明、栀子、黄芩、川牛膝、杜仲、益母草、桑寄生、夜交藤、茯神等药物，具有平肝熄风，清热活血，补益肝肾之功效。临床常用于治疗高血压病、急性脑血管病、内耳性眩晕等属于肝阳上亢，肝风上扰者。

【案例】

初诊日期：2018年3月10日　　　节气：惊蛰
姓名：陈××　　性别：男　　年龄：68岁　　民族：汉
婚否：已婚　　职业：退休　　居处环境：无特殊
主诉：右侧肢体麻木无力3天。

病史：3天前由座位起立时突感剧烈头晕，右侧肢体麻木无力、跌倒，伴有头痛目赤，气粗声高，恶心欲呕吐、神志恍惚，呼之不应。送至当地医院行颅脑CT示"左侧基底节区、内囊出血"，予以静脉滴注甘露醇、胞磷胆碱改善循环、营养神经等处理后，病情无明显好转。就诊时见患者嗜睡，头痛、恶心、心烦，气粗声高，腹胀满，大便4日未解，痰多，黄白相间，痰黏难咳，目稍赤，纳少，平素怕热，体胖，易目赤，眼干，耳鸣，喜食肥甘，舌质黯红，苔黄腻，脉弦滑，脉左寸稍浮。既往有高血压、高血脂病史。神经科查体：右侧肢体偏瘫（肌力0级），肌张力增高，腱反射稍亢进，脑神经检查未见明显异常，病理征（+）。

中医诊断：中风（肝阳上亢）。

西医诊断：脑出血。

辨证分析：由于痰和瘀在病理上密切相关，痰瘀同因，痰瘀互生，即痰可致瘀，瘀可致痰，因此，痰瘀互结是急性期病理变化的必然结果。故痰浊和瘀血往往相互胶结，相兼为病，痹阻脉络者更为多见。中风病人急性期往往迅速或逐渐出现痰湿水浊内生之象，如神昏、头痛、苔厚腻、脉弦滑等。患者68岁，为老年男性，平素怕热，体胖，易目赤耳鸣，既往有高血压，为肝阳偏亢之象；该患者体胖、喜食肥甘体丰痰盛之体、痰多且黄白相间、痰黏难咳大便不通则为痰瘀互结、腑气不通；心烦、目赤、耳鸣、气粗声高、脉左寸稍浮乃肝阳上亢、心火上炎所致；易目赤、眼干、耳鸣为肝血虚不能滋润濡养孔窍。结合脉症，可知该患者为平素肝血虚，肝阳偏亢、痰饮素胜，此次发病为肝阳暴亢，化火挟痰瘀，气血并逆于上。此病看似病症错杂，病机却都在肝血虚、肝阳偏亢之中。

治法：平肝潜阳，祛痰通腑。

处方：天麻钩藤饮加减（4剂）。

天麻 9 g	钩藤（后下）15 g	石决明 30 g	川牛膝 9 g
黄芩 9 g	栀子 9 g	夏枯草 9 g	桑寄生 12 g
杜仲 12 g	泽泻 30 g	泽兰 15 g	枳实 12 g
厚朴 9 g	石菖蒲 12 g	胆南星 12 g	麦冬 10 g
西洋参 12 g	浙贝母 10 g		

水煎服，每日1剂。

二诊：上方3剂，神志转清，眼干、目赤明显好转，大便日2次，质软，腹胀减轻，余症不减。舌红苔腻，脉弦滑。予原方，改枳实9 g，续服6剂。

三诊：自述神清，除肢体无力，余症皆有所好转，口苦黏腻，梦多，不欲饮食，稍有恶心。原方加陈皮12 g、半夏9 g。白术12 g，莲子心9 g，继服6剂。嘱其注意平时调养，清淡饮食，保持情绪稳定。

按语："阴虚阳亢、肝风内动"是中风的主要病机。"内伤积损"是其主要病因。《景岳全书》云："阴亏于前，而阳损于后，阴陷于下，而阳泛于上，以致阴阳相失……猝然仆倒。"证属本虚标实，肝血虚，肝阳上亢。《灵枢·天年》说："人生……五十岁，肝气始衰，肝叶始薄，胆汁始灭，目始不明。六十岁，心气始衰，苦忧悲，血气懈惰，故好卧。七十岁，脾气虚，皮肤枯。八十岁，肺气衰，魄离，故言善误。九十岁，肾气焦，四脏经脉空虚。"《内经》的论述说明，进入老年阶段之后，元气自衰，脏腑组织功能逐渐减退，患者年过古稀，"人过四十，而阴气自半"，该患者肝肾阴亏，水不涵木，肝血虚、肝阳偏亢，相火妄动。腑实便秘明显，应通腑泻下，借阳明胃腑之势引血气下行，泻热调气使痰瘀热邪不得续生。天麻、钩藤、石决明平肝熄风、平抑肝阳，麦冬、西洋参为生津养液之药，育阴潜阳，"壮水之主，以制阳光"。川牛膝滋养肝肾阴血，"阴虚为本者，其治之有统，统于肺也"，养阴药皆归肺经，用浙贝母、石菖蒲、胆南星、麦冬等养阴与化痰通络药以治痰瘀，黄芩、枳实、厚朴辛开苦降，利窍祛痰通腑，泽泻、泽兰祛瘀利水。全方的配伍特点是平抑肝阳与滋阴祛痰药同用，以适应肝血虚、肝阳偏亢、痰瘀互结的复杂症侯。本方以天麻、钩藤、生决明之平肝祛风降逆为主，辅以清降之栀子、黄芩，活血之牛膝，滋肝肾之桑寄生、杜仲等，滋肾以平肝之逆，意在平抑肝阳，滋补肝肾。如此，使肝肾得滋养，肝阳不上亢，辅之以化痰通腑，则痰瘀得清；气机升降平衡，降中有升，升中有降，主次分明，则利于潜阳滋阴以治本。

2. 补阳还五汤

补阳还五汤出自清代王清任的《医林改错》。原文说："此方（补阳还五汤）治半身不遂，口眼歪斜，语言謇涩，口角流涎，大便干燥，小便频数，遗留不禁。补阳还五汤：黄芪四两，生，归尾二钱，赤芍钱半，地龙一钱，去土，川芎一钱，桃仁一钱，红花一钱。"本方的特点是以大剂补气药配以少量活血通络之品，使元气大振，鼓动血行，活血不伤血，共奏补气活血通络之功。

【案例】

初诊日期：2017年12月19日　　节气：大雪

姓名：刘××　　性别：男　　年龄：76岁　　民族：汉

婚否：已婚　　职业：退休　　居处环境：无特殊

主诉：头疼伴言语謇涩、左侧肢体偏瘫1个月余。

病史：患者1个月前爬山后突发头疼，言语謇涩，左侧肢体无力，右侧口角流涎，就诊于当地西医院，查头颅MR示"①左侧脑桥、左侧基底节区、右侧半卵圆中心多发脑梗死；②老年脑改变"。经住院治疗1月，病情稳定出院，但遗留言语不利，左侧肢体活动乏力，全身乏力，胸闷气短，声低，伴有下肢关节疼痛。左侧肢体肌力3（-）级，肌张力略增强。来我院就诊以求进一步治疗。现症见：时有头晕伴有头部隐痛，言语謇涩，左侧肢体偏瘫，不能抵抗重力，伴有轻微麻木，右侧口角流涎，乏力，气短，嗳气善太息，口干，无口苦，偶有咳嗽，咳黄黏痰，腰痛，无畏寒肢冷，易急躁，纳少，时有恶心，眠差，近3天无大便，尿黄，每夜1次。神经科查体：双侧瞳孔等大等圆，对光反射存在。咽反射存在，左侧肢体肌力3（-）级，肌张力略增强，左侧肢体、左侧面部感觉异常，病理征（+）。平素易感冒，体力差。舌暗淡，有瘀点，苔薄黄略浊，脉沉细涩。既往史：有短暂性脑缺血发作（TIA）发作史，高血压病病史20年余，血压最高200/110～95 mmHg，现在口服硝苯地平缓释片治疗，血压控制情况不详。

中医诊断：中风（气虚血瘀络阻）。

西医诊断：①脑梗死；②高血压病3级（极高危组）。

西医：继续给予阿司匹林肠溶片、阿托伐他汀钙片、硝苯地平缓释片等，治疗方案不变。

辨证分析：患者76岁，为老年男性；患者平素易感冒、乏力是为形胜气虚之象。该患者咳嗽、痰多、痰黏难咳、大便不通则为痰瘀互结，腑气不通；乏力，气短，嗳气善太息乃中气亏虚所致；口干、眠差为虚火妄动；腰疼、肢体麻木、无力为气虚不足以运行血脉，肢体不得濡养，既有"不通而痛"，又有"不荣而麻木"。结合舌暗，有瘀点、脉沉细涩等症，可知此该患者为气虚痰瘀络阻以致面部、肢体麻木、无力。

治法：补气活血通络、化痰通络。

处方：补阳还五汤加减（5剂）。

生黄芪60 g	地龙12 g	桃仁12 g	红花12 g
当归尾20 g	川芎18 g	赤芍12 g	鸡血藤30g
泽兰10 g	天麻10 g	清半夏12 g	茯苓18 g
生甘草10 g	胆南星12 g	枳实12 g	陈皮15 g
大枣20 g			

水煎服，每日1剂。

二诊：患者头晕头部隐痛减轻，自觉气力增加，气短、善太息、情况基本痊愈。咳嗽、咳痰好转，腰痛、肢体麻木明显减轻，睡眠质量较之前提高。大便日行1次。仍有左侧肢体肌力乏力，言语蹇涩、口角流涎、舌暗淡，苔黄，脉沉细。方用补阳还五汤合黄芪桂枝五物汤：原方改当归尾为30 g、川芎为20 g、赤芍为30 g、陈皮为18 g，加桂枝30 g、生姜10 g。水煎服，每日1剂，分2次早晚服用。嘱患者配合适当功能康复锻炼及针灸。14剂后患者言语较之前明显改善，左侧肌力可达4级，现能借助一拐杖行走。继续守方治疗2个月后，口角流涎减少，语言表达较清晰，四肢活动可，生活可自理。

按语：中风恢复期，虚象日渐明显，临床上常见病后伤正，正气亏虚，邪气难去。《医林改错·半身不遂本源》说："若十分元气，亏二成剩八成，每半身仍有四成，则无病；若亏五成剩五成，每半身只剩二成半，此时虽未病半身不遂，已有气亏之症，因不痛不痒，人不自觉。若元气一亏，经络自然空虚，有空虚之隙，难免其气向一边归并。如右半身二成半，归并于左，则右半身无气；左半身二成半，归并于右，则左半身无气。无气则不能动，不能动名曰半身不遂。"祝维峰认为应在大补元气，补益肝肾精血的基础上，着力活血祛瘀通络，以恢复脏腑气血运转。用药上多采用黄芪以培补元气，首乌、杜仲等补益精血，并在补虚的基础上，运用水蛭、桃仁、红花、川芎等祛瘀通络，再辅之以白术、陈皮、山楂等调理中焦，使正气得充，邪气得除，标本兼治，促进恢复期病人康复。本案患者症见时有头晕，伴有头部隐痛，言语蹇涩，左侧肢体偏瘫，不能抵抗重力，伴有轻微麻木，右侧口角流涎，乏力，气短，嗳气善太息，近3天未解大便，舌暗淡，符合补阳还五汤的方证，故用之以补气活血通络。川芎味辛，性温，入肝、胆经，具有活血行气、燥湿搜风止痛、开郁调肝之功，辛温香窜，走而不守，能上行头巅，下达血海，外彻皮毛，旁通四肢，为血中之气药，既能活血祛瘀，又能行气开郁，兼能祛风止痛。泽兰行血祛瘀，川芎活血止痛、行气，二药相配，行而不峻，气血并治，行气活血祛瘀的作用更加显著。重用黄芪等培补元气之药，使气旺则血活，血活则瘀除。水蛭味苦、咸，性平，有毒，入肝、膀胱经，主要作用是破血活瘀、散结，力猛峻。地龙清热息风、通经活络除痹。桃仁味苦、甘，性平，有破血散瘀、润燥滑肠的作用。红花辛、温，入心、肝经，《本草纲目》记载有"活血润燥，止痛散肿，通经止痛"的作用。桃仁与红花皆为活血祛瘀之药，配伍效果更佳。天麻平肝祛风；鸡血藤、地龙活血补血通络，舒利筋脉；陈皮、半夏调理中焦，茯苓、胆南星祛痰利水。方中当归尾、川芎、桃仁、红花、赤芍旨在加强活血化瘀，补气通络。全方共奏补气升阳、活血化瘀、通络止痛、舒通脑络之功。

3. 镇肝熄风汤

镇肝熄风汤出自《医学衷中参西录》，其云："治内中风证，其脉弦长有力，或上盛下虚，头目时常眩晕，或脑中时常作疼发热，或目胀耳鸣……至于颠仆，昏不知人，移时始醒，或醒后不能复原，精神短少，或肢体痿废，或成偏枯。"方中怀牛膝归肝肾经，入血分，性善下行，故重用以引血下行；代赭石之质重沉降，镇肝降逆；龙骨、牡蛎、龟板、白芍益阴潜阳，镇肝熄风；玄参、天冬滋阴清热；合龟板、白芍滋水以涵木，滋阴以柔肝；同时用茵陈、川楝子、生麦芽清泄肝热，疏肝理气；甘草调和诸药；生麦芽能和胃安中，以防金石类药物碍胃。现临床常用于治疗高血压、脑血栓形成、脑溢血、血管神经性头痛等属于肝肾阴虚、肝风内动者。

【案例】

初诊日期：2018年3月4日　　节气：惊蛰
姓名：刘××　　性别：男　　年龄：63岁　　民族：汉
婚否：已婚　　职业：退休　　居处环境：无特殊
主诉：左侧肢体无力1个月余。
病史：1个月前晨起后出现左侧肢体无力，跌倒在地，头晕、头痛、眼花，语言流利，神志恍惚，呼之不应。送至区级医院行颅脑CT示"右侧基底节区梗死灶"，予改善循环、营养神经、降压、降脂稳斑等处理，病情稳定后出院，出院后仍有左侧肢体无力，就诊时患者诉头晕眼花，烦躁易怒，目稍赤，眼干，耳鸣，纳少，大便干，舌质红，苔少微黄，脉弦细数。既往有高血压、高血脂病史。

体查：血压 180/105 mmHg，左侧肢体肌力 3 级，患侧腱反射亢进，肌张力增高。脑神经检查未见明显异常，病理征（+）。

中医诊断：中风（肝肾阴虚）。

西医诊断：脑梗死。

辨证分析：中风病尤其是缺血性卒中多发生在中老年患者，而中老年人年龄偏高，人体脏腑功能衰退、气血阴阳亏虚，津液和血液的气化功能异常。"无邪者，病出乎脏，而精虚则气去，所以为眩运卒倒，气去则神去，所以为昏聩无知也。"治疗上，大抵也应以扶正补虚为要。患者 63 岁，为老年男性，既往高血压为肝肾阴虚、肝阳偏亢之象；眼干、耳鸣为肝血虚不能滋润濡养孔窍；烦躁易怒、头晕眼花、大便干，为阴虚火盛之象；结合脉症，舌质红，苔少微黄，脉弦细数，可知此该患者为肝肾阴虚，肝阳偏亢。此次发病为阴虚阳亢而致气血并逆于上。此病症状明显，病机为阴虚阳亢，气血逆乱。

治法：滋阴潜阳，镇肝熄风。

处方：镇肝熄风汤加减（6 剂）。

川牛膝 30 g	代赭石 20 g	海浮石 20 g	羚羊角（先煎）5 g
白芍 20 g	玄参 20 g	钩藤（后下）20 g	石决明（先煎）30 g
龟板（先煎）30 g	黄连 6 g	栀子 9 g	麦冬 10 g
西洋参 12 g	石菖蒲 12 g	厚朴 9 g	甘草 10 g

水煎服，每日 1 剂。

二诊：上方 6 剂，急躁易怒、目赤明显好转，大便日 1 次，质软，食欲好转，余症不减。舌红苔少，脉弦滑。予原方，改厚朴 6 g，加川芎 9 g、白术 12 g、陈皮 12 g，续服 6 剂。嘱其注意平时调养，清淡饮食，保持情绪稳定。

按语：《灵枢·天年》说："人生……五十岁，肝气始衰，肝叶始薄，胆汁始灭，目始不明。六十岁，心气始衰，苦忧悲，血气懈惰，故好卧。七十岁，脾气虚，皮肤枯。八十岁，肺气衰，魄离，故言善误。九十岁，肾气焦，四脏经脉空虚。"《内经》的论述说明，进入老年阶段之后，元气自衰，脏腑组织功能逐渐减退。证属本虚标实，肝肾阴虚以致阴虚阳亢，携气血逆乱于上。该患者肝肾阴亏，水不涵木，阴虚阳亢。"治中风，又当以真阴虚为本。"故川牛膝为君，入肝肾，引血下行，滋养肝肾阴血；代赭石、海浮石质重沉降合川牛膝引气血下行，加强重镇降逆之效；钩藤、石决明平肝熄风；平抑肝阳；麦冬、西洋参生津养液之药，育阴潜阳；龟甲、白芍滋水涵木；玄参、麦冬滋阴清热。以上诸药共奏滋阴潜阳之功，以"壮水之主，以制阳光"，上药共为臣药。佐以黄连泻心火，甘草调和诸药，意在滋补肝肾，育阴潜阳，使气机升降平衡。

4. 星蒌承气汤

星蒌承气汤是王永炎教授针对中风痰热腑实证所创的方剂，方用全瓜蒌清热化痰散结，利大肠，使痰热下行；胆南星熄风解痉，也有清化痰热的作用。二味合用清化痰热，散结宽中。生大黄苦寒峻下，荡涤胃肠积滞；芒硝咸寒软坚，润燥散结，助大黄以通腑导滞。本方在临床中取得显著效果。

【案例】

初诊日期：2018年7月12日　　　节气：大雪

姓名：张××　　性别：男　　年龄：60岁　　民族：汉

婚否：已婚　　职业：退休　　居处环境：无特殊

主诉：言语不利，右侧肢体活动失灵4天余。

病史：4天前晨起后出现言语不利，右侧肢体无力，神志恍惚，呼之不应。送至我院就诊，行颅脑CT示"左侧基底节区少量出血，腔隙性脑梗死"，予改善循环、营养神经、降压、降脂稳斑等处理，现症见，患者嗜睡，呼之可应，右侧肢体无力，言语含糊不清，易呛咳，痰多色白，口干、口苦，大便3日未解，舌质红，边有瘀斑，舌苔黄腻，脉滑。

体查：血压150/95 mmHg，腹胀大，无压痛，无移动性浊音，构音障碍，咽反射减弱，伸舌右偏，右侧肢体肌力2级，腱反射亢进，肌张力增高。余脑神经检查未见明显异常，病理征（+）。

中医诊断：中风（痰热腑实）。

西医诊断：脑出血。

辨证分析：气属阳，痰与血同属阴，易于胶结凝固，气血流畅则津液并行，无痰以生，气滞和气虚均可导致痰和（或）瘀内生，出现痰瘀同病的病理现象。瘀血内阻，津液凝聚，则痰浊内生。而痰浊内生，又易阻碍气机，气机不利则瘀血内生。《医学正传》说："津液稠粘，为痰为饮，积久渗久入脉中，血为之浊。"这说明痰瘀一旦生成，可互为因果，相互影响，导致痰瘀同生的恶性循环。

患者60岁，发病时神志恍惚，呼之不应，现嗜睡，呼之可应，大便3日未行，考虑浊气不降，上蒙清窍；患者痰多、口干、口苦，考虑内有痰热互结，结合脉症，舌质红，边有瘀斑，舌苔黄腻，脉滑，可知此该患者为痰热腑实之证，气血逆乱，浊气不降，加重清窍被蒙，以致神志恍惚、嗜睡。中风病急性期既要注重祛除瘀血，也要重视痰浊水湿为患，两者兼重。此时，应注意保护正气的基础上，通腑泄热，化痰祛瘀。

治法：通腑泄热，化痰祛瘀。

处方：星蒌承气汤加减（2剂）。

瓜蒌 10 g	胆南星 10 g	生大黄 10 g	芒硝 10 g
栀子 10 g	法半夏 10 g	竹茹 10 g	菊花 10 g
钩藤（后下）20 g	栀子 9 g	麦冬 10 g	石菖蒲 12 g
火麻仁 6 g			

水煎服，每日1剂。

二诊：方1剂，解大便1次，质较硬，神志转清，言语不利，活动乏力不减。舌红，边有瘀斑，苔黄，脉弦滑。予原方，改生大黄、芒硝为6 g，加白术 12 g、陈皮 12 g，续服2剂。嘱其注意平时调养，清淡饮食，保持情绪稳定。

按语：证属痰热腑实之证，痰热互结，逆乱气血，腑气不通，浊气不降，清窍被蒙。痰瘀同病，就当痰瘀同治，但同治之法又有所区别。痰瘀由同因所致者，其病因相同，或因气（气虚、气滞），或因寒热等，治疗就当审因论治，或调气或清热或温阳散寒。也可标本兼顾，治本同时兼以活血化痰；痰瘀互生者，治疗须分主次，由瘀致痰者，治瘀为主，由痰致瘀者，治痰为先，也有但治瘀或但治痰而使痰瘀共消者。如唐容川《血证论·咳嗽篇》中云："须知痰水之壅，由瘀血使然，但去瘀血则痰水自清。"腑实便秘明显应通腑泻下，借阳明胃腑之势引血气下行，泻热调气使痰瘀热邪不得续生。星蒌承气汤由全瓜蒌、胆南星、生大黄、芒硝组成，泻下作用猛烈。患者热象不甚，加栀子清热；年老体弱津亏，加麦冬养阴生津，火麻仁润肠通便，加石菖蒲与竹茹以祛痰气。诸药共用，承顺失降胃气，以恢复其主降的功能；清化热痰浊毒，防止痰热化风，风痰上扰，窍闭神昏诸证。但应中病即止，不可尽剂，以防伤正。

5. 身痛逐瘀汤

身痛逐瘀汤出自《医林改错注释》，用于肩痛、臂痛、腰腿痛，或周身疼痛、经久不愈者。方中桂枝、姜黄、当归、川芎、桃仁、红花、没药、五灵脂、地龙等均为活血化瘀药物。当归、桃仁、川芎、红花活血养血；地龙、地鳖虫通络止痛；白芥子、羌活祛风除湿；牛膝、延胡索引经止痛；麦芽护胃。诸药合用，具有祛风除湿、活血化瘀、通痹止痛之效。主要用于肩痛、臂痛、腰腿痛，或周身疼痛，经久不愈者。

【案例】

初诊日期：2018年1月19日　　　节气：小寒

姓名：王××　　性别：男　　年龄：62岁　　民族：汉

婚否：已婚　　职业：退休　　居处环境：无特殊

主诉：右侧肢体活动不利2个月，伴肩背痛2周。

病史：患者2个月前患者洗澡后无明显诱因感右侧肢体活动不利，伴头晕，无视物旋转，无恶心呕吐，送当地医院，当时血压200/100 mmHg，查头颅CT示"脑干、右侧丘脑、双侧基底节及左侧小脑梗塞灶及软化灶"。经住院治疗2个月，病情稳定出院，但遗留右侧肢体活动乏力。左侧肢体肌力Ⅲ-级，肌张力略增强。来我院就诊以求进一步治疗。现症见：神疲，乏力，胸闷气短，右侧肢体活动不利，伴有肩背部隐痛、刺痛2周，时有头晕伴有头部隐痛，口干，无口苦，无畏寒肢冷，易急躁，纳少，时有恶心，眠差，二便可。神经科查体：双侧瞳孔等大等圆，对光反射存在。咽反射存在，口角无偏斜，悬雍垂基本居中，偏瘫步态，言语无明显障碍，左侧肌力Ⅴ级，右侧上肢肌力Ⅱ级，右侧下肢肌力Ⅳ-级，右下肢伸肌张力增高，右膝腱反射亢进，双侧肢体感觉存在，右病理征（+）。舌暗红，有瘀点，苔薄黄略浊，脉沉弦。既往史：有卒中史，高血压病病史。现在口服硝苯地平缓释片治疗，血压控制情况不详。

中医诊断：中风 – 中经络（瘀血阻络）。

西医诊断：①脑梗死；②高血压病3级（极高危组）。

西医：继续给予阿司匹林肠溶片、阿托伐他汀钙片、硝苯地平缓释片等，治疗方案不变。

辨证分析：患者62岁，为老年男性，发病与气血逆乱，挟风上扰相关。患者神疲、乏力为形胜气虚之象，乃中气亏虚所致；口干、眠差为虚火妄动、腰疼、肩部不适为血脉淤滞且气虚不足以运行血脉，肢体不得濡养，既为"不通而痛"；结合舌暗、有瘀点、脉沉细涩等症，可知此该患者为气血不足，瘀阻脉络。

治法：活血行气，祛瘀通络，熄风止痛。

处方：身痛逐瘀汤加减（5剂）。

秦艽 10g	川芎 10g	桃仁 10g	红花 5g
甘草 6g	羌活 6g	没药 6g	当归 10g
五灵脂 6g	香附 10g	怀牛膝 10g	地龙 6g
生黄芪 30 g	鸡血藤 30g	胆南星 10 g	陈皮 15 g
大枣 10 g			

水煎服，每日1剂。

二诊：患者诉渐觉肩背、腰部疼痛有所好转，自觉气力增加，睡眠质量较之前提高。大便日行1次。仍有右侧肢体肌力乏力，舌暗淡，苔黄，脉沉弦。方用身痛逐瘀汤加减合补阳还五汤加减：原方改当归尾为30 g、川芎为20 g、陈皮为18 g，加桂枝30 g、栀子6 g、半夏9 g。共10剂，水煎服，每日1剂，分2次早晚服用。嘱患者配合适当功能康复锻炼及针灸。

三诊：上剂服完，患者虽仍有右侧肢体活动不利，但活动耐受力增高，肩部疼痛明显好转，腰部仍有隐痛，夜间加重，口不苦，舌暗红，苔薄黄，脉弦。谨守首诊身痛逐瘀汤方药，加杜仲10 g、桑寄生30 g、山药10 g、附子6 g、狗脊10 g。共10剂，水煎服，每日1剂，分2次服。患者诉生活质量明显提高，肩背部、腰部疼痛好转，借助工具可缓慢平稳散步。

按语：中风恢复期，虚象日渐明显，临床上常见病后伤正，正气亏虚，邪气难去。根据中风患者的具体表现，可知中风偏瘫后肩痛主要病因为瘀血阻络，或夹杂外邪侵袭，造成经脉气血阻塞不畅，不通则痛，故治疗中风偏瘫后肩背痛应以活血、行气、止痛为原则。祝维峰认为应在大补元气、行气活血止痛基础上培补脾肾精，着力活血祛瘀通络，以促进气血运转。身痛逐瘀汤中，秦艽能入血中，搜除风湿，使邪去血和筋脉利；川芎、五灵脂、没药活血生肌化瘀止痛；桃仁、红花活血祛瘀止痛；地龙行血通络止痛、利尿消肿；怀牛膝养肝补肾，使肝血得生，肾精得充，则筋骨自健，关节络利；羌活散寒祛风，胜湿止痛；当归辛温甘润补血养血；黄芪甘温纯阳、补诸虚不足，气血亏虚者非重用不能见其效，故重用黄芪大补肺脾之气，资气血生化之源；加之杜仲、寄生、狗脊、附子补肾助阳、平肝通络、祛风除湿、强腰肾。对于中风后气血虚弱，瘀滞脉络伴肩背、腰部疼痛疗效显著。同时，脾胃乃气血生化之源，应时时注意顾护脾胃，故在培补元气、活血通络时，多配合陈皮、山药、半夏、茯苓等药物，使气血之源得充，驱邪得以速效。

6. 血府逐瘀汤

血府逐瘀汤为清代王清任《医林改错》中所创的活血化瘀代表方剂之一，由桃仁、红花、枳壳、生地黄、当归、赤芍、柴胡、甘草、桔梗、川芎、牛膝11味药组成。原书记载所治症目颇多，如头痛、胸痛、胸不任物、胸任重物、食自胸右下、心里热、急躁、夜睡梦多、呃逆、饮水即呛、不眠、心慌、夜不安、肝气病等。有活血祛瘀、疏肝清热之效。后世临床上凡辨证为气滞血瘀、阻滞不通之证者，皆可选用血府逐瘀汤加减治疗，以扩大其应用范围。

【案例1】

初诊日期：2018年2月22日　　节气：雨水
姓名：黄××　　性别：男　　年龄：43岁　　民族：汉
婚否：已婚　　职业：工人　　居处环境：无特殊

主诉：外伤脑出血后头痛、失眠4个月余。

病史：患者4个月前因骑摩托车摔倒在路边，意识不清，被行人送至当地人民医院，行头颅CT示"左侧颞顶部急性硬膜下血肿"。体查：神志昏迷，双侧瞳孔散大，直径6 mm，光反应消失，右耳、鼻、口腔均有血性液流出。于该院行开颅手术，后逐渐恢复，住院期间出现间断性幻听，复查CT示"左颞叶脑挫裂伤处脑内血肿形成"，量约30 mL，且伴有中线移位1 cm左右，有手术指征，予再次行血肿清除手术，后经对症处理，症状平稳后出院。患者住院期间及出院后伴有失眠，曾服安眠药治疗，近期服药仍不能入睡。现患者为求进一步治疗特来我处。现症见面色晦暗，失眠，甚则彻夜不眠，恶梦多，易急躁，时有头疼，于外伤处深部，伴头部、胸部昏沉感，无恶心呕吐，无腹痛腹泻。神经科查体：双侧瞳孔等大等圆，对光反射存在，面部、躯体感觉对称无异常，病理征（−）。既往体健。口苦，口干，纳差，大便2天未行，唇紫舌紫暗，边有瘀斑，苔黄，脉弦涩。

中医诊断：中风－中经络（瘀血阻络）。

西医诊断：①硬膜下出血；②脑出血。

辨证分析：患者43岁，为中年男性，发病与外伤后，气血逆乱，血脉瘀阻相关。患者头痛，痛处固定，不转移，多为刺痛，且发病后患者面色晦暗，唇紫舌紫暗，边有瘀斑是为瘀血阻滞之象并与脉象相符。口干，乃瘀血阻滞，津液不得上乘濡养，口苦、急躁、苔黄为瘀血停滞，少阳之火不降。结合患者外伤史，脉症结合考虑因瘀血而致"不通而痛"及失眠。治宜在活血化瘀，通腑开窍基础上加以安神宁心。

治法：活血化瘀、开窍止痛，宁心安神。

处方：血府逐瘀汤加减（6剂）。

桃仁 12 g	红花 9 g	当归 9 g	生地黄 9 g
川牛膝 9 g	川芎 6 g	桔梗 6 g	赤芍 6 g
枳壳 10 g	甘草 6 g	柴胡 6 g	大黄 6 g
胆南星 10 g	龙骨 30 g	牡蛎 30 g	酸枣仁 30 g
夜交藤 15 g			

水煎服，每日1剂。

二诊：患者诉头痛有所好转，夜间明显减轻，睡眠质量较之前提高。大便日行1次。仍有头部刺痛，口苦、易烦躁，舌暗，苔黄，脉沉涩。在上方基础上加减：原方加栀子10 g、半夏9 g。共10剂，水煎服，每日1剂，分2次早晚服用。嘱患者适当活动。

三诊：上剂服完，患者口苦，心烦改善明显，头部仍有刺痛，次数及发作时间减少，口不苦，纳少，舌暗红，苔薄黄，脉弦。谨守首诊方药，加陈皮10 g、半夏10 g、山药10 g，共10剂，水煎服，每日1剂，分2次服。后复诊诉头痛渐可耐受，嘱继续服药治疗。

按语：患者卒中后头痛，失眠，结合脉症主要考虑为外伤致瘀，瘀血阻滞，造成经脉气血阻塞不畅，不通则痛，故治疗以活血、行气、止痛、安神为原则。应在活血化瘀止痛基础上培着力宁心安神，以促进气血恢复。同时，痰瘀多夹杂致病，久病易痰瘀互结，故用药上多使用祛瘀化痰药配伍。患者少阳之火不降而口苦，失眠，易怒，配合柴胡、龙骨、牡蛎、酸枣仁，以清少阳之火，并重镇安神，养心清热。久病伤正，脾胃乃气血生化之源，应时时注意顾护脾胃，故在活血通络时，多配合陈皮、山药、半夏等药物，使气血之源得充，驱邪得以速效。

【案例2】

初诊日期：2018年3月18日　　　　节气：惊蛰

姓名：姜××　　性别：男　　年龄：72岁　　民族：汉

婚否：已婚　　职业：退休　　居处环境：无特殊

主诉（代）：右肢无力伴失眠，口眼歪斜1年余。

病史：患者1年前在家休息时无明显诱因下出现右侧肢体无力，麻木感，不能行走，不能言语，口角歪向右侧，流涎，无头痛，去××县人民医院就诊，查头颅CT示"脑梗死"，予"抗血小板、稳定斑块、降压"治疗

（具体不详），约2小时后症状好转，但之后再次出现上述症状，均能大部分好转，好转后能言语、能行走，1天后再次出现上述症状，今仍不能缓解，查头颅CT示"脑梗死"。查体：肌力：右上肢屈伸肩肌力Ⅰ级，屈伸肘肌力0级，屈伸腕肌力0级，右手手指无自主屈伸；右下肢屈伸髋肌力Ⅰ+级，屈伸膝肌力Ⅰ级，屈伸踝肌力0级，足趾无自主活动；左侧肢体肌力约Ⅳ级。四肢被动关节活动度正常范围。肌张力：右上肢肌张力Ⅱ级，右下肢肌张力Ⅰ级；左侧肢体肌张力正常。腱反射：右（+），左（++）；巴氏征：右（+），左（-），不能独立坐、站立及行走。口角歪向右侧，流涎，言语不清，经治疗后出院。现症见：意识清，精神可，肢体活动不利，口角歪向右侧，流涎，吞咽困难，饮水呛咳，小便无殊，大便未解，体重无明显下降。面色暗，口干，但欲饮水不欲咽。查体：鼻唇沟、口角不对称，咽反射减弱，右侧肢体肌力Ⅱ级，左侧肢体Ⅳ-，右侧肌张力+++，左侧肢体肌张力正常。病理征（+）。既往有高血压病病史15年，最高血压不详，服用药物治疗。15年前有脑梗死病史，表现为右侧肢体无力，在某县人民医院治疗好转后出现脑出血，治疗好转能行走，生活可自理。平时有胸闷症状，具体不详，服用速效救心丸治疗。口干，纳一般，眠差，二便可，唇紫，舌暗红，苔黄，脉弦滑。

中医诊断：中风-中经络（瘀血阻络）。

西医诊断：①急性脑梗死；②高血压病3级（极高危组）。

辨证分析：患者72岁，为老年男性，发病与肝风内动，气血逆乱，挟痰上扰相关；患者中风日久，肢体活动不利，面瘫病程长，久病多成瘀，且久病多入络而致患者病情迁延难愈；发病后患者面色晦暗，唇紫舌暗，是为瘀血阻滞之象并与脉象相符；口干，为瘀血阻滞，津液不得上乘濡养；口苦、苔黄为瘀血停滞化火；结合患者脉症结合考虑因瘀血而致"不通"及"不荣"，故患者易胸闷，肢体及面部失养。治宜在活血化瘀通络基础上加以益气祛风化痰。

治法：活血化瘀通络，益气祛风化痰。

处方：血府逐瘀汤加减（6剂）。

桃仁12 g	红花9 g	当归9 g	生地黄9 g
川牛膝9 g	川芎6 g	桔梗6 g	赤芍6 g
枳壳10 g	甘草6 g	柴胡6 g	胆南星10 g
全蝎6 g	蜈蚣6 g	僵蚕3 g	黄芪30 g
桂枝9 g			

水煎服，每日1剂。

二诊：患者诉面部拘紧感减少，仍有口苦，易心烦，易烦躁，舌暗，苔黄，脉沉涩。在上方基础上加减：原方加栀子10 g、黄连6 g。共10剂，水煎服，每日1剂。嘱患者适当活动。

三诊：上剂服完，患者口苦，心烦改善明显，胸闷减少，纳少，眠一般，舌暗红，苔薄黄，脉弦。谨守首诊方药，加龙骨30 g、牡蛎30 g、陈皮10 g、半夏10 g，共10剂，水煎服，每日1剂。后复诊面部歪斜减轻，胸闷不适好转，气力增加，嘱继续服药治疗。

按语：患者卒中后面瘫，失眠，结合脉症主要考虑为肝风挟痰，气血逆乱造成经脉气血阻塞不畅，不通则痛，故治疗以活血、行气、止痛、祛痰、安神为原则。祝维峰多年临床经验认为，对于脑梗面瘫患者应在活血化瘀基础上祛风化痰方有速效。故用药多配伍胆南星、半夏、茯苓等药物；同时，强调"治风先治血，血行风自灭"，故时时注意补益气血，顾护脾胃，故用药上多使用陈皮、山药等药物；对于久病之人，多在补正基础上驱邪，扶助阳气，引导阳气，多使用辛温的桂枝达益气通阳之用，阳气行则邪气去，风证自愈。

7. 地黄饮子

地黄饮子出自刘完素《素问宣明论方》，本为少阴水亏所致舌不能言、足不能用之暗痱证而设，实为补肾填精、阴阳双补之妙方，具有滋肾阴、补肾阳、化痰开窍的作用。后地黄饮子在治疗多个系统疾病中被广泛应用，尤其是老年性疾病、脑部疾病，如阿尔茨海默病、血管性痴呆、脑卒中及后遗症等疾病。

【案例】

初诊日期：2018年2月20日　　　节气：雨水
姓名：宋××　　性别：女　　年龄：78岁　　民族：汉
婚否：已婚　　职业：退休　　居处环境：无特殊
主诉：左侧肢体麻木伴头晕1天余。

病史：1天前无明显诱因下出现左侧肢体麻木，尚能行走，时有头晕头痛，恶心呕吐，呕吐两次，呕吐物为胃内容物。无胸闷胸痛，无心慌心悸，无腹痛腹泻。颅脑MR示"①脑干右侧急性脑梗死；②老年性脑改变；③脑干右侧、左侧基底节区及双侧额叶多发低信号，考虑微出血灶；④双侧筛窦炎"。神经科查体：双侧瞳孔等大等圆，对光反射存在。咽反射存在，口角无偏斜，悬雍垂基本居中，稍偏瘫步态，言语无明显障碍右侧肌力Ⅴ级，左侧上肢肌力Ⅳ-级，左下肢伸肌张力增高，左膝腱反射亢进，左侧肢体浅感觉差，左侧病理征（+-）。现症见：左侧肢体麻木，乏力，伴头晕头痛，平素夜尿5次左右，现夜尿七八次，时有面色潮红。近几年记忆力下降，时有耳鸣。既往史：高血压病史，糖尿病病史，病情控制不详。口苦，纳差，小便频，舌苔黄腻，脉弦大。

中医诊断：中风-中经络（瘀血阻络）。

西医诊断：①脑梗死；②高血压病3级（极高危组）；③糖尿病。

辨证分析：患者78岁，为老年女性；患者平素夜尿多，且记忆力下降，耳鸣，为肾阴阳俱亏之象。患者耳鸣、口苦、头晕、面色潮红是为肾水不能上济，相火独亢即水亏火旺。故此次发病与肝肾亏虚，内风妄动相关，以致气血阴阳逆乱。故致患者肢体麻木、乏力，耳鸣，夜尿多，治宜双补阴阳，填精补髓，补气活血通络、固精缩尿，以促进肢体功能恢复。

治法：填精补髓，补气活血通络。

处方：地黄饮子加减（6剂）。

熟地黄12 g	山茱萸15 g	石斛15 g	石菖蒲15 g
肉苁蓉15 g	五味子15 g	远志15 g	麦冬15 g
白茯苓15 g	黄芪20 g	桑螵蛸15 g	杜仲20 g
黄柏10 g	沙苑10 g	陈皮10 g	天麻15 g
川芎6 g	甘草10 g		

水煎服，每日1剂。

二诊：患者诉夜尿明显减少，一夜可4次，头晕减轻，仍有口苦，易烦躁，舌暗，苔黄，脉弦。在上方基础上加栀子10 g、知母6 g，共10剂，水煎服，每日1剂。

三诊：上剂服完，患者夜尿可控制在2次左右，口苦、心烦改善明显，头晕好转，肢体麻木仍在，纳少，眠一般，舌暗红，苔薄黄，脉弦。谨守首诊方药，加川芎10 g、赤芍10 g、半夏10 g，共10剂，水煎服，每日1剂。后复诊诉气力增加，嘱继续服药治疗。

按语：本例患者为老年女性，卒中后头晕、肢体麻木、夜尿多结合平素耳鸣，考虑患者为肾阴阳两虚，宜用地黄饮子加减。方中熟地黄、山茱萸滋补肾阴；肉苁蓉、巴戟天温壮肾阳，均为君药。附子、肉桂之辛热，以助温养真元，摄纳浮阳；麦冬、石斛、五味子滋阴敛液，使阴阳相配，均为臣药。石菖蒲、远志、茯苓交通心肾，开窍化痰，是为佐药。少用姜、枣、薄荷为引，和其营卫，均为使药。综观全方，上下并治，标本兼顾，而以治下治本为主。但本例患者同时因肾阴不足，水亏火旺，相火妄动而致口干口苦，急躁易怒，苔黄，故在地黄饮子双补肾阴肾阳的基础上，酌去附子，巴戟天，肉桂，免伤肾水、助相火。祝维峰在多年临床中总结，对于阴不足者，补肾阳肾阴应温而不燥，风动严重者，临床加菊花、桑叶、钩藤；阴亏重者加白芍、生地黄、阿胶；同时，因虚致瘀致痰多见，故多在温肾阳滋肾阴时，强调化痰祛瘀；且中风一病与血脉不通关系密切，故在用药之时配合补气生血，气血得充，则筋骨强壮，脏腑得以滋养，诸药亦能各尽其能。

三、小结

祝维峰在数十年的中医临床实践中继承中医特色，立足临床疗效，逐渐形成了自己治疗中风病的独特的思路和方法，即气虚、痰瘀互结贯穿疾病始终，注意补气祛痰化瘀通络，用药上多使用党参、黄芪以培补元气，杜仲、熟地黄、何首乌等补益精血，并在补虚的基础上，运用三七、桃仁、红花、川芎、当归、地龙、胆南星等祛瘀通络，再辅之以白术、陈皮、山楂、半夏等调理中焦，着力于患者身体素质，整体调护，分清主次，使正气得充，邪气得除，标本兼治，疗效显著。且对于中风后肢体功能活动不佳者，亦鼓励进行早期康复训练，循序渐进，配合生活作息调摄，调畅情志，保证睡眠质量等能为后期恢复提供良好的基础。

参考文献

[1] 何庆勇. 古方重剂治愈急性脑梗死重症经验 [J]. 世界中西医结合杂志, 2014, 9 (11): 1225 - 1227.

[2] 姜远飞, 王小亮, 王政霞, 等. 急性脑梗塞的中医药研究进展 [J]. 中医临床研究, 2017, 9 (5): 142 - 144.

[3] 潘晓明, 白昱旸, 杨小清. 中医药治疗缺血性进展型脑卒中研究进展 [J]. 中国中医急症, 2018, 27 (5): 915 - 918.

[4] 兰树华. 中医五脏辨证论治中风病研究进展 [J]. 中西医结合心脑血管病杂志, 2018, 16 (12): 1675 - 1679.

[5] 杨广训. 补阳还五汤治疗缺血性中风气虚血瘀型疗效观察 [J]. 中医药临床杂志, 2018 (9): 1703 - 1704.

[6] 夏晨. 中风中脏腑与中经络肝阳暴亢证、风痰瘀阻证血脂、血液流变学及CT像的临床研究 [J]. 南京中医药大学学报, 1997 (1): 18 - 20, 65.

[7] 王福良, 曹忠义, 王海成. 从虚痰瘀论治缺血性中风的经验 [J]. 世界最新医学信息文摘, 2018, 18 (23): 140.

[8] 周舒心, 叶强. 针灸对中风面瘫面神经功能、免疫功能的影响 [J]. 中华中医药学刊, 2018, 36 (8): 1972-1974.

(祝维峰　张霜梅)

第十七章

腰 腿 痛

一、总论

（一）历代医家对腰腿痛的认识

颈腰腿疼痛属于祖国医学"腰痛""痹症"范畴。中医古代医籍文献中并无"颈痹"之名，多以症状出现于各论著之中，如常以"项痛""颈项痛""颈痛"等来对其描述，颈痹为肢体痹之一。故本文将其归于痹症范畴与腰腿痛一起讨论。颈腰腿疼痛相当于西医学中的颈椎病、腰椎退行性病变、坐骨神经痛、腰肌劳损、骨关节炎、痛风性关节炎等。

腰痛一病，古代文献早有论述。《素问·脉要精微论》指出："腰者，肾之府，转摇不能，肾将惫矣。"此说明了肾虚腰痛的特点。《素问·刺腰痛》认为腰痛主要属于足六经之病，并分别阐述了足三阳、足三阴及奇经八脉经络病变时发生腰痛的特征和相应的针灸治疗。《内经》在其他篇章还分别叙述了腰痛的性质、部位与范围，并提出病因以虚、寒、湿为主。《金匮要略》已开始对腰痛进行辨证论治，创肾虚腰痛用肾气丸、寒湿腰痛用干姜苓术汤治疗，两方一直为后世所重视。隋代的《诸病源候论》在病因学上充实了"坠堕伤腰""劳损于肾"等病因，分类上分为卒腰痛与久腰痛。唐代的《千金要方》《外台秘要》增加了按摩、宣导疗法和护理等内容。金元时期，对腰痛的认识已经比较充分，如《丹溪心法·腰痛》指出腰痛病因有"湿热、肾虚、瘀血、挫闪、痰积"，并强调肾虚的重要作用。清代，对腰痛病因病机和证治规律已有系统的认识和丰富的临床经验。《七松岩集·腰痛》指出："然痛有虚实之分，所谓虚者，是两肾之精神气血虚也，凡言虚证，皆两肾自病耳。所谓实者，非肾家自实，是两腰经络血脉之中，为风寒湿之所侵，闪肭挫气之所碍，腰内空腔之中，为湿痰瘀血凝滞，不通而为痛，当依据脉证辨悉而分治之。"此对腰痛常见病因和分型做了概括。《证治汇补·腰痛》指出："唯补肾为先，而后随邪之所见者以施治，标急则治标，本急则治本，初痛宜疏邪滞，理经隧，久痛宜补真元，养血气。"这种分清标本先后缓急的治疗原则，对临床很有意义。

痹症之"痹"最早见于《内经》，祖国医学治疗痹症的理论体系是在《黄帝内经》出现后才初步形成的，它的出现也为痹证类疾病治疗奠定了理论基础。痹症常以麻木重着、酸楚无力、屈伸不利及关节肿胀畸形等病症为主要临床表现。"痹"字的含义较为广泛，不同环境所属含义不相同。它既可以表示病名、症状，也可表示体质、病机、病程以及不同患者的心理状态等。《素问·痹论》提到："风寒湿三气杂至合而为痹也。其风气胜者为行痹，寒气胜者为痛痹，湿气胜者为着痹也。"其中"杂"为混杂之意，是指"风寒湿"三种外邪混杂合为痹证。此文将三种侵犯人体气血经络的邪气合称为"痹"，并根据外邪致病时所损伤机体的部位不同又可分成骨痹、筋痹、肌痹、皮痹、脉痹五体痹。《玉机微义·痹症门》指出："痹，感风寒湿之邪则阴受之，为病重痛沉重，患者易得难去。"上种种记载都为后世医家们攻克痹症提供了可靠有力的依据，为痹症的治疗奠定了基础。

正气不足是内在因素和病变的基础。早在《灵枢·五变》就有提到："粗理而肉不坚者，善病痹。"素体正气亏虚之人，其腠理不固，肉亦不坚，就易感受外邪侵袭，且在感受外邪之后，邪气驱散不利而流于经络，气血痹阻肌肉、关节，导致肌肉、关节疼痛而形成痹证。王肯堂在《证治准绳》中就明确指出："有风、有湿、有寒、有热……皆标也；肾虚，其本也。"由此明确了痹证的发病多由"重虚"所致。正气不足，无力驱邪外出，病邪稽留而病势缠绵。外邪入侵为发病诱因。外邪有风寒湿邪和风湿热邪两大类。外感风寒湿邪，多因居处潮湿，涉水冒雨，或睡卧当风，或冒雾露，气候变化，冷热交错等原因，以致风寒湿邪乘虚侵袭人体所致。正如《素问·痹论》说："风寒湿三气杂至，合而为痹也。"感受风湿热邪，可因工作于湿热环境所致，如处于天暑地蒸之中，或处于较高湿度、温度的作坊、车间、实验室里，风湿热之邪乘虚而人。亦可因阳热之体、阴虚之躯，素有内热，复感风寒湿邪，邪从热化，或因风寒湿郁久化热，而为风湿热之邪，或痰瘀互结，痹阻经络，迁延不愈。

痹病的含义有广义、狭义之分。痹者，闭也，广义的痹病，泛指机体正气不足，卫外不固，邪气乘虚而人，脏腑经络气血为之痹阻而引起的疾病统称为痹病，包括《内经》所含肺痹、心痹等脏腑痹及肉痹、筋痹等肢体经络痹。狭义的痹病，即指其中的肢体经络痹。本节主要讨论肢体经络痹病。

颈腰腿疼痛疾病为常见病，发病率甚高，有些甚为难治，常规西医治疗疗效差，副作用较大，求治于中医者多，疗效亦佳。

(二) 祝维峰对腰腿痛的认识

祝维峰认为颈腰腿痛的发病原因是风寒湿夹杂，邪气趁虚而入，局部经络痹阻不通，不通则痛；或后天肝肾不足，营卫不和，关节筋肉失养，气血不畅，不荣则痛。由于广东地处华南，气候炎热，雨水较多，腰痛、痹证发病率比较高，且具有地域特点。很多人对《内经》关于痹证的论述往往忽视了"杂至"的内涵，引起该病的不是单种邪气或致病因素，而是兼邪或杂邪，这就造成疾病的治疗复杂且不易收效，因此，用药要兼顾权衡而不致顾此失彼。祝维峰用药善调气血，擅长用虫类药与藤类药。

久病病情加重，湿加重则成水肿，脚肿如脱，水肿后导致身体气血不畅通，进一步导致血瘀，也可能寒久化热，而成胶痰，痰瘀互结，因此在治疗的同时要特别注意驱逐水邪，化痰，化瘀相结合。

1. 治疗原则

实证类应辨清寒热，祛邪为主。实证类病程短，病变突起。邪气方盛之时，症状表现多突出，治疗时应辨清寒热，以攻邪为主，选用逆其病性的药物，分别给予祛风、清热、散寒除湿等方法治疗。风胜者，可用防风、羌活、威灵仙；寒盛者，可用川乌、草乌、桂枝、麻黄、熟附子、片姜黄；湿胜者，可用薏苡仁、苍术、羌活、独活、防己；热盛者，可用石膏、知母、忍冬藤、海桐皮、桑枝等。但临床上风寒湿热之邪不能截然分开，往往相兼出现。故在辨证时，应分清孰轻孰重，灵活掌握，选用恰当的药物攻逐邪气。根据南方湿热的气候和患者自身情况加以用药，湿邪偏重加薏苡仁，或南豆花，或厚朴花，热邪偏重者用茵陈或竹茹。

虚证类应辨清虚在何脏何腑，扶正祛邪。本病日久不愈，多可伤及人体阴阳气血，导致气血虚弱，阴阳失调，肝肾亏虚，表现出以虚为主，或虚实夹杂的证候，再以攻邪为主，往往更伤其正，给治疗带来一定的困难。故虚证类病人以虚证为主时，应辨清虚在何脏何腑，制定以补虚为主，或攻补兼施的治疗方法。如肝肾亏虚兼寒湿者，可选用滋补肝肾，养血祛风，散寒除湿的独活寄生汤加减，药如当归、川芎、白芍、熟地黄、杜仲、牛膝、人参、淫羊藿、菟丝子、补骨脂等；如气血亏虚、寒湿痹阻者，可选用益气养血，温经通络的黄芪桂枝五物汤加减，药如黄芪、白芍、桂枝、当归、鸡血藤等，可达到祛邪扶正的目的。

健脾除湿，应贯穿始终。湿邪在腰腿痛中占有重要地位，多种类型的腰腿痛均可兼挟湿邪而致病，如风湿、寒湿、湿热等。且湿为阴邪，重着黏腻，不易祛除。如祛湿不当，可使病情迁延不愈。湿邪为患与脾关系密切，风湿病多为外感湿邪，侵犯脾胃，致湿从内生，而脾失健运又容易招致外邪的侵袭。因此，不论内湿外湿，都与脾有关，故健脾祛湿之法可贯穿于治疗始终。健脾益气，脾土旺，则湿自去，病自愈。常用的药物如党参、茯苓、白术、薏苡仁、苍术等。如脾阳虚甚湿邪较重者，可酌加温阳补肾之品。

活血化瘀，不可忽视。久病耗伤正气，气血阴阳亏虚皆能致瘀，《素问·痹论》提出病久入深，营卫之行涩，经络时疏故不通，而叶天士则更是明确提出久病入络，总离不开瘀，而且必兼。本病多因感受风寒湿热之邪侵袭人体，闭塞经络，气血运行不畅而发病。故治疗初期应在祛风、散寒、除湿的基础上掺以活血化瘀，调和气血之品。故多选用当归、川芎、赤芍、鸡血藤、丹参之类药物。如病程迁延，久病入络，就应用活血祛瘀，逐瘀通络为妙。药如制乳香、制没药、皂角刺、穿山甲、土鳖虫等。病程较久者，若伍用搜剔祛风药物如全蝎、地龙、蜈蚣、僵蚕等虫类药物，疗效更佳。

适当加引经药，如上肢加桑枝或者羌活，下肢加牛膝或者独活；根据病位入药，如邪结聚在骨加补肝肾的药，如补骨脂、杜仲、桑寄生等；在肉则加白术或薏苡仁，取"脾主肌肉"之意；在经络则用威灵仙或丝瓜络等；病程日久再加虫类药或者补益气血之药；治疗腰痛、痹证的药物，大多用酒制炮制，比如酒炒桑枝、酒炒白芍、酒炒当归等，用黄酒制过的治痹证药物可以增强效果，且能制某些药物之偏性。

2. 用药体会

盖经脉者，所以行血气营阴阳，濡筋骨，利关节者也。气血流注，经脉充注，环周不休，自无一息之停。祝维峰在很多疾病中都注重调气血，常用的调气的药有枳壳、香附、柴胡、郁金，常用的调血药有丹参、赤芍、白芍、川芎、鸡血藤、桃仁、红花、威灵仙。弦脉，苔薄黄，用赤芍、丹参，因其性平凉并且可以活血行血；苔薄白，用当归。葛根、钩藤是祝维峰常用药对。葛根轻扬生发，可治项背强痛之症；又能疏通足太阳膀胱经的经气；钩藤质轻气薄，轻清走上，善于清热解痉，舒筋脉，除眩晕。百病多有痰瘀互结，痰瘀之间有着密切的关系，既依存互根，又可相互转化，二者转化的基础是津血同源。痰是津液代谢失常的病理产物，而津液又是化生血液的原料。《灵枢·营卫生会》曰："营气者，泌其津液，注之于脉，化以为血。"张山雷云："痰涎积于经隧则络中之血必滞。"另一方面，瘀血也会影响气血运行、津液代谢而生痰。正如唐容若的《血证论》云："血积既久，亦能化为痰水。"《内经》云："内伤忧怒，则气上逆，六俞不通，凝血蕴里不散，津液涩渗，著而不去，积乃成矣。"这说明痰瘀互结可形成积聚肿块，在骨关节炎中表现为骨赘生。全蝎、僵蚕合用，加强通络止痛，化痰散结功效。

《本草便读》曰："凡藤类之属，皆可通经入络。"祝维峰对藤类药的运用颇有经验，常用的有海风藤、络石藤、忍冬藤、鸡血藤、钩藤，这"五藤"再合威灵仙，对络脉不和，气血循行不畅，肢体麻木，疼痛，效果显著。鸡血藤补血，又能活血化瘀改善微循环，并且可以加强杜仲、续断的补肾之功。颈椎病有肝肾不足的因素，祝维峰常用杜仲、续断、桑寄生、枸杞、仙灵脾、桑椹子补肝肾。杜仲、续断补肝肾，壮筋骨，善于走经络关节之中；桑寄生为补肾补血要药，可以用于虚人久痹；枸杞是补养肝肾冲督精血之品；仙灵脾祛湿散寒，舒筋通络；桑椹可用于肝肾虚损，眩晕，作用平和。化瘀用水蛭、桃仁、红花、鸡血藤。

3. 辨证分型

肝肾两虚：《素问·脉要精微论》指出"腰者，肾之府，转摇不能，肾将惫矣"，说明了肾虚腰痛的特点。肾主骨，肝主筋，邪客筋骨，日久必致损伤肝肾，耗伤气血，以致肾精亏损，无以濡养腰府筋脉而发生腰痛。临床腰痛以酸软为主，喜按喜揉，腿膝无力，遇劳则甚，卧则减轻，常反复发作。常用独活寄生汤或阳和汤加减，后者用于肝肾亏虚，阳虚寒凝。

瘀血凝滞：腰部持续用力，劳作太过，或长期体位不正，或腰部用力不当，摒气闪挫，跌仆外伤，劳损腰府筋脉气血，或久病入络，气血运行不畅，均可使腰部气机壅滞，血络瘀阻而生颈项、腰腿疼痛，临床表现痛处固定，或胀痛不适，或痛如锥刺，日轻夜重，或持续不解，活动不利，甚则不能转侧，痛处拒按，面晦唇暗，舌质隐青或有瘀斑，脉多弦涩或细数。病程迁延，常有外伤、劳损史。治以血府逐瘀汤。

气虚血滞：素体阳气不足，血行不畅，兼以外感风邪，筋脉失养，以致肌肉麻木、肢解疼痛，不通则痛，临床可见肢体疼痛，乏力，气短，治疗常以黄芪桂枝五物汤加减。

血虚寒凝：血虚受寒，寒凝经脉，血行不畅，不能濡养经脉，故见肢体关节疼痛。临床可见畏寒，肢体冰冷，肢体关节疼痛，得温可缓解。治疗常用当归四逆汤加减。

风寒湿热：风湿热之邪乘虚而入。亦可因阳热之体、阴虚之躯，素有内热，复感风寒湿邪，邪从热化，或因风寒湿郁久化热，而为风湿热之邪。疼痛剧烈，遇冷加重，得热则减者，寒邪为胜；重着固定，麻木不仁者湿邪为胜；病变处掀红灼热，疼痛剧烈者热邪为胜。临床偏湿热，予以四妙散，偏寒湿予以渗湿汤。

痰瘀痹阻：病程日久者，可出现痰瘀痹阻气血不足。关节、肌肉疼痛如刺，固定不移，或关节紫暗，肌肤顽麻或关节僵硬，导致关节肿大，甚至强直畸型，屈伸不利，治法活血化瘀、祛痰通络。主方双合汤加减。

二、方证经验

1. 独活寄生汤

独活寄生汤来源于《备急千金要方》，其原文为："夫腰背痛者，皆由肾气虚弱，卧冷湿地，当风得之。不时速治，喜流入脚膝为偏枯、冷痹、缓弱疼痛，或腰痛、挛脚重痹，宜急服此方。"独活寄生汤以往多用作腰腿痛治疗，疗效卓著，祛风湿、补气血、益肝肾、止痹通效果确切。现代药理研究发现，独活寄生汤能够抗炎镇静，可显著抑制毛细血管通透性增加，减轻炎性反应，疗效显著。

【案例1】 腰痛（寒湿痹阻，肝肾亏虚）

初诊日期：2016年6月3日　　　节气：小满
姓名：丘××　　性别：男　　年龄：39岁　　民族：汉
婚否：已婚　　职业：工人　　居处环境：无特殊
主诉：反复腰痛2个月余。
病史：近2个月来反复腰痛，局部怕凉，寒冷和阴雨天加重，得温或休息则痛减，时有腰膝痿软，易疲劳，纳可，夜寐时差，舌质淡，苔白腻，脉沉弱。
中医诊断：腰痛（寒湿痹阻，肝肾亏虚）。
西医诊断：腰痛查因。
辨证分析：反复腰痛、寒冷和阴雨天加重、得温或休息则痛减、苔白腻为外有寒湿之象。肾主骨，肝主筋，邪客筋骨，日久必致损伤肝肾，耗伤气血。又腰为肾之府，膝为筋之府，肝肾不足，则见腰膝痿软、脉沉细，合之则为外有寒湿之邪、内有肝肾正气不足。
治法：散寒除湿，调补肝肾。
处方：独活寄生汤加减（4剂）。

独活 15 g	桑寄生 30 g	杜仲 15 g	秦艽 15 g
茯苓 10 g	川牛膝 15 g	川芎 10 g	肉桂（后下）3 g
党参 15 g	生地黄 10 g	当归 10 g	炙甘草 10 g
制川乌（先煎）10 g		制草乌（先煎）10 g	

水煎服，每日1剂。

二诊：腰痛明显减轻，怕凉感减轻，舌脉同前。故予原方去川乌、草乌，加淫羊藿15 g、熟地黄10 g、山茱萸10 g。开6剂。之后几诊患者诉腰痛减，续开几剂散寒补肾之方，并予中成药壮腰健肾丸缓缓调理而愈。

按语：独活寄生汤为治疗久痹而肝肾两虚，气血不足之常用方。其证乃因感受风寒湿邪而患痹证，日久不愈，累及肝肾，耗伤气血所致。其证属正虚邪实，治宜扶正与祛邪兼顾，既应祛散风寒湿邪，又当补益肝肾气血。方中独活辛苦微温，善治伏风，除久痹，且性善下行，以祛下焦与筋骨间的风寒湿邪。秦艽祛风湿，舒筋络而利关节；肉桂温经散寒，通利血脉；桑寄生、杜仲、川牛膝补益肝肾而强壮筋骨，且桑寄生兼可祛风湿，川牛膝尚能活血以通利肢节筋脉；当归、川芎、地黄养血和血，党参、茯苓、甘草健脾益气，以上诸药合用，具有补肝肾、益气血之功。当归、川芎、牛膝活血，寓"治风先治血，血行风自灭"之意。甘草调和诸药，兼使药之用。加用制川乌、草乌等辛热之品以增强散寒除湿之力。二诊时腰痛减轻，寒湿渐去，故去辛热之乌头以防燥热伤阴，加用辛温之淫羊藿祛风除湿兼补肝肾、熟地黄、山茱萸滋补肝肾。然补充内在之虚总是比散去外在之邪来得慢些，故后几诊以丸剂壮腰健肾丸缓缓调理。

【案例2】 痹证（肝肾两虚，气血不足）

初诊日期：2017年3月10日　　　节气：惊蛰
姓名：窦×× 　　性别：女　　年龄：31岁　 民族：汉
婚否：已婚　　职业：工人　　居处环境：无特殊

主诉：右膝关节疼痛3年。

现病史：3年前扭伤，当时检查骨头及韧带无损伤，平时忙碌，时有疼痛，右膝至大腿疼痛，时有腰痛，曾行腰椎MR检查无异常，久坐及久行疼痛明显，纳眠可，二便调。

既往史：颈椎病病史。

过敏史：无。

体格检查：舌淡暗苔白，脉沉。

辅助检查：腰椎MR检查无异常。

西医诊断：膝关节痛查因。

中医诊断：痹证（肝肾两虚，气血不足）。

辨证分析：痹病日久不愈，气血不通，筋脉失养，气血津液运行不畅之病变日甚。

治法：补肝肾、气血，祛风湿。

处方：独活寄生汤加减（6剂）。

独活15 g	桑寄生30 g	杜仲15 g	茯苓10 g
甘草6 g	川牛膝15 g	川芎10 g	党参15 g
当归10 g	白芍10 g	生地黄10 g	秦艽15 g
伸筋草15 g	木瓜15 g	黄芪30 g	

水煎服，每日1剂。

二诊：患者膝关节痛好转，腰痛好转，大便干结。原方加桃仁10 g以活血通络、润肠通便，继服14剂，腰膝疼痛大减。

按语：该本方为治疗久痹而肝肾两虚，气血不足之常用方。其证乃因感受风寒湿邪而患痹证，日久不愈，累及肝肾，耗伤气血所致。纵观全方，以祛风寒湿邪为主，辅以补肝肾、益气血之品，邪正兼顾，祛邪不伤正，扶正不留邪。本方配伍全面，不用一味虫药却可达到祛除顽痹的效果。临证只要具备虚痹的证候如肾气虚，腰臀股膝酸痛，畏寒，脉沉或虚大而弦，舌质淡，皆可投独活寄汤，其主要的功能为补肝肾、气血，祛风湿，具有标本兼治的优点。

2. 身痛逐瘀汤

身痛逐瘀汤首载于王清任《医林改错》，源于朱丹溪《丹溪心法》趁痛散，方药组成为桃仁、红花、当归、川芎、没药、五灵脂、地龙、牛膝、秦艽、羌活、香附、甘草，具有活血化瘀、祛风除湿、散寒通络之效，主治瘀血挟风湿，经络痹阻，肩痛、臂痛、腰腿痛，或周身疼痛、经久不愈者。

【案例】 腰痛（血络瘀阻）

初诊日期：2016年7月1日　　节气：小暑

姓名：王××　　性别：男　　年龄：45岁　　民族：汉

婚否：已婚　　职业：工人　　居处环境：无特殊

主诉：反复腰痛4个月余，加重1周。

病史：近4个月来反复腰痛，于当地医院诊治，未予以明确诊断，间断服用止痛药可缓解，近1周要腰痛明显，夜间疼痛，可痛醒，伴颈部疼痛，左髋关节疼痛，晨僵，胸痛，舌暗苔白，脉细涩。

中医诊断：腰痛（血络瘀阻）。
西医诊断：腰痛查因。
辨证分析：反复腰痛，禀赋不足，血脉闭塞不通，虚督空，复感六淫外邪，痹着腰部，津血凝滞不行，影响筋骨的荣养濡泽而致腰部疼痛，不通则痛。
治法：活血化瘀，祛风通络。
处方：身痛逐瘀汤加减（12剂）。

桃仁 10 g	红花 5 g	当归 10 g	赤芍 10 g
川芎 15 g	丹参 10 g	羌活 10 g	秦艽 10 g
葛根 30 g	黄芪 30 g	延胡索 10 g	甘草 10 g
川牛膝 10 g	香附 10 g	五灵脂 10 g	

水煎服，每日1剂。

二诊：患者腰背痛减，夜间疼痛减，夜间无痛醒，双髋关节疼痛亦减效不更方，原方加淫羊藿15 g、杜仲15 g以加强补肾壮督之功，续服7剂。

三诊：上方继服1个月后，患者诸症消失，可以从事日常劳作，劳累后偶有腰酸，随访数月余腰痛未再复发。

按语：本例患者慢性病程，缠绵难愈，首诊时以腰痛为主要症状，夜间疼痛，舌暗苔薄，脉细涩为其突出特点，当辨为瘀血痹，久病入络。《黄帝内经》云"疏其血气，令其调达，而致和平"，故采用身痛逐瘀汤瘀汤治疗。身痛逐瘀汤用于治疗痛久不愈，脉络瘀结之证。方中以桃仁、红花为君首。桃仁活血化瘀、祛瘀力强，《本草经疏》言其"性散破血，散而不收，泄而不补"，气薄味浓，沉而降；红花活血化瘀、通经止痛，能破血又能养血，为血中气药，《本草汇言》记载其为"破血、行血、和血、调血之药"。二药相配，一上一下，攻逐瘀血而通行全身。臣以当归、川芎、五灵脂。其中，当归活血养血还可理气，为血中气药，能升能降，通行一身；川芎活血行气，祛风止痛，畅行全身；《本草经疏》言五灵脂"功长于破血行血"。佐以牛膝、秦艽、羌活、香附。其中，牛膝化瘀通行经络、善下行；羌活、秦艽祛风走表；香附利三焦、解六郁，行一身之气，使气通血活。甘草为使，调和诸药，缓和药性。全方升降有序，气血通调，瘀、风、寒、湿四因同治，共奏逐瘀蠲痹，祛风散寒除湿之功。复诊时加用以杜仲、淫羊藿加强补肾壮督。

3. 黄芪桂枝五物汤

黄芪桂枝五物汤出自《金匮要略》："血痹，阴阳俱微，寸口关上微，尺中小紧，外证身体不仁，如风痹状，黄芪桂枝五物汤主之。"该方具有通、调、温、补等作用，是治疗阳气不足、血行不畅，兼以外感风邪，以肌肉麻木为特征之血痹证的有效方，由黄芪、桂枝、白芍、生姜、大枣、甘草组成，其配伍特点为固表而不留邪，散邪而不伤正，邪正兼顾，临床大多用于治疗血痹，肌肤麻木不仁，肢解疼痛，属气虚血滞，微感风邪者。祝维峰认为凡属气虚血滞，筋脉失养者均可根据具体情况的不同，辨证施治，随证化裁，灵机加减，遣其方而不囿其药，方可取得较好疗效。

【案例1】 腰痛（阳气不足、阴血滞涩）

初诊日期：2016年7月29日　　　节气：大暑

姓名：王×　　性别：女　　　　年龄：31岁　　民族：汉

婚否：已婚　　职业：职员　　　居处环境：无特殊

主诉：腰痛伴颈部不适2个月。

现病史：患者2个月前因劳累后出现腰痛，呈酸痛，无放射痛，平素畏寒，颈部不适，夜寐可，纳可，二便调。舌红苔白，脉沉。

中医诊断：腰痛（阳气不足、阴血滞涩）。

西医诊断：腰痛查因。

辨证分析：患者平素阳气亏虚，劳累后外感风寒之邪，故而发病，治以祛风通络，温阳散寒。

治法：祛风通络，温阳散寒。

处方：黄芪桂枝五物汤加减（6剂）。

制川乌（先煎）10 g	桂枝 60 g	制草乌（先煎）10 g	当归 10 g
鸡血藤 15 g	黄芪 30 g	红花 10 g	川芎 10 g
葛根 30 g	白芷 15 g	白芍 10 g	

水煎服，每日1剂。

复诊：服药后腰痛明显减轻，畏寒减，原方再服4剂，诸症悉除。

按语：《素问·痹论》曰："所谓痹者，各以其时，重感于风寒湿之气也。""风寒湿三气杂至，合而为痹。其风气胜者为行痹，寒气胜者为痛痹，湿气胜者为着痹也。"《金匮要略》曰："血痹，阴阳俱微，寸口关上微，尺中小紧，外证身体不仁，如风痹状，黄芪桂枝五物汤主之。"该例患者素体肝肾不足，筋骨脆弱，腠理不固，因而抵抗病邪的能力薄弱，这种体质的人，每因稍事活动，即体倦汗出或心烦，极易感受风邪，其感受风邪后，因阳气不足、阴血滞涩，即"阳不足而阴为痹"，故肌肉酸痛。"其在皮者，汗而发之。"然其病位已然不在表，已深入肌理，故肌肤更无精以濡养，疼痛加重，又因阳气不足以鼓动，故脉沉，此时应以振奋阳气、流通气血为主。本病案以黄芪桂枝五物汤加减以治之，以制川乌、制草乌祛风温阳；方中黄芪甘温益气，寓有"血行风自灭"之意；桂枝散风寒而温经通痹、通行血脉，与黄芪配伍，益气温阳，和血通经，桂枝得黄芪益气而振奋卫阳，黄芪得桂枝，固表而不致留邪；鸡血藤、川芎、红花活血通经；当归补血和血；葛根、白芷解肌止痛。

【案例2】 痹证（阳气亏虚，脉络痹阻）

初诊日期：2017年4月18日　　　　节气：清明
姓名：孔×× 　性别：女　　年龄：40岁　　民族：汉
婚否：已婚　　职业：工人　　居处环境：无特殊
主诉：双手麻木、紧绷感1年余。
现病史：患者1年前受凉后出现双手麻木、紧绷感，无肿胀，膝盖畏寒，颈肩酸感，胸前区稍有不适，无胸闷或胸痛，纳可，二便调。舌暗，苔薄白，脉滑。
中医诊断：痹证（阳气亏虚，脉络痹阻）。
西医诊断：颈椎病。
辨证分析：患者久病，素体阳气亏虚，血行不畅，肢体脉络痹阻，发为本病。
治法：益气温经，和血通痹。
处方：黄芪桂枝五物汤加减（6剂）。

黄芪30 g	桂枝10 g	白芍10 g	粉葛40 g
白芷15 g	川芎10 g	淫羊藿15 g	白术15 g
炙甘草10 g	大枣10 g	益母草15 g	法半夏10 g

水煎服，每日1剂。
二诊：自诉仍有双手麻木，右手为甚，膝盖畏寒减，颈肩酸感，时有胃脘部、腰部不适，纳可，二便调，舌暗红，苔薄白，脉滑。
处方（6剂）：

桂枝10 g	粉葛40 g	白芷15 g	川芎5 g
淫羊藿15 g	黄芪30 g	白芍10 g	炙甘草10 g
大枣10 g	知母10 g	制川乌（先煎）6 g	制草乌（先煎）6 g
生地黄10 g			

水煎服，每日1剂。
服药后腰痛好转，咽干，双手麻木减轻，无绷紧感，颈肩酸痛好转，膝

盖畏寒减，纳可，舌暗红，苔白，脉滑。

按语：黄芪桂枝五物汤加味，以正气不足为本，黄芪、桂枝补益正气、温阳固表的作用，配伍大量活血化瘀药，强调标本兼固，扶正不留瘀，祛邪不伤正，使风湿得解，气血得行，瘀祛络通，湿祛筋舒，则经脉通利，肌肤筋骨得养，痹证可愈。寒性收引，加用白芷、淫羊藿、制川乌、制草乌等品温经散寒，通络止痛，随症加减，收效甚良。

【案例3】 痹证（阳气亏虚，脉络痹阻）

初诊日期：2017年12月1日　　　　节气：小雪

姓名：向××　　性别：男　　年龄：50岁　　民族：汉

婚否：已婚　　职业：工人　　居处环境：无特殊

主诉：颈项及右侧肩臂疼痛、麻木1个月，加重5天。

现病史：颈项僵硬，肩臂疼痛、麻木、怕冷、转侧不灵，肩关节活动受限，舌淡，苔薄白，脉沉紧。查臂丛神经牵拉试验阳性。

中医诊断：痹证（阳气亏虚，风寒湿邪侵袭）。

西医诊断：颈椎病。

辨证分析：患者久病，素体阳气亏虚，血行不畅，肢体脉络瘀阻，发为本病。

治法：益气温经，和血通痹。

处方：黄芪桂枝五物汤加减（5剂）。

| 黄芪30 g | 桂枝10 g | 白芍10 g | 葛根30 g |
| 丹参10 g | 羌活10 g | 生姜5片 | 大枣7枚 |

水煎服，每日1剂。

服药后颈项僵硬消失，右侧肩臂疼痛、麻木好转，活动不受限制。

按语：中医认为颈椎病属于痹病范畴。病因素体虚弱、过度劳损造成正气虚损，风寒湿邪乘虚而入所致，致使邪气阻遏经络，导致营卫气血运行障碍，如反复发作，气血渐耗，筋脉失养，易发展为正虚邪恋之病。用黄芪桂枝五物汤益气温经，通络行痹，佐以葛根、丹参解肌通经止痛，羌活散寒祛湿。

4. 阳和汤

阳和汤出自清代王维德的《外科证治全生集》，为温里剂，具有温阳补血，散寒通滞之功效。因其温化寒凝而通经络，补养精血而扶阳气，犹如离照当空，化阴凝而布阳气，使筋骨、肌肉、血脉凝聚之阴邪皆得尽去，主治阴疽或贴骨疽、脱疽、流注、痰核、鹤膝风等属于阴寒证者。方中熟地黄补肾、滋补阴血，鹿角胶为血肉有情之品，温补肝肾，益精养血，两者合用治其本，阴阳并调，具有补肾强筋壮骨之效。麻黄、肉桂开腠理，温通经脉，白芥子豁痰利气、散结消肿，诸药同用，扶阳气，化寒凝。在原方基础上，加用独活、桑寄生及川牛膝补肝肾、祛风除湿、养血和营、活络通痹；防风祛风解表、胜湿止痛；苍术燥湿健脾、祛风散寒。该病肾督亏虚是其本质，提倡补肾与虫类药并用的观点，故原方中加用全蝎，全蝎辛平，穿筋透骨，逐湿除风，通络止痛，能除顽疾采用阳和汤加味方治疗。药物组成如下：熟地黄15 g、鹿角片10 g、麻黄6 g、桂枝10 g、白芥子6 g、桑寄生15 g、独活10 g、防风10 g、苍术10 g、川牛膝10 g、全蝎3 g、炙甘草6 g。

【案例】 痹症（肝肾亏虚，阳虚寒凝）

初诊日期：2017年4月21日　　　节气：谷雨
姓名：陈××　　性别：男　　年龄：70岁　　民族：汉
婚否：已婚　　职业：工人　　居处环境：无特殊
主诉：右侧小腿肌肉进行性萎缩2年余。
现病史：患者2年前受伤后出现右侧小腿肌肉萎缩，怕冷，疼痛，时有腰部及双下肢麻木、抽筋，行走跛行，纳眠尚可，二便可。舌淡苔白脉弦。
体查：右小腿肌肉萎缩、肌张力下降、肤温稍降低、肌力正常。
中医诊断：痹证（肝肾亏虚，阳虚寒凝）。
西医诊断：肌肉萎缩查因。
辨证分析：肝肾亏虚，阳虚寒凝，血脉瘀阻，津液凝聚，痰瘀互结，闭阻经络，深入骨骺，出现关节麻木等症。
治法：温补肝肾，除寒散结。
处方：阳和汤加减（4剂）。

熟地黄15 g	芥子10 g	麻黄6 g	肉桂（焗服）5 g
甘草10 g	干姜炭10 g	当归10 g	桂枝6 g
鹿角霜15 g	黄芪30 g	赤芍10 g	

水煎服，每日1剂。
4剂后疼痛、畏寒明显缓解，抽搐减少。
按语：阳和汤的用药特点是补阴药与温阳药合用，辛散与滋腻之品配伍，使寒湿宣发而不伤正，精血得填而不恋邪。其主治要点在"阴寒证"（肝肾亏虚、寒凝经脉）上，只要掌握好辨证要点，各科疾患均可灵活用之。以其治疗腰腿痛，多用原方加杜仲、牛膝，疼痛重者加全蝎、蜈蚣，湿盛者加苍术、薏苡仁，阴寒盛者加附子、制草乌、制川乌，偏气虚者加人参、黄芪。祝维峰认为凡属气血虚寒、凝滞不通，症见面色㿠白，神情疲倦，气短懒言，畏寒喜温，舌淡苔白，脉沉、细、弱、迟等虚寒证候，均可随证加减，每能应手取效。对于阴虚阳实之证，决非所宜，不可用之。

5. 当归四逆汤

许宏《金镜内台方议》卷7曰："阴血内虚，则不能荣于脉；阳气外虚，则不能温于四末，故手足厥寒、脉细欲绝也。故用当归为君，以补血；以芍药为臣，辅之而养营气；以桂枝、细辛之苦，以散寒湿气为佐；以大枣、甘草之甘为使，而益其中，补其不足；以通草之淡，而通行其脉道与厥也。"当归四逆汤以散寒通脉立治，以桂枝汤去生姜加当归、细辛、通草而成。方中当归养血活血；桂枝、芍药调和营卫；细辛温经通末；通草通经通脉；更以大枣、甘草益中气、助营血。诸药配伍，温经散寒，养血通脉。临证凡见血虚寒滞、湿痹挛痛之证，皆可得治，故此方在临床应用十分广泛。其组成为：当归12 g、桂枝9 g、芍药9 g、细辛3 g、通草6 g、大枣8枚、炙甘草6 g。

【案例】 腰痛（阴血内弱，脉行不利）

初诊日期：2017年7月18日　　　节气：夏至

姓名：高×　　性别：女　　年龄：35岁　　民族：汉

婚否：已婚　　职业：工人　　居处环境：无特殊

主诉：腰痛及双手指关节疼痛3年。

现病史：缘患者生产后出现腰痛及双手指关节疼痛3年，平素易出汗，易感冒，四肢冰凉，周身不适，腰痛，双肩关节及手指关节疼痛，小便频，大便调。舌淡，苔薄白，脉沉。

中医诊断：腰痛（阴血内弱，脉行不利）。

西医诊断：腰痛查因。

辨证分析：患者久病，产后素体气虚亏虚，血行不畅，肢体脉络痹阻，发为本病。

治法：益气和血，散寒通脉。

处方：当归四逆汤加减（6剂）。

当归10 g	桂枝15 g	白芍10 g	川芎6 g
熟附子（先煎）15 g	黄芪30 g	大枣10 g	炙甘草10 g
细辛3 g	鸡血藤10 g	红花5 g	续断10 g
淫羊藿15 g	木瓜10 g		

水煎服，每日1剂。

二诊：自诉仍有腰痛，肢体冰凉好转，纳可，小便频，大便调，舌淡，苔薄白，脉沉。加熟地黄、山茱萸滋补肝肾，厥阴主肝为血室也，共6剂。

三诊时，腰痛减轻，守上方继续服用2周。

服药后腰痛好转，肢体冰凉好转，肩部及手指关节疼痛明显减轻。

按语：当归四逆汤来源于《伤寒论·辨厥阴病脉证并治》："手足厥寒，脉细欲绝者，当归四逆汤主之。"方中当归甘辛温，补血活血，血虚、血瘀皆可用，是滋补肝血之要药；桂枝辛甘温，宣通阳气，可祛经脉中客留之寒邪；白芍苦酸微寒，养血舒筋，具有养血平肝，止痛之效；细辛辛温，温经散寒，既可外温经脉，又可内通脏腑以散寒邪；甘草、大枣甘平，益气健脾，补中不足。当归配桂枝，温通血脉。当归配白芍荣养血络。桂枝配细辛温经散寒，有和厥阴以散寒邪之功，调营卫以通阳气之效。配以附子温阳，红花通络止痛，随症加减，收效甚良。

6. 血府逐瘀汤

血府逐瘀汤为清朝王清任之血府逐瘀汤，亦是为适应临床病症的复杂变化而由两首经方小柴胡汤合四逆散化裁而来。小柴胡汤常用来清少阳郁热、调畅气机，并作为清血室郁热的主方。四逆散为疏通少阳经气、透达郁阳的主方。血府逐瘀汤为后世治瘀血名方，方中取两方的组方思路并在此基础上加入活血化瘀之药而成，从而活用经方。组成为：桃仁12 g，红花、当归、生地黄、川牛膝各9 g，川芎、桔梗各4.5 g，赤芍、枳壳、甘草各6 g，柴胡3 g。

【案例】 腰痛（瘀血凝滞）

初诊日期：2017年5月16日　　节气：立夏

姓名：孙×　　性别：女　　年龄：40岁　　民族：汉

婚否：已婚　　职业：家庭主妇　　居处环境：无特殊

主诉：腰痛1年。

现病史：患者1年前曾有外伤，现出现腰痛，以刺痛为主，偶有少腹部隐痛，经前期明显，月经不调，时有血块，二便调。舌暗，苔白，脉弦。

中医诊断：腰痛（瘀血凝滞）。

西医诊断：腰痛查因。

辨证分析：患者久病，腰为肾之府，肾之经络瘀血凝滞不通，故腰刺痛。舌暗，脉弦为瘀血之征。

治法：活血逐瘀。

处方：血府逐瘀汤加减（6剂）。

桃仁 10 g	柴胡 10 g	川牛膝 15 g	甘草 6 g
当归 10 g	川芎 10 g	枳壳 10 g	生地黄 10 g
红花 5 g	赤芍 10 g	桔梗 10 g	

水煎服，每日1剂。

服药后腰痛好转，肢体冰凉好转，肩部及手指关节疼痛明显减轻。

按语：患者女性，曾有外伤，瘀血凝滞，故予血府逐瘀汤。以方中桃仁破血行滞而润燥，红花活血祛瘀以止痛，共为君药。赤芍、川芎助君药活血祛瘀；川牛膝活血通经，祛瘀止痛，引血下行，共为臣药。生地黄、当归养血益阴，清热活血；桔梗、枳壳，一升一降，宽胸行气；柴胡疏肝解郁，升达清阳，与桔梗、枳壳同用，尤善理气行滞，使气行则血行，以上均为佐药。桔梗还能载药上行，兼有使药之用；甘草调和诸药，亦为使药。合而用之，使血活瘀化气行，则诸症可愈，为治胸中血瘀证之良方。一为活血与行气相伍，既行血分瘀滞，又解气分郁结；二为祛瘀与养血同施，则活血而无耗血之虑，行气又无伤阴之弊；三为升降兼顾，既能升达清阳，又可降泄下行，使气血和调。

7. 补阳还五汤

清代名医王清任所创的补阳还五汤是专门为医治中风患者所用，特别是对气虚血瘀型的中风效果尤为明显，在治疗中风方面确实是一剂良方，该药对中风患者大部分都有良好的治疗效果。该方组成为：黄芪60 g、当归尾15 g、赤芍12 g、地龙6 g、川芎10 g、桃仁10 g、红花6 g。该方补气养血，气旺血行，瘀祛络通。王清任认为，补阳还五汤补气益血，主治元气亏损血瘀之症。原方大剂量黄芪补气；配伍小量当归、川芎、桃仁、红花、赤芍养血活血，化瘀通络，"除风先治血，血行风自灭"；地龙通络。本方大量补气药和少量活血药配伍，以补气为主，气足以行血；活血为辅，瘀祛络自通通补兼施，活血而不伤血，体现了"气行则血行，血行则瘀消"的治则。该方临床用于治疗气虚血瘀型关节疼痛，益气活血，化瘀通络，可明显降低血液黏稠度，改善血脉营运，疗效显著。气虚明显加党参、白术健脾益气；血虚明显，加首乌藤、枸杞子养血；阳虚肢冷加桂枝温阳通脉；言语不利加石菖蒲、郁金豁痰开窍；口眼歪斜、肢麻加僵蚕、全蝎搜风通络；腰膝酸软加川断、杜仲、桑寄生补肝肾、强筋骨；眩晕加天麻、钩藤平肝息风；血脂高加何首乌、山楂活血降脂；血压高加珍珠母、石决明、川牛膝重镇潜阳，并减黄芪用量；血压低加大黄芪用量。

【案例】 痹证（气虚血瘀）

初诊日期：2017年3月24日　　　　节气：春分
姓名：赖××　　性别：女　　年龄：63岁　　民族：汉
婚否：已婚　　职业：退休　　居处环境：无特殊
主诉：双膝关节疼痛1个月余。
病史：1个月前开始出现双膝关节疼痛，伴有轻度肿大，局部怕凉，用棉布包裹时舒服；平素爬楼梯易气促，纳少，夜寐可，二便调。舌淡胖，有少许瘀点，苔薄白，右脉沉细，左脉稍涩。
中医诊断：痹证（气虚血瘀）。
西医诊断：膝关节疼痛查因。
辨证分析：膝关节肿大、怕凉为阳气虚，易气促、舌淡胖、右脉沉细为气虚，舌有瘀点、左脉涩为有瘀血，综合起来就是气虚血瘀的表现。
治法：益气活血，兼利水消肿。
处方：补阳还五汤加减（3剂）。

| 黄芪 40 g | 赤芍 15 g | 桃仁 10 g | 红花 10 g |
| 丹参 15 g | 木瓜 15 g | 泽兰 15 g | 泽泻 15 g |

水煎服，每日1剂。
二诊：疼痛好转，之前爬三层楼梯就气促，现在可以爬五层，其他症状大致同前。考虑方药对证，但力度不大，故于原方加大黄芪用量至50 g，并加用茯苓10 g，既可健脾益气，又可利水消肿。开4剂。
三诊：疼痛、水肿明显好转，但仍怕凉，胃口转佳，舌上瘀点减少，脉仍沉细。上方加淫羊藿15 g、白术10 g、苍术10 g，增强温阳健脾之功，续服3剂。后患者再来，续开几剂益气活血之方而愈。
按语：患者气虚血瘀，以气虚为主，故处方以大量黄芪为君药，黄芪补气而不滞，兼能行气，令"气行则血行"；赤芍、桃仁、红花、丹参活血化瘀；泽兰活血兼能利水；木瓜、泽泻利水消肿，使邪有出路、从小便而去。全方共奏益气活血利水消肿之功。二诊时虽然有效，但尚嫌药力不够，故加大黄芪用量，并加茯苓以助之。三诊时病情好转，但仍有阳气不足之象，故于原方加用淫羊藿温肾阳，苍术、白术温脾阳，从先天后天之本入手温壮其阳气。但患者毕竟本质气虚，所谓"冰冻三尺非一日之寒，滴水穿石非一日之功"，解决其根本问题不是一朝一夕就能完成的，故其后面几诊大都以益气兼活血为主，并嘱其注意平时生活保养。

8. 四妙散

四妙散为三妙散加薏苡仁而成，即苍术、川牛膝、黄柏、薏苡仁。苍术，《药品化义》载："苍术，味辛主散，性温而燥，燥可去湿，专入脾胃，主治风寒湿痹，山岚瘴气，皮肤水肿，皆辛烈逐邪之功也。"黄柏，《珍珠囊》载："黄柏之用有六：泻膀胱龙火，一也；利小便结，二也；除下焦湿肿，三也；痢疾，先见血，四也；脐中痛，五也；补肾不足，壮骨髓，六也。"苍术、黄柏合用，清热燥湿之力尤强。牛膝，《本草正义》载："牛膝，疏利泄降，所主皆气血壅滞之病。"薏苡仁，《本经》载："微寒，主筋急拘挛。"黄柏清热燥湿，并能解毒泻火，善清下焦湿热，现代药理研究黄柏具有消炎抗菌作用；苍术燥湿健脾，解中焦湿气，现代药理研究证实，其有利尿作用；牛膝补肝肾，退湿热，强筋骨，肾主骨，补肾强骨以利关节；薏苡仁清热利湿，对关节痹症具有伸筋利筋的作用。诸药合用，胜湿除痹，通利关节，补肾，对痛风性关节炎具有较好的治疗作用。

【案例】 痹证（热痹）

初诊日期：2016 年 11 月 20 日　　节气：立冬
姓名：王××　　性别：男　　年龄：73 岁　　民族：汉
婚否：已婚　　职业：退休　　居处环境：无特殊
主诉：右足第一跖趾关节疼肿痛 10 余年，再发 1 周。
现病史：患者 10 余年前开始出现反复右足第一跖趾关节疼肿痛，累及右膝关节游走性疼痛，服用秋水仙碱及消炎痛后症状缓解，纳食可，多梦易醒，二便调。
既往史：无。
体格检查：右足第一跖趾关节红肿，舌质黯红，苔黄厚腻，脉滑。
辅助检查：尿酸（UA）为 540 μmol/L。
中医诊断：痹证（热痹）。
西医诊断：痛风性关节炎。
辨证分析：此病由患者居住于湿热环境所致，风湿热之邪乘虚而入。素体阳热之体、阴虚之躯，素有内热，邪从热化。热邪甚者，煎灼阴液，热痛而红肿。
治法：清热利湿、消肿止痛。
处方：四妙散加减（14 剂）。

苍术 15 g	黄柏 15 g	薏苡仁 30 g	川牛膝 15 g
金银花 30 g	连翘 15 g	蒲公英 15 g	土茯苓 30 g

| 山慈菇 15 g | 虎杖 10 g | 秦艽 15 g | 秦皮 10 g |
| 萆薢 15 g | 牡丹皮 10 g | 威灵仙 15 g | 石斛 10 g |

水煎服，每日 1 剂。

二诊：患者疼痛未再发作，口不干，纳可，二便调，舌淡红，苔黄，脉滑沉细。右足第一跖趾关节红肿较前明显消退，色黯红。

处方：(6 剂)。

黄芪 30 g	党参 10 g	白术 10 g	茯苓 35 g
山药 15 g	薏苡仁 30 g	金银花 30 g	连翘 15 g
苍术 15 g	陈皮 12 g	枳壳 12 g	青风藤 15 g
秦皮 10 g	秦艽 15 g	泽泻 10 g	猪苓 15 g
石斛 10 g			

服药 1 月后未再发。

按语：临床中，患者多于急性发作期就诊，主要表现为局部关节红肿热痛，证候以湿热为主。对此，祝维峰强调"急则治标"，以利湿清热、消肿止痛为要，方选四妙散加减，药用苍术、黄柏、川牛膝、薏苡仁、山慈菇、土茯苓、金银花、连翘。若患者病程日久，反复发作，肿胀处色黯，加虎杖以清热解毒、活血化瘀。二诊，肿痛缓解后则应治本，以健脾理气燥湿为主，药用黄芪、党参、茯苓、白术、山药，加陈皮、枳壳、苦参等碱性药物助降尿酸。青风藤和秦皮也有降尿酸作用，因青风藤易致过敏，故应嘱咐患者包煎。肿胀较严重者，加泽泻、萆薢，利水消肿；疼痛明显者，用威灵仙、秦艽以祛风湿通络止痛。

痛风是长期嘌呤代谢紊乱所致的疾病，其临床特点为高尿酸血症及由此而引起的痛风性关节炎反复发作，痛风石沉积、痛风石性慢性关节炎和关节畸形，属中医痹证范畴。祖国医学曾有相同的病名，朱丹溪《格致余论》曾列"痛风论"专篇，将其病因概括为"痰浊凝涩"，疼痛特点为"夜间更甚"。《外台秘要》认为本病"大多是风寒暑湿之毒，因虚所致、将摄失理，受此风邪，经络结滞，蓄于关节之间，或在四枝，其疾昼静而夜发，发时彻骨疼痛"。祝维峰认为湿邪是导致此病的主要原因，湿性重浊，湿邪粘滞，湿邪粘滞，湿邪侵淫关节转归有三：①郁而化热灼伤关节而致关节红、肿、热、痛。②阻滞关节而致关节不利出现关节肿痛。③湿浊久而不化，停聚为痰，留于关节，阻滞经络而致关节瘀阻出现关节肿胀、疼痛、紫暗。临床上将此病分为湿热痹阻型、湿浊阻滞型、痰瘀互结型。湿性趋下，《素问·太阴阳明论》载"伤于湿者，下先受之"，故痛风所致关节损伤以下肢关节为常见，主要累及跖趾关节。另外，饮食起居与痛风有密切关系，饮酒、过食肥甘、居住潮湿是痛风的常见诱因。急性关节炎发作时以关节肿胀，疼痛为主要临床表现。四妙散为《丹溪心法》治疗湿热下注诸证之方，理法方药与痛风病因病机甚是吻合，临床中用四妙散为基本方，辨证施治可取得满意疗效。

9. 双合汤

双合汤处方来源于《回春》卷四，是以二陈汤和桃红四物汤燥湿化痰、活血化瘀，并配以白芥子、桂枝、羌活、白僵蚕、地龙之温通散结，共奏涤痰化瘀通络止痛之功效。处方：桃仁、红花、当归、川芎、白芍、茯苓、半夏、陈皮、白芥子、竹沥、姜汁。

【案例】 痹证（痰瘀痹阻）

初诊日期：2017年11月10日　　节气：立冬
姓名：邱××　　性别：男　　年龄：72岁　　民族：汉
婚否：已婚　　职业：退休　　居处环境：无特殊
主诉：关节疼痛肿大、屈伸不利7年，加重1个月。
现病史：患者7年余前开始出现反复关节疼痛，刺痛为主，肌肉酸痛，伴双膝关节疼痛，屈伸不利。平时自服止痛药症状可缓解，未规律治疗。最近1个月，上述症状加重，关节强直、麻木，伴倦怠乏力，身重嗜睡，纳呆。
既往史：无。
体格检查：双膝关节屈伸不利，关节强直，舌体胖大，舌质紫暗，苔白腻，脉弦滑。
中医诊断：痹证（痰瘀痹阻）。
西医诊断：关节疼痛查因。
辨证分析：患者年老久病，痰瘀互结，留滞肌肤，闭阻经脉，故肌肉关节刺痛，肿胀，舌紫暗，苔白腻。
治法：化痰行瘀，蠲痹通络。
处方：双合汤加减（14剂）。

桃仁 15 g	红花 6 g	威灵仙 10 g	川牛膝 15 g
当归尾 10 g	白芍 10 g	茯苓 10 g	半夏 10 g
陈皮 10 g	厚朴 10 g	秦艽 15 g	牡丹皮 10 g
全蝎 3 g	地龙 9 g	川芎 10 g	

水煎服，每日1剂。
二诊：患者疼痛减轻，刺痛缓解，苔腻，加胆南星10 g、白芥子10 g，继续服用14剂。

三诊：患者关节疼痛明显好转，无麻木，可以少许活动，继续服用上方，1个月后未再发作。

按语：因为患者年老久病，久病入络，致使瘀血形成，与痰湿胶结不化，痰瘀互结。痹阻经络也是其病理产物。在治疗的整个过程中需要始终坚持的治疗原则为化痰祛瘀通络。方中桃仁、红花、川芎活血化瘀；当归尾养血活血，祛瘀止痛；威灵仙、秦艽祛风除湿，通络止痛；地龙、全蝎入络搜风、活血化瘀；半夏、陈皮、茯苓健脾化痰；厚朴燥湿化痰；白芍柔筋止痛。二诊时，患者苔腻，加用胆南星、白芥子化痰。

三、小结

颈腰腿痛是种常见病、多发病，且难以治愈，抓住主要矛盾，治病求因，审因治本，且不可囿于因风寒湿三气杂至而成，以祛风、散寒除湿、活血通络、补益肝肾为治疗原则。

参考文献

[1] 何厚金. 治痹浅析 [J]. 中医药导报杂志，2010，16（9）：84-85.

[2] 张志聪. 黄帝内经集注 [M]. 哈尔滨：北方文艺出版社，2007：134-636.

[3] 娄玉钤，李满意. "风湿病"的病名源流 [J]. 风湿病与关节炎杂志，2013，2（1）：37-41.

[4] 佚名. 黄帝内经. 灵枢 [M]. 北京：中医古籍出版，1997：70-73.

[5] 李晶，张华东，王振兴，等. 从《金匮要略. 中风历节病脉证并治》论痹病发病机制 [J]. 北京中医药，2013（6）：448-449.

[6] 秦红霖. 黄芪桂枝五物汤临床应用概述 [J]. 中国实用医药，2015，10（28）：279-280.

[7] 饶群阳，徐基平，刘成高，等. 阳和汤治疗恶性肿瘤性疾病的临床研讨 [J]. 光明中医，2012，27（3）：467-468.

[8] 唐峰，叶新苗. 叶新苗教授应用四妙丸加味经验 [J]. 中华中医药杂志，2015，30（9）：3180-3182.

[9] 李春雨，贾春华. 贾春华四妙丸合四逆散合方治疗经验举隅 [J]. 辽宁中医杂志，2016（2）：387-389.

（祝维峰　周艳利）

第十八章
便　秘

一、总论

随着现代生活节奏的加快，生活压力大，饮食、起居失常，便秘患者也越来越多。中华医学会外科学分会肛肠外科学组于1999年5月颁布的《便秘诊治暂行标准》将便秘定义为：便秘是多种疾病的一个症状，表现为大便量太少、太硬、排出太困难，或合并一些特殊症状，如长时间用力排便、直肠胀感、排便不尽感，甚至需用手法帮助排便。在不使用泻剂的情况下，7天内自发性排空粪便不超过2次或长期无便意。若一年12个月中有3个月左右连续或间断存在便秘，则可考虑为慢性便秘。

（一）历代医家对便秘的认识

便秘的称谓在中医历代文献中多有不同。《黄帝内经》称之为"后不利""大便难"等，并提出"留者攻之""结者散之""其下者，引而竭之"等治疗原则。张仲景根据便秘的不同特征，分别称之为"阴结""阳结""脾约"，创立了阴阳、虚实、寒热秘的辨证论治学说，并设立了苦寒泻下的承气汤，温里泻下的大黄附子汤，养阴润下的麻子仁丸，理气通下的厚朴三物汤，以及蜜煎导诸法，为后世医家认识和治疗本病确立了基本原则，有的方药至今仍为临床治疗便秘所常用。此后，中国历代医家对便秘的论述非常多。

巢元方的《诸病源候论》指出便秘与五脏不调、阴阳虚实寒热有关，其原文曰："大便难者，由五脏不调，阴阳偏有虚实，谓三焦不和，则冷热并结故也。"又说"邪在肾，亦令大便难。所以尔者，肾脏受邪，虚而不能制小便，则小便利，津液枯燥，肠胃干涩，故大便难""渴利之家，大便也难，所以尔者，为津液枯竭，致令肠胃干燥"。李东垣强调饮食劳逸与便秘的关系，并指出治疗便秘不可妄用泻药，如《兰室秘藏·大便结燥门》谓：

"若饥饱失节，劳役过度，损伤胃气，及食辛热厚味之物，而助火邪，伏于血中，耗散真阴，津液亏少，故大便燥结。""大抵治病，不可一概用巴豆、牵牛之类下之，损其津液，燥结愈甚，复下复结，极则以至引导于下而不通，遂成不救。"唐宗海在《医经精义·脏腑之官》言："大肠之所以能传导者，以其为肺之腑。肺气下达故能传导。"程钟龄的《医学心悟·大便不通》将便秘分为实秘、虚秘、热秘、冷秘四种类型，并分别列出各类的症状、治法及方药，对临床有一定的参考价值。至于便秘的原因，大致可分为以下三类：内因责之于情志失和，气机郁滞；外因责之于六淫之邪来犯，以燥、热、湿为主因；不内外因责之于饮食不节，劳逸不当。此外，便秘的发生也和痰浊、瘀血、水湿、误治、体虚甚至生活习俗、体质、地域、性别、年龄等因素有关。

（二）祝维峰对便秘的认识

祝维峰总结前人对便秘的认识，结合自身多年临床实践，总结便秘之病机主要在于以下四个方面。

1. 气阴两虚

《灵枢·口问》言："中气不足，溲便为之变。"《金匮要略》曰："四季脾旺不受邪。"脾为后天之本，气血生化之源，五行属土，为大肠之母。中焦为气机升降之枢纽，脾主升清，胃主降浊，两者相反相成，脾宜升则健，胃宜降则和，脾气升，则水谷精微得以输布，胃气降，则水谷及其糟粕得以下行。大肠的传导功能有赖于中焦之升清降浊功能。脾虚运化失职，大肠传导无力；阴亏血少，肠道失润，均可导致便秘。用药方面偏于气虚者可以黄芪汤为主方，偏于脾胃气机升降失调者可以升阳益胃汤为主方，偏于阴虚者可以濡肠饮或润肠丸为主方。当然，临床上有时诸症并存，又当及时变通才可。

2. 肠胃热结

《素问·举痛论篇》曰："热气留于小肠，肠中痛，瘅热焦渴，则坚干不得出，故痛而闭不通矣。"素体阳盛，或过食肥甘厚味，或肺热下移大肠，或服用热药，均可致肠胃积热，耗伤津液，肠道干涩，粪质干燥，难于排出，形成所谓"热秘"。如《景岳全书·秘结》曰："阳结证，必因邪火有余，以致津液干燥。"关于热秘，仲景创立了三承气汤以适合不同类型的患者，更有麻子仁丸润肠泄热，行气通便以治疗脾约。但亦有本虚标实并存，当下而又不能单纯泻下的患者，可考虑黄龙汤。

3. 肝气郁滞

《症因脉治·大便秘结论》云："诸气怫郁，则气壅于大肠，而大便乃结。"肝失条达，气机郁滞，可致大肠气机不畅，大便通降受阻，而致大便秘结，脘腹胀满，腑气不通。《医精精义·脏腑通治》曰："肝与大肠通，肝病宜疏通大肠；大肠病宜平肝为主。"肝藏血，体阴而用阳，肝血充，肝用即正常；肝气郁，气机不畅则易引起便秘。关于此类便秘患者，可辨证选用大柴胡汤、六磨汤等方以达舒理肝气、畅通大便之功。当然，让患者保持一个乐观积极的态度亦极为重要。平时可嘱患者多接触大自然，看看花草树木亦有助于肝气条达。

4. 五脏失调

《素问·五藏别论》云："魄门亦为五脏使，水谷不得久藏。"魄门即传送糟粕之门，即指肛门，它虽位居诸脏腑之下极，主管排泄糟粕，但若从整体观念出发，则与内脏的关系甚为密切。"魄门亦为五脏使"指魄门的启闭功能依赖心神的主宰、肺气的宣降、脾气的升降、肝气的条达、肾气的固摄，方能不失常度。故五脏中不管何脏失调均可引起便秘。在用药方面，心脏问题引起便秘可加用酸枣仁、柏子仁等；肺气不宣降可加用桔梗、苦杏仁、紫菀等；脾气不升可加用黄芪、白术等；肝气不舒、肝火上炎可加用柴胡、决明子等；肾气不固可加用肉苁蓉、巴戟天等。

祝维峰认为，便秘的病性可概括为寒（阴寒积滞腑气不通）、热（燥热内结于肠）、虚（气血阴阳亏损）、实（气机郁滞）四个方面。对于便秘患者应当首辨虚实，虚者又以气虚和阴虚为多；实者以热结、气滞等为主。总体来说，便秘患者以年老体弱者居多，且病程较长，虚劳症状明显。气虚则大肠传送无力，血虚则津枯肠道失润，阴亏则肠道失荣，阳虚则肠道失于温煦，导致大便艰涩。在治疗方面以"虚者补之，实者泻之"为原则，针对不同证型的患者采取不同的方药治疗。

二、方证经验

1. 黄芪汤

黄芪汤又称为黄汤，出于宋代的《太平惠民和剂局方》，由黄芪、陈皮、火麻仁、白蜜组成，治疗老年人大便秘涩，"秘甚者，不过两服愈，常服即无秘涩之患……其效如神"。后清代《金匮翼》一书也有记载，亦称之为黄汤，为治疗体虚便秘的良方。方中黄芪味甘，性微温，具有补气升阳、益卫固表、脱毒生肌、利水消肿之功，甘温益气入脾，为补气之要药。现代药理研究亦表明，黄芪有促进机体新陈代谢、抗疲劳抗菌等作用，还可增强小肠（主要是空肠）运动和平滑肌紧张度，又有促进小肠氧化代谢的作用。火麻仁、白蜜润肠通便，陈皮健脾理气。全方共奏益气通便之功。

【案例】

初诊日期：2015年4月7日　　　　节气：清明
姓名：宋××　　性别：男　　年龄：64岁　　民族：汉
婚否：已婚　　职业：退休　　居处环境：无特殊

主诉：便秘反复发作6年余。

病史：6年前出现便秘，临厕努挣乏力，便难排出，时有气短，排便间隔3～4天，甚则1周1次，粪便干燥，排便时间常在30分钟以上，有时需用手指抠出，常用果导片和开塞露效果不佳。曾作纤维肠镜检查，未见大肠器质性病变。就诊时又已4天未大便，精神疲倦，口干，纳呆，腰酸，而腹部未述不适。舌淡红苔白而干，脉沉细而涩。

中医诊断：便秘（气阴两虚）。

辨证分析：患者老年男性，便秘反复发作，临厕努挣乏力，时有气短，口干，粪便干燥，可知气阴两虚；便秘多年而腹部无痞、满、胀、痛等不适，亦可探知病情属虚；大便日久不下，脾胃气机失调故见纳呆；"久病及肾"，故见腰酸；舌淡红苔白而干脉沉细而涩亦为气阴两虚之征象。

治法：益气养阴，润肠通便。

处方：黄芪汤加减（7剂）。

黄芪30 g	火麻仁15 g	陈皮6 g	生地黄15 g
玄参15 g	麦冬15 g	肉苁蓉30 g	女贞子15 g
何首乌15 g	枳实10 g	厚朴10 g	虎杖10 g

水煎服，每日1剂。

二诊：服药后大便能够保持1～2天1次，排便时间缩短，排便亦较前顺畅。予原方去虎杖，厚朴、枳实药量减半，续服10剂。

三诊：自述诸症明显缓解，大便基本1天1次，为巩固疗效，原方隔一天服1剂，续服10剂，大便通畅，停药后随访3个月未见复发。

按语：由于肠道蠕动减弱、久坐久卧、活动减少等原因，便秘成为老年人群的常见疾病。《内经》云："年四十而阴气自半也。"老年人多见气虚和阴虚，气虚则大肠传送无力，阴虚则津枯肠道失润，故而易引起便秘。治疗当标本兼顾，益气养阴兼以润肠通便，方用黄芪汤合增液汤加减治疗。黄芪汤为治疗气虚便秘的常用方，加上增液汤"增水行舟"。另外，考虑患者年老腰酸，故加肉苁蓉、女贞子、何首乌等补肾填精，兼可通便；又老年人肠道蠕动减弱，故稍加厚朴、枳实、虎杖等降气以助通便之力。二诊后大便好转，故去虎杖，厚朴、枳实减半续服以巩固疗效。

2. 升阳益胃汤

升阳益胃汤出自李东垣的《内外伤辨惑论》，后在《脾胃论》中详尽论述。《脾胃论·肺之脾胃虚论》曰："脾胃之虚，怠惰嗜卧，四肢不收，时值秋燥令行，湿热少退，体重节痛，口苦舌干，食无味，大便不调，小便频数，不嗜食，食不消；兼见肺病，洒淅恶寒，惨惨不乐，面色恶而不和，乃阳气不伸故也；当升阳益胃，名之曰升阳益胃汤。"本方适用于脾胃虚弱而湿邪不化，阳气不升之证。因为脾胃虚弱，湿邪内生，"脾主四肢""湿性黏滞"，故而自觉怠倦懒动、四肢乏力；脾属中焦，脾虚则中焦运化失常，故食欲不振、食无味；脾可传输水液，故脾的功能失常可引起小便频数、大便不调；"土生金"，脾虚可影响及肺，从而出现沥淅恶寒、惨惨不乐等肺虚的症状。此方之中黄芪、人参健脾益气，建立中土之气；白术燥湿健脾；半夏、陈皮行气燥湿化痰；泽泻、茯苓利水渗湿而降浊阴；因"风能胜湿"，故用防风、羌活、独活等风药祛风胜湿，并能升举清阳之气；柴胡疏肝理气，亦可升举少阳之气；白芍养血敛阴柔肝，可防以上风药发散太过；湿邪易蕴而化热，故加少许黄连清利湿热；炙甘草既可益胃气、又可调和诸药。全方有补有泻，有散有收，以补为主，使脾土之气健旺，兼以祛湿，肺金之气亦能得到改善。

"升阳"者，升脾之阳；"益胃"者，益胃之气。东垣认为以上症状都是因"清阳不升、浊阴不降"所致，而脾胃为气机升降之枢纽，故创此方以升发阳气、祛湿健脾和胃，使脾气升而胃气降，从而维持"清阳出上窍，浊阴出下窍；清阳发腠理，浊阴走五脏；清阳实四肢，浊阴归六腑"的正常升降运动，故称升阳益胃汤。

【案例】

初诊日期：2015年8月11日　　　节气：立秋
姓名：张××　性别：男　　年龄：65岁　民族：汉
婚否：已婚　　职业：退休　　居处环境：无特殊
主诉：大便排出困难1年余。
病史：患者1年前因劳作过度而渐觉四肢沉重怠惰，纳差，食无味，无便意，常6～7天1次，即使临厕亦感费力、大便排出困难，无腹痛等不适。曾行头颅 MR 及胃肠镜检查均无异常。就诊时已 7 天未大便，精神疲倦，乏力，食欲不振，时有口干口苦，舌淡红舌体胖大有齿痕，脉弱。

中医诊断：便秘（中气不足）。

辨证分析：患者年事已高加上过劳伤脾气，脾主四肢，故见四肢沉重怠惰；脾主运化，脾胃相为表里，脾气受损易累及胃，故见纳差、食无味；气虚无力推动大肠传导故见大便排出困难；脾虚日久易化生痰湿，湿久化热故时有口干口苦。舌脉亦为中气不足之征象。

治法：升阳益气。

处方：升阳益胃汤加减（7 剂）。

黄芪 30 g	党参 15 g	白术 30 g	茯苓 10 g
炙甘草 6 g	陈皮 6 g	法半夏 15 g	柴胡 6 g
白芍 15 g	羌活 6 g	独活 6 g	泽泻 10 g
黄连 3 g	枳实 10 g		

水煎服，每日 1 剂。

二诊：服药后排便明显较前顺畅。予原方续服 10 剂。大便畅解。之后为巩固疗效，又间断服用本方 1 个月余。

按语：升阳益胃汤一方中包含了柴芍六君子汤、玉屏风散、败毒散、芍药甘草汤等多个基本方。其中，健脾补气药剂量大于升阳风药剂量，具有补气健脾、调和肠胃、升清降浊、益气固表、祛风胜湿、缓急止痛等多种作用。本例患者因过度劳作而致中气不足，加上立秋过后时值秋燥令行，其余诸症又与原文大多契合，故而选用此方。制方正如李东垣所言："饮食入胃，而精气先输脾归肺，上行春夏之令，以滋养周身，乃清气为天者也；升已而下输膀胱，行秋冬之令，为传化糟粕，转味而出，乃浊阴为地者也。"最终完成"清阳出上窍，浊阴出下窍"的生理过程。祝维峰认为白术小其制则健脾燥湿止泻，大其制则滋脾液健脾运，配合少量枳实则补中行滞，健脾助运之功大增，使脾气得复，津液自生，秘结随下。

3. 麻子仁丸

麻子仁丸出自东汉时期医圣张仲景的《伤寒杂病论》，方由火麻仁、杏仁、芍药、枳实、厚朴、大黄等药物组成，是治疗脾约证的代表方剂，具有润肠泄热、行气通便的作用，主治肠胃燥热，津液不足，大便干结，小便频数。方中麻子仁味甘性平，功能滋脾阴、润肠道；又"肺与大肠相表里"，苦杏仁上肃肺气、下润大肠；肠燥津亏，阴血不足，芍药养阴补血；胃肠燥热，大黄、枳实、厚朴即小承气汤轻下热结。诸药合用共奏滋阴润肠之功，通便而不伤阴。故仲景治脾约便秘乃施润肠泻热、行气通便之法，对证治之以润，对症治之以通，兼泄热调气以佐之。本方开"润下法"之先河，对后世影响巨大。

分子药理研究表明，火麻仁、苦杏仁等因为含油脂类的活性物质，所以，能够加强肠管的蠕动作用，有很明显的润肠作用。芍药的主要活性成分芍药苷具有解痉、镇静、镇痛及升高外周白细胞，以及提高淋巴细胞的转化率等作用。厚朴对肠管平滑肌有兴奋作用。大黄中含有的蒽醌类化合物，增强大肠蠕动，能够倒泻。枳实能使胃肠运动收缩节律增强有力。以上均可促进大便排出。

【案例】

初诊日期：2015年6月9日　　　节气：芒种
姓名：袁××　　性别：女　　年龄：52岁　　民族：汉
婚否：已婚　　职业：退休　　居处环境：无特殊
主诉：排便困难2年余。

病史：患者约2年前开始出现排便困难，粪便干结如羊屎状，排便间隔3～5天，排便时间在20分钟左右，因患者无其他不适，故未予重视。昨日患者偶然观看到养生节目才发觉自己排便情况异常，故于今日来我院就诊。就诊时又已3天未大便，精神尚可，口干喜饮，纳一般，偶有腹胀，眠可，时有腰酸，小便次数多。舌红苔淡黄少津，脉弦滑。绝经3年余。

中医诊断：便秘（肠燥津亏）。

辨证分析：患者老年女性，便秘发作2年，粪便干结如羊屎状，小便频数，颇似仲景之脾约证；加上口干喜饮，舌红脉弦滑，舌苔淡黄少津亦可知是肠燥津亏的表现；大便不出，腑气不通，故偶有腹胀。年老肾虚，故腰酸。

治法：润肠泄热，行气通便。

处方：麻子仁丸加减（7剂）。

火麻仁30 g　　苦杏仁15 g　　白芍15 g　　大黄6 g
枳实15 g　　　厚朴15 g　　　肉苁蓉15 g　何首乌15 g

水煎服，每日1剂。

二诊：服药后大便排出较前顺畅，便质稍软，排便间隔及排便时间均缩短。效不更方，予原方续服10剂。半年后因感冒又来复诊，问及排便情况，自述上次服药后大便基本恢复正常，1～2天一解。

按语：《伤寒论》脾约证条文曰："趺阳脉浮而涩，浮则胃气强，涩则小便数，浮涩相搏，大便则硬，其脾为约，麻子仁丸主之。"按照经方抓主证的思路，不难看出该患者为脾约证。故予麻子仁丸润肠泄热、行气通便。另外，考虑患者年老肾虚腰酸，故加肉苁蓉、何首乌等补肾填精、又可通便，以达标本兼治之功。

4. 大柴胡汤

大柴胡汤出自《伤寒论》，是由小柴胡汤去人参、甘草，加大黄、枳实、芍药而成，功能和解少阳，内泻热结，主治少阳、阳明合病。在原文中是治疗以"呕不止，心下急，郁郁微烦""伤寒十余日，热结在里，往来寒热""伤寒发热，汗出不解，心中痞硬，呕吐而下利"为主证的方剂。在《金匮要略·腹满寒疝宿食病脉证治》提出可治疗"按之心下满痛"。方中柴胡归肝、胆经，能疏散退热，除少阳之邪，同时又有疏肝解郁利胆之效；黄芩归心、肺、胃、胆、大肠经，可清三焦之热；大黄既可泻阳明实热，又可活血化瘀，推陈致新；枳实行气消痞除满；白芍药柔肝缓急止痛；半夏和胃降逆，配生姜以止呕逆；大枣、生姜配伍能和营卫行津液，调和脾胃。综观全方当有疏肝解郁、和解少阳、通腑泄热、活血化瘀、和胃降逆之效。

【案例】

初诊日期：2016年3月15日　　节气：惊蛰

姓名：赵××　　性别：女　　年龄：36岁　　民族：汉

婚否：已婚　　职业：职员　　居处环境：无特殊

主诉：大便排出困难1个月余。

病史：患者1个月前因与家人争吵后出现大便排出困难，粪质干结，甚者1周未解过大便。就诊时已4天未大便，精神疲倦，头晕，心烦，食欲不振，口苦、口臭，腹部连及两胁肋胀痛，舌红苔黄腻，脉弦滑。

中医诊断：便秘（气郁化火，肠胃热结）。

辨证分析：患者因与家人争吵后出现便秘，肝气郁滞可知；气郁化火，故见口苦、胁痛；肝火扰心，故见心烦；大便日久不通，肠胃热结，故见腹痛、口臭；舌脉亦为肠胃热结之征象。

治法：疏肝解郁，通腑泄热。

处方：大柴胡汤加减（3剂）。

柴胡15 g　　黄芩10 g　　法半夏10 g　　大枣10 g
白芍10 g　　枳实10 g　　郁金10 g　　大黄（后下）10 g

水煎服，每日1剂。

二诊：患者诉服药后当天即解大便两次，心中畅快，口苦、胁痛等症明显减轻，脉弦。予原方去大黄、栀子续服 5 剂，1 个月后回访病人大便恢复正常。

按语：《素问·五脏别论》云"魄门亦为五脏使"，说明了便秘与五脏之间的相关性，而不仅仅局限于胃肠。该患者出现便秘之前有一个很明确的诱因——与家人争吵，所谓"怒伤肝"，肝失疏泄、气机郁滞也会影响大肠的传导；故予大柴胡汤疏肝解郁、通腑泄热；心烦，故加上郁金清心火安心神，故而效如桴鼓。二诊后因大便排出顺畅，但肝气郁结仍在，故予原方去大黄续服。

5. 黄龙汤

黄龙汤出自《伤寒六书》，原文载："治患心下硬痛，下利纯清水，谵语，发渴，身热。庸医不识此证，但见下利便呼为漏底伤寒，而用热药止之，就如抱薪救火，误人死者多矣。殊不知此因热邪传里，胃中燥屎结实，此利非内寒而利，乃日逐自饮汤药而利也，直急下之。"本证多由邪热燥屎内结、腑气不通、气血不足所致。治疗以攻下通便、益气养血为主。方中大黄、芒硝、枳实、厚朴（即大承气汤）攻下热结，荡涤肠胃热结；人参、当归益气补血、扶正祛邪；桔梗开宣肺气，以助大黄通腑；生姜、大枣、甘草补益脾胃以安中宫。

【案例】

初诊日期：2016 年 9 月 20 日　　　　节气：白露
姓名：徐××　　性别：男　　　年龄：67 岁　　民族：汉
婚否：已婚　　职业：退休　　　居处环境：无特殊

主诉：大便排出困难 5 天。

病史：患者于 10 多年前行"胃部分切除手术"，之后时有便秘发生。5 天前因中秋节与家人聚餐后出现大便排出困难，腹部胀满，时有身热，曾自行服用保和丸等中成药效果不佳。曾于某西医院消化科就诊，查腹部 X 线提示"黏连性肠梗阻，建议灌肠治疗"。但患者畏惧灌肠，遂来我院求诊。就诊时已 5 天未大便，腹部胀满拒按，精神萎靡，面色不华，食欲不振，口渴，时有身热，舌淡红稍胖有齿痕，苔黄白相兼而根部厚腻，脉细弦、重按无力。

中医诊断：便秘（气血不足，肠胃热结）。

辨证分析：患者因与家人聚餐后出现便秘，腹部胀满，肠胃热结可知；热邪伤阴，阳明腑实当降不降，故见口渴、身热；患者年老，10 余年前行胃部手术，可知素体脾胃气虚，故见食欲不振；加之热邪易耗伤气血，故见精神萎靡、面色不华等症；舌淡胖有齿痕及脉象重按无力亦为气血不足之征象。故该患者既有本虚的一面，亦有标实的一面。

治法：攻下通便，益气养血。

处方：黄龙汤加减（3剂）。

大黄 10 g	厚朴 10 g	枳实 10 g	芒硝（溶服）6 g
党参 15 g	当归 15 g	炙甘草 10 g	桔梗（后下）10 g
生姜 10 g	大枣 10 g		

水煎服，每日1剂。

二诊：患者诉服药后第二天即解出大便，腹痛、身热等症明显减轻，精神好转。

平时无病之人养生，一定要保证大便通畅。俗话说："若要长生，肠中常清；若要不死，肠中无屎。"饮食上：一则饮食不可过饱，少吃辛辣刺激之物。二则可经常吃些仁类食物润肠通便，此类食物多含油质，如花生、核桃仁等；另外，萝卜下气，常吃能通腑利便，秋冬季节吃更佳。三则若出现便秘，可自上而下按揉腹部，达到通理腑气、促进排便的作用。该患者后随诊3年未犯便秘。

按语：《张氏医通》云："汤取黄龙命名，专攻中央燥土，土既燥竭，虽三承气萃集一方，不得参、归鼓舞胃气，焉能兴云致雨，或者以为因虚用参，殊不知参在群行剂中，则迅扫之威愈猛。"该方为攻补兼施之际，若患者为年轻力壮或者气血旺盛之辈，又何须参、归益气养血以助肠胃推动之力。此方尤妙在桔梗后下，取其宣散肺气以通肠腑之意，亦即"提壶揭盖"之法。但老年患者标实易去，本虚难速补，故而平时亦应时刻注意预防保健之法。

6. 济川煎

济川煎出自《景岳全书》卷51："便秘有不得不通者，凡伤寒杂证等病，但属阳明实热可攻之类，皆宜以热结治法通而去之，若察其元气已虚，既不可泻而下焦胀闭，又通不宜缓者，但用济川煎主之，则无有不达。"本证多由肾虚开合失司导致大便失调。治疗以温肾益精，润肠通便为主。方中肉苁蓉味甘咸性温，功能温肾益精，暖腰润肠，为君药。当归补血润燥，润肠通便；怀牛膝补益肝肾，壮腰膝，性善下行，共为臣药。枳壳下气宽肠而助通便；泽泻渗利小便而泄肾浊；妙用升麻以升清阳，清阳升则浊阴自降，相反相成，以助通便之效，以上共为佐药。诸药合用，既可温肾益精治其本，又能润肠通便以治标。

【案例】

初诊日期：2016 年 11 月 8 日　　节气：立冬
姓名：晏××　　性别：男　　年龄：71 岁　　民族：汉
婚否：已婚　　职业：退休　　居处环境：无特殊

主诉：反复便秘 10 余年。

病史：患者于 10 余年前开始出现便秘，有时好几日不大便亦无所苦，故未予重视。之后便秘症状逐渐加重，需吃香蕉、苹果、梨等水果方能解出少许。近来患者家人发现患者近几日吃完水果亦无便意，且精神疲倦，夜尿频繁，遂来就诊。就诊时已 1 周未解大便，腹部不觉胀满，重按之偶有不适，精神疲倦，纳差，无口干口苦，腰膝酸软，夜尿频繁、小便清长，舌淡，苔薄白，脉沉迟。

中医诊断：便秘（肾阳虚弱，精津不足）。

辨证分析：患者长期便秘 10 余年亦无所苦，为虚性便秘；香蕉、苹果、梨等水果大多偏于寒凉，少量食用可刺激胃肠蠕动产生缓泻作用，但若长期如此则易伤人体阳气，而导致便秘更为严重。肾主五液，司开合，主二便。肾阳不足，蒸腾气化无力，津液不布，故见夜尿频繁、小便清长；肾虚、精津不足，故见腰膝酸软；肾精不足，肠失濡润，故见大便秘结；肾阳亏虚，故舌淡苔薄白脉沉迟。故该患者肾阴肾阳皆有不足。

治法：温肾益精，润肠通便。

处方：济川煎加减（3 剂）。

| 肉苁蓉 20 g | 当归 15 g | 怀牛膝 15 g | 枳壳 10 g |
| 升麻 6 g | 泽泻 10 g | 巴戟天 10 g | 熟地黄 10 g |

水煎服，每日 1 剂。

二诊：患者诉服第一剂药后即有便意，可解出少量大便，第三天亦可解出大便。效不更方，续予原方 7 剂。

三诊：患者诉服药后每隔 1~2 天就能解出大便，夜尿亦较前减少。续开上方 3 剂，隔日 1 剂以巩固疗效。嘱患者平素多吃核桃、芝麻、蜂蜜之类益肾润肠通便之物，同时晨起及睡前可做腹部按摩以促进胃肠蠕动。

按语：《重订通俗伤寒论》云："夫济川煎，注重肝肾，以肾主二便，故君以苁蓉、牛膝滋肾阴以通便也。肝主疏泄，故臣以当归、枳壳，一则辛润肝阴，一则苦泄肝气。妙在升麻升清气以输脾，泽泻降浊气以输膀胱，佐苁、膝以成润利之功。"肉苁蓉既可温肾阳，又可补肾精，润肠道，为老年肾虚便秘患者的良药。该患者肾阳肾阴皆有不足，故予济川煎加用巴戟天、熟地以增强滋补之力。同时嘱患者注意饮食与运动以预防再犯,以达"治未病"之效。

三、小结

正常的排便过程和排便质量是人体健康的重要构成部分,现代人由于工作和生活节奏加快,各个年龄段的人群均普遍存在便秘问题。中医认为,排便过程亦是阴阳之间变化的一个过程。《素问·阴阳应象大论》有"清阳出上窍,浊阴出下窍",此"浊阴"指下窍所排泄的糟粕和水液,其中就包括大便在内。人体的正常排便是"浊气"下降所产生,从现代医学上来说大便也是机体不断新陈代谢的产物。引起便秘的原因很多,病机也不尽相同。祝维峰结合自身多年临床实践总结出便秘与五脏皆有关联,临证之要在于辨明正邪虚实,在治疗方面以"虚者补之,实者泻之"为原则,气阴两虚的患者可予黄芪汤合增液汤加减,中气不足的患者可予升阳益胃汤加减,肠燥津亏的患者可予麻子仁丸加减,肝郁化火的患者可予大柴胡汤加减,本虚标实的患者可予黄龙汤加减,肾虚精亏的患者可予济川煎加减。但要根据临床情况做到"观其脉证,知犯何逆,随证治之"。同时对于长期便秘患者建议其配合食疗及自我腹部按摩疗法,以预防便秘再发,以期达到"上工治未病"之效。

参考文献

[1] 中华医学会外科学分会肛肠外科学组. 便秘诊治暂行标准 [J]. 中华医学杂志, 2000, 80 (7): 491.

[2] 史红, 周铭心. 便秘的病因研究 [J]. 新疆中医药, 2007, 25 (3): 107 – 111.

[3] 李绍芝, 谭晓红. 黄芪对在体小肠和离体小肠黏膜耗氧量的影响 [J]. 湖南中医学院学报, 1996, 16 (2): 44.

[4] 张运萍, 林家坤. 升阳益胃汤的临床应用 [J]. 中国中医药现代远程教育, 2014, 12 (22): 137 – 138.

[5] 易和强. 升阳益胃汤治疗食管、贲门癌术后不同程度腹泻临床疗效的探讨 [D]. 泸州: 泸州医学院, 2014.

[6] 沈知行. 麻子仁丸治疗便秘的研究进展 [C]. 全国中医药科研与教学改革研讨会论文集. 2004.

(祝维峰 梁云云)

第十九章

绝经前后诸证

一、总论

（一）西医及近现代中医名家对绝经前后诸证的认识

妇女在绝经前后出现烘热面赤，进而汗出，精神倦怠，烦躁易怒，头目眩晕，耳鸣心悸，失眠健忘，腰背酸痛，手足心热，或伴有月经紊乱等与绝经有关的症状，称"绝经前后诸证"，俗称"更年期综合征"。这些证候常参差出现，发作次数和时间无规律性，病程长短不一，短者数月，长者可迁延数年以至十数年不等。

本病相当于西医学围绝经期综合征，指妇女因绝经前后出现性激素波动或减少所致的一系列躯体及精神心理症状。绝经分为自然绝经和人工绝经。自然绝经指卵巢内卵泡生理性耗竭所致的绝经；人工绝经指两侧卵巢经手术切除或放射线线照射等所致的绝经。人工绝经者更易发生绝经综合征。

绝经前后最明显变化是卵巢功能衰退，随后表现为下丘脑－垂体功能退化，如雌激素、孕激素、促卵泡生成素等。绝经过渡雌激素水平并非逐渐下降，只是在卵泡完全停止生长发育后，雌激素水平才迅速下降。绝经过渡期孕酮分泌减少，绝经后无孕酮分泌。绝经过渡期卵泡刺激素（FSH）水平升高，呈波动型，绝经后 FSH 升高更显著。围绝经期综合征最常见症状：①月经紊乱。为绝经过渡期的常见症状，表现为月经周期不规则、经期持续时间长及经量增多或减少。②血管舒缩症状。主要表现为潮热，为血管舒缩功能不稳定所致，是雌激素降低的特征性症状。其特点是反复出现短暂的面部和颈部及胸部皮肤阵阵发红，伴有轰热，继之出汗。一般持续 1～3 分钟。症状轻者每日发作数次，严重者 10 余次或更多，夜间或应激状态易促发。该症状可持续 1～2 年，有时长达 5 年或更长。潮热严重时可影响妇女的工作、生活和睡眠，是绝经后期妇女需要性激素治疗的主要原因。③自主神经失调症状。常出现如心悸、眩晕、头痛、失眠、耳鸣等自主神经失调症状。④精神神经症状。围绝经期妇女常表现为注意力不易集中，并且情绪波动大，如激动易怒、焦虑不安或情绪低落、抑郁、不能自我控制等情绪症状。记忆力减退也较常见。目前西医主要是采用激素补充治疗，并鼓励鞭炼身体和健康饮食，建立健康生活方式。

中医古典医籍中没有与该病对应的病名，至近代中医妇科学教材中才有了"绝经前后诸证"之名，因此，既往没有对此病的系统论述，而是分散在"崩漏""脏躁""百合病""郁证""汗证""不寐""虚劳"等病的阐述中。现代中医认为，本病的发生与绝经前后的生理特点有密切关系，目前较为公认的病因是肾虚，传统治疗往往单纯分为肾阴虚型、肾阳虚型、肾阴阳两虚型三种证型。

《内经》云："女子七岁，肾气盛，齿更发长。二七而天癸至，任脉通，太冲脉盛，月事以时下，故有子。三七肾气平均，故真牙生而长极。四七筋骨坚，发长极，身体盛壮。五七阳明脉衰，面始焦，发始堕。六七三阳脉衰于上，面皆焦，发始白。七七任脉虚，太冲脉衰少，天癸竭，地道不通，故形坏而无子也。"肾藏精，精化气，气分阴阳，肾阴肾阳为五脏阴阳之本，主宰人体生长、发育及生殖，为先天之本。《素问·六节藏象》云："肾者，主蛰，封藏之本，精之处也。"《素问·金匮真言论》又云："夫精者，身之本也。"精是构成人体和维持人体生命活动，促进人体生长发育生殖的最基本物质，影响人体生、长、壮、老以及生殖能力。肾精肾气充盈到一定程度则天癸产生，天癸至而女子月经来潮，人体生殖器官发育成熟，具备生殖能力，肾精肾气不断充盈，天癸充足，则维持人体生殖机能的旺盛。女子年过"六七"，肾精肾气逐渐衰弱，天癸也随之衰减；"七七"前后，肾气由盛渐衰，天癸由少渐至衰竭，冲任二脉也随之而衰少，在此生理转折时期，受内、外环境的影响，如素体阳有所偏胜偏衰，素性抑郁，宿有痼疾，或家庭、社会等环境改变，易导致肾阴阳失调而发病。又"五脏相移，穷必及肾"，故肾阴阳失调，每易波及其他脏腑，而其脏腑病变，久则必然累及于肾，故认为本病之本在肾。除此之外，众多医家认为该病发病以肾为主，更涉及心、肝、肺等多个脏器。

近代著名妇科专家肖承悰认为，绝经前后诸证的主要病机是肝肾阴虚、心肾不交。绝经前后妇女处于肾气渐衰、天癸渐竭、冲任二脉渐亏虚的特殊生理时期，肾精亏虚，肾水不足，不能制约心火，心火独亢于上，则出现潮热出汗、心悸、失眠多梦、五心烦热、心烦不宁诸症等一系列症状。"精血同源"，若肾阴不足则可引起肝血不足，阴不制阳而导致肝阳上亢；肝主疏泄，调畅情志，心主神明，两脏在情志上互相影响，木为火之母，火为木之子，母病及子，子盗母气，因此，临床上肝火常可引动心火，心火亦常引动肝火，从而导致更年期综合征一系列临床症状。在治疗方面，肖承悰强调心肝肾三脏同治，着重交通心肾，使水火相济，而诸症得愈。具体治疗中以一方为主，随症加减变化，以达到交通心肾、兼养肝血的目的。其经验方主要组成为：女贞子、生地黄、制首乌、百合、丹参、旱莲草、生龙骨、生牡蛎、合欢皮、茯苓、莲子心、盐知母等。夏桂成认为，月经节律调整是以后天坎离八卦为动力的，坎者与肾水相对，离者与心火相应。只有坎离既济，心肾相交，才有可能推动阴阳消长转化运动的发展。心主神明，司情志等一切精神活动；肾主生殖，藏精而系胞宫。胞宫之藏在于肾，胞宫之泻在于心，心肾相交，胞宫之藏泻有序。心气不降，则月事不至，肾阴亏损，月经亦无物以下。他的这一脏腑理念与现代医学所倡之下丘脑－垂体－卵巢（H－P－O）轴调整月经节律相符。绝经前后诸证之病机综合起来是心（脑）－肾－子宫轴的失衡，由此创立了清心滋肾汤，药物组成为：钩藤15 g、莲子心5 g、黄连3 g、紫贝齿（先煎）10～15 g、山药10 g、山茱萸9 g、太子参15～30 g、茯苓10 g、合欢皮10 g、熟地黄10 g。夏桂成强调，清心滋肾汤的临床运用关乎心肾之轴，不光对更年期综合征有良好的疗效，对于月经病等其他各种疾病，只要是出现了肾虚偏阴，心肝气郁化火之心肾不交证者皆可应用，而且对失眠、抑郁等非月经类疾病也具有较好的治疗作用。徐莲薇认为，本病发生以肝肾阴虚为本，以痰、瘀、气、火为标。更年期妇女肾精亏虚，天癸渐竭，精血不足，脏腑失养，易致阴虚内热，虚火上扰，则见潮热汗出、面红、五心烦热、头晕、耳鸣等；绝经前后肾气渐衰，肾阳亏虚，命门火衰，机体经脉失于温煦，故见腰背冷痛，面色晦黯，小便清长，夜尿频多；肾阴肾阳互相转化，阴虚及阳，阳虚及阴，病久可致肾阴阳两虚，营卫失和，则出现乍寒乍暖之象。此外，肝为经血之源，肝血充足，任脉充盛，血海满溢，则女子月经来潮；若肝为病，藏血功能失司，肝失濡养，肝阳上亢，扰动清窍，则易头晕、头痛、耳鸣。肝体阴而用阳，性善条达，肝之疏泄功能正常可调畅气机，促进血液与津液在体内运行、输布，使女子经行通畅，若肝气郁结，气滞血瘀，则可见经行不畅、经闭等病；肝气上逆，血不归经，则见经血量多、崩漏等疾。肝之疏泄功能亦可调畅情志，气机顺畅，气血调和，则心情舒畅；若肝之疏泄功能失常，肝气郁结，则见情志抑郁；肝郁日久化火，肝火上炎，则致急躁易怒、情绪激动等精神神经病症。更年期妇女基本已经历经、孕、胎、产等生理阶段，均耗伤肝血，肝肾同源，精血互化，肝血亏虚可致肾精不足，出现诸多肝肾阴虚之更年期综合征症状。同时，也因肾精亏虚、肝血不足，使心、肝、脾、肾等各脏腑功能失调，出现痰、瘀、气、火等病理表现，痰、瘀、气、火互为因果，相互影响，痰饮日久可化火，火灼津液而成痰，痰阻气机而气滞血瘀，气郁日久则郁热成火；痰、瘀、气、火又加重各脏腑功能失调，互相形成恶性循环，导致或加重更年期综合征症状。徐莲薇通过临床试验研究，对上海75例病例观察发现，更年期综合征患者以肝肾阴虚证为主，其次为肾阴阳两虚、心肾不交及肾阴虚，故根据辨证分型，以调补肝肾为大法，自创调更汤加减治疗更年期综合征，药物组成为：知母、黄柏、巴戟天、淫羊藿、白芍、生地黄、女贞子、丹参、钩藤、山药、牡丹皮等。王小云认为，绝经前后诸证的发生多与肾气亏虚有关，但在此基础上多见气机郁结、气失宣降、气机逆乱、气血失调等症状。《景岳全书·妇人规》曾言："妇人幽居多郁，常无所伸，阴性偏拗，每不可解。"《丹溪心法·六郁》指出："人身之病，多生于郁。"更年期女性正处于生理、社会角色的一个转型期，情绪易于激动或所思不遂，造成气失疏泄，气机郁结或升泄太过。故王小云认为，调理更年期综合征不可忽视调理气机。而在调理气机中，通常从肝入手，疏肝解郁，但其在对气机的思辨中重视肝肺同调。《内经》最早提出"左肝右肺"的理论，强调了人体气机阴阳升降中肝肺两脏的重要作用，肝体居右，为阴中之阳，而其气自左而主升发；肺居膈上，为阳中之阴，而其气自右而主肃降。肝的"左"与肺的"右"代表的是全身阴阳、气血升降的运行通路。肝木主升，肺金主降；肝主疏泄，调理气机；肺主肃降，主气司呼吸，两者共同作用，维持人身脏腑气机的升降运动。因此，一旦肝肺的生理功能失调，则主要表现在气机升降失常。故王小云认为，调理气机的时候，不能一味地疏肝理气，也当重视宣肺肃降，在临床实际中，应临证思辨，或重疏肝，或偏宣肺。且更年期郁证最常见的是双相症状，即悲哀和烦躁同见，而肺主悲忧，肝主怒，故气郁的治疗中也当重视宣肺理气，肝肺同调。但如症状偏于肺气不宣，则首重宣肺。胡国华认为，绝经前后诸证的发生主要病机以肾虚为主。另外，肾的阴阳失调常涉及其他脏腑，尤以心、肝、脾为主。由于精血不足，脏腑失于濡养，阴阳气血的偏盛偏衰而出现诸多症状。如肾水匮乏，不能上济心火，心肾不交，则出现怔忡、失眠、心悸等症。精血同源，乙癸同源，肾阴久亏水不涵木，故肝气郁滞，阳亢化风，出现心烦易怒、易激动、头目眩晕、失眠、胸胁苦满、月经异常之症。肾与脾，先后天相互充养，脾阳赖肾阳以温煦，肾阳虚衰火不暖土，脾肾阳虚，则易出现食少、便溏、面目和肢体浮肿、消瘦、乏力等症状。精血不足，不能上荣于头面，脑髓失养，则有头晕、耳鸣如蝉之症。阴精亏虚，阴不敛阳，虚阳浮越而见潮热汗出、五心烦热等。故胡国华认为，在临床治疗上该病治疗强调应以补肾之阴阳为核心，兼以清肝健脾，宁心安神，并在其师朱南孙的验方"怡情更年汤"的基础上创立"胡氏更年清"［组成：紫草根 30 g、浮小麦 30 g、夜交藤 15 g、女贞子 12 g、桑椹子 12 g、钩藤（后下）15 g、地黄 12 g、糯稻根 30 g、碧桃干 30 g、合欢皮 12 g、甘草 6 g］。

（二）祝维峰对绝经前后诸证的认识

绝经前后诸证患者中月经紊乱者往往求助于妇科，来神经内科门诊就诊者以自主神经失调及精神神经症状一类主诉为主。通过对大量临床医案的总结，祝维峰认为该类患者不但与肾关系密切，同时强调肝脏在该病发病过程中起着关键作用。由于各人体质不同，该病症颇为复杂，轻重繁简不一，初起病机在于肾之阴阳失调。《傅青主女科·经水先后无定期》谓："妇人经来断续，或前后无定期，人以为气血虚也，谁知是肝气郁结乎！夫经水出诸肾，而肝为肾之子，肝郁则肾亦郁矣；肾郁而气必不宣，前后或断或续，正肾之或通或闭耳；或曰肝气郁而肾气不应，未必至于如此。"本病虽以"肾气虚……天癸竭"为致病之本，但肝郁气滞作为继发性病机可上升为矛盾的主要方面。在整个疾病的发展过程中，本病之本在肾，而标在肝。

"女子以肝为先天"，该提法出自叶天士《临证指南医案》："女科病，多倍于男子，而胎产调经为主要，淋带瘕泄，奇脉虚空，腰背脊膂牵掣似坠，而热气反升于上，从左而起，女人以肝为先天也，医人不晓八脉之理，但指其虚，刚如桂附，柔如地味，皆非奇经治法。""凡女子以肝为先天，肝阴不足，相火上燔莫制，根本先亏也。"其弟子秦天一总结叶氏经验则提出："今观叶先生案，奇经八脉，固属扼要，其次最重调肝，因女子以肝为先天，阴性凝结，易于怫郁，郁则气滞血亦滞。"女子为何"肝为先天"？这里的"先天"如果理解为"物质概念"，是"先身而生"之"先天"，显然是不成立的，但从"先天"的时间概念，即人体从胎孕之始至婴儿形成的胎孕发育阶段来分析，从"先天"的引申义"起决定性、根本性作用"的角度来理解，着重强调肝脏在女性特殊的生理病理中占有重要地位。第一，女子生理功能之经、孕、胎、乳皆以血为本，以气为用，血的生成及功用虽涉及心、脾、肝、肾，却以肝藏血最为重要。第二，治疗妇科病证，有

"少年治肾,中年治肝,老年治脾"之法,肝在中年女子病证治疗上具有重要地位。第三,肝主疏泄而喜条达,肝气郁结易产生诸多妇科病证,强调疏肝理气在调治妇科病证时的重要性。"女子以肝为先天"重点强调了女性生理、病理的特殊规律,以血为本、以气为用的生理特点,以及病理变化均与肝主疏泄、肝主藏血等的生理功能、病理改变有密不可分的关系。祝维峰强调"女子以肝为先天"与"肾为先天之本"并不矛盾,女子以肝为先天充分说明了肝在女子生理病理过程中的重要性,并没有否定肾为先天之本的重要性,而是突出了肝在女子疾病防治中的重要性。如近代中医妇科名家哈荔田依据"万病不离乎郁,诸郁当属肝"之说,尤重调肝之法。女子到绝经年龄,由于肾气衰,天癸竭,全身机能相对减弱,这只是本病发生的一个内在条件,而发病与否也还与某些人的特异体质、精神状态、生活环境等因素有关。因此,本病的发生主要由于患者禀赋不充,或久病失养,兼之七情所伤,饮食失节,劳倦失度,或外邪侵扰等因素,从而导致脏腑功能失和,进一步损伤冲任二脉的结果。

绝经前后诸证的临床症状错综复杂,祝维峰将其归纳为以下几个方面:耳鸣,腰膝酸软,咽喉干痛,手足心热,小便黄赤,脉象细数——肾阴虚、相火旺;怕冷,手足不温,性欲减退,小便频数清长,脉沉迟无力——肾阳虚;头胀头痛,面部烘热,手足心热,潮汗,舌质红,脉细数——龙雷之火上炎;头昏,胸膈不畅,多愁善感,忧郁不乐,食呆寡味,脉沉弦或细涩——肝气郁结;头胀、胸闷太息,胁肋胀痛,嗳气矢气,脉弦——肝气横逆;头脑胀痛,口苦口干,急躁易怒,大便秘结,舌苔黄糙,脉弦数——肝火上炎;头晕,偏头痛,眼花目干,泛恶欲吐,脉细虚弦——肝阳上亢;四肢麻木,颤抖,头晕欲倒,脉沉细弱或浮弦无根——肝风内动;心慌心悸,健忘惊惕,思想不易集中——心血虚;心烦闷乱,不易入睡,睡则易醒,多梦多汗——心火旺;神思淡荡,困倦无力,心悸,失眠,胸烦,足冷——心肾不交。由此可以看出,绝经前后诸证所出现的一系列临床表现,从中医理论来讲,病因方面应以七情、劳倦为主,与体质有一定关系;在脏腑经络方面,多为肾、肝、心的病变,总的来说,属于内伤范围。进一步从这些症状中的主和次、多见和少见及各脏之间的相互关系来分析,其中肝的病变又占着重要位置。因肝同心肾有生克关系,当肝有病变是往往影响到这些内脏,而这些内脏有病也多影响到肝,这就会出现许多复杂的症状,特别是肝系症状最为多见亦比较突出。因此,在绝经前后诸证的整个疾病发展过程中,肾虚肝郁乃病机核心,即本病之本在肾,而标在肝。

事实上，绝经前后诸证患者所出现的临床表现很少属于单独一个症候，往往是几个症候错综出现，但是通过上述的分析研究，就不难分清哪些是主证，哪些是兼证，从而给立法处方指出明确的方向。例如，一般用于绝经前后诸证的方剂很多，有二仙汤、二至丸、左归饮、右归饮、六味地黄丸、知柏地黄丸、黄连阿胶汤、（丹栀）逍遥散、柴胡疏肝散、柴胡加龙骨牡蛎汤、天王补心丹、交泰丸、滋水清肝饮、天麻钩藤饮、镇肝熄风汤等。那么多的方剂，在临床应用时如何具体掌握呢？首先应从内脏病变了解它的基本治法，然后再依具体病情适当地将这些基本治法结合起来，参考成方加减。因此，绝经前后诸证可定位为本虚标实为主，其治则首当明辨缓急；急则侧重治标，以解郁、降火为要；缓则着重治本，以滋肾清火徐图之。

二、方证经验

1. 二仙汤合二至丸

二仙汤出自上海中医药大学张伯讷教授所撰《中医方剂临床手册》，是其经临床反复筛选验证，针对于相火偏旺、肾精不足所致绝经前后诸证的经典方剂。二仙汤由6味中药组成：仙茅、淫羊藿为君，巴戟天为臣，黄柏、知母为佐，当归为使。其配伍特点是：仙茅、淫羊藿、巴戟天性温不燥，有补肾壮阳之功；知母、黄柏性寒而入肾经，可以泻相火而坚肾益阴；当归则温润而具补血和血之功。方中辛温与苦寒共用，壮阳与滋阴并举，既补又不温热，强肾无燥热之偏，使阴得阳助而泉源不竭，阳得阴助而生化无穷，达到阴阳调和的功效。二仙汤方中补阴补阳药物俱备，阴阳并补，临床通常将二仙汤作为治疗肾阴阳两虚证的经典方剂。二至丸出自明代王三才的《医便》，为治疗肝肾阴虚的经典方剂，由旱莲草、女贞子组成，具有补益肝肾、滋阴止血、壮筋骨、乌须发之功效，主治肝肾阴虚、头晕目眩、失眠多梦、腰膝酸软及阴虚出血、须发早白等症。

祝维峰认为运用此方的理论依据为该病之根本病机是妇女经断前后，肾气渐衰、阴阳失调，肾阳受损，虚火上炎；肝和肾为子和母，肝脏须赖肾水滋养，肾虚而肝阴亦虚，便成水不涵木。虽然临床上多表现以阴虚证为主，但若仅用单纯的滋阴方药难以达到阴阳互调的目的，故需阴中求阳，阳中求阴，使阴得阳助而泉源不竭，阳得阴助而生化无穷，终达阴阳调和之效。从症状上看，绝经前后烘热汗出为火热上炎之征，即"龙雷之火"上浮。何为"龙雷之火"？相火与君火相对而言，君火即心之阳气，心之生理之火，又称心火；相对于心火，其他脏腑之火皆称为相火。肝之相火称为"雷火"，肾之相火称为"龙火"，合称为"龙雷之火"。《素问·天元纪大论》明确了君火与相火的关系是"君火以明，相火以位"。即君火在心，主发神明，以明著为要；相火在肝肾，禀命行令，以潜藏守位为经，即所谓"龙潜海底，雷寄泽中"（肝之相火寓于肝阴中，肾之相火藏于肾阴中）。龙雷之火可以总结为寄寓于肝肾的相火，而以肾中之火为主。《景岳全书》说："其在于人，则上为君火，故主于心。下为相火，故出于肾，主于心者，为神明之主，故曰君火以明。出于肾者，为发生之根，故曰相火以位。""总言大体，则相火当在命门，谓根荄在下，为枝叶之本，析言职守，则脏腑各有君相。"张景岳提出相火之位在命门，在一定条件下离其位则为火之贼伤人。生理之下的龙雷之火，是水火共居肾脏，不是静止不变，而是在消长之中达到相对平衡，有龙雷之火潜伏之意在内。病理下龙雷之火，是阴阳失调，弱阳不能制阴，阴寒伤阳，弱阳无藏身之位而格拒于上，即龙雷之火有升浮之意在内。人体阴阳在"阴消阳长、阳消阴长"的过程中，达到相对平衡，从而保证了人体机体内部对立统一协调的正常生理关系。阴阳统一一旦遭到破坏，即出现阴阳失调，不损其阳，便损其阴，若阳损到不能维阴的程度，阴就失其所制，阴气过盛，反而就会损坏真阳，阳弱不能附于阴，阴盛格拒弱阳，使其不能内守而浮越于外，从而造成内真寒外假热，或上寒下热等一系列病症。肾为先天之本，真水真火藏之乎肾，惟水中之火，宜藏不宜露，藏则能生气，露则为病，火之不藏，源于火气极虚，水寒极盛，逼其火而外越上浮。对于烘热汗出、上热下寒一类绝经前后诸证患者，这类患者非热盛之实证，亦非阴虚有热之虚证，而是肾阳受损，虚火上炎，法当温阳，但不可骤用大剂量温药，祝维峰常采用二仙汤合二至丸加减出入治疗。

【案例1】

初诊时间：2015年2月3日

姓名：刘×× 性别：女 年龄：51岁

婚否：已婚 职业：无业

主诉：烘热汗出数月。

病史：数月前出现烘热汗出，夜间尤甚，后背阵阵发凉，伴周身不适，双肩关节疼痛，双手指关节夜间疼痛，双膝关节冷痛，行走不便。月经近半年紊乱，周期极不规律，2～3月一行，量少。近染风寒，鼻塞、清涕，纳少，二便调。舌质红苔白脉浮细。

中医诊断：绝经前后诸证（肝肾不足，阴阳两虚）。

辨证分析：患者平素羸弱，畏寒肢冷，加之年龄增长，肾阳不足，阴寒内盛，逼相火而外越上浮，故可见烘热汗出；阳虚失其温煦之功，可见后背发凉、关节冷痛；复感染风寒、卫外失司，关节愈加冷痛，鼻塞、流涕，但已有汗出，不能再用麻黄类发汗类强的药物攻伐。此类烘热汗出、上热下寒一类绝经前后诸证患者法当温阳。

治法：调和营卫、温阳降火。

处方：（3剂）。

仙茅 10 g	淫羊藿 10 g	当归 10 g	知母 10 g
黄柏 10 g	巴戟天 10 g	墨旱莲 10 g	女贞子 15 g
辛夷 10 g	桂枝 10 g	白芍 15 g	生姜 3 片

水煎服，每日 1 剂。

二诊：潮热汗出稍好转，关节冷痛无明显改善，鼻塞、清涕减少，无咳嗽，无口干口苦，纳少，大便调。舌质红苔白脉弦细。

处方：（5剂）。

仙茅 15 g	淫羊藿 15 g	当归 10 g	知母 10 g
黄柏 10 g	巴戟天 10 g	墨旱莲 10 g	女贞子 15 g
辛夷 10 g	桂枝 10 g	山药 20 g	焦山楂 10 g

水煎服，每日 1 剂。

三诊：仍有潮热汗出，发作次数减少，汗出减少，无鼻塞、清涕减少，无咳嗽，无口干口苦。因家庭原因，近来心烦、失眠，胃纳少，二便调。舌质红苔薄白脉弦细。

处方：（6剂）。

仙茅 15 g	淫羊藿 15 g	当归 10 g	知母 10 g
黄柏 10 g	巴戟天 10 g	墨旱莲 15 g	女贞子 15 g
柴胡 15 g	山药 20 g	焦山楂 10 g	栀子 10 g
淡豆豉 30 g	党参 30 g		

水煎服，每日 1 剂。

四诊：关节疼痛缓解，仍有烘热汗出，烦劳则发作增加，纳眠一般，多梦，二便调。舌质淡红，苔薄白，脉细。

处方：（4剂）。

仙茅 15 g	淫羊藿 15 g	当归 10 g	知母 10 g
黄柏 10 g	巴戟天 10 g	墨旱莲 15 g	女贞子 15 g
茯苓 10 g	龙骨（先煎）30 g	牡蛎（先煎）30 g	

水煎服，每日1剂。

五诊：服药后间有汗出，近日头昏、头痛，无鼻塞或流涕，胃纳可，二便调。舌质淡红，苔薄白，脉弦细。

处方：(6剂)。

仙茅15 g	淫羊藿15 g	当归10 g	知母10 g
黄柏10 g	巴戟天10 g	墨旱莲15 g	女贞子15 g
茯苓10 g	龙骨（先煎）30 g	牡蛎（先煎）30 g	怀牛膝15 g
决明子30 g	菊花10 g		

水煎服，每日1剂。

按语：治疗更年期烘热汗，出中温补肾阳法是重要方法。《内经》始终贯穿"人以阳气为本"思想："阳气者若天与日，失其所则折寿而不彰，故天运当以日光明。""女子七岁，肾气盛，齿更发长……五七阳明脉衰，面始焦，发始堕。"这说明在整个生命过程中，阳气起主宰作用。张仲景在《伤寒杂病论》中亦体现了人以阳气为本的阴阳观。例如，桂枝加附子汤证，太阳病发汗太过而出现汗漏不止，因为"阳加于阴谓之汗"，阴液也有所伤，在桂枝汤基础上加上附子，固护卫阳则阴液自复，体现了《内经》"凡阴阳之要，阳密乃固"的思想。烘热汗出作为更年期的一个特殊症状，不少患者主要是由于阳气虚衰或阳气不固，导致体表卫气不足从而腠理开合失常。《素问·生气通天论》云："是故阳因而上，卫外者也。"女子七七之年，阳气虚衰，卫气不固，对外界环境的变化不能做出相应调整，加之元气不足，阴火内生，而出现潮热汗出等症状，又有腰膝酸冷、小便频数等肾阳不足的表现。该患者阳气不足，复感风寒，合用桂枝汤加减，在外调和营卫，在内温阳通络。

【案例2】

初诊时间：2016年12月9日

姓名：钟×× 性别：女 年龄：53岁

婚否：已婚 职业：退休

主诉：失眠伴烘热汗出半年余。

病史：平素睡眠质量一般，近半年来出现入睡困难，凌晨1～2点方能入睡，多梦易醒，晨起头昏、眼胀，心悸乏力，时有胸闷；烘热汗出，夜间尤甚，夜尿次数增多，大便尚调。月经近2个月未来潮。舌淡红少苔脉弦细。

中医诊断：绝经前后诸证（心血不足、心肾不交）。

辨证分析：患者平素心血不足，血不养神，睡眠不佳。更随年龄增长，阴血愈虚，虚火上炎，烘热汗出，夜间尤甚；心肾不交，心悸乏力，失眠，胸烦闷，夜尿增多。心血不足，子病及母，肝血亏虚，晨起头昏目胀。

治法：滋阴清热、养血安神。

处方：（6剂）。

仙茅 10 g	淫羊藿 10 g	当归 10 g	黄柏 10 g
知母 10 g	茯苓 10 g	女贞子 15 g	旱莲草 10 g
丹参 15 g	五味子 6 g	桔梗 10 g	酸枣仁 15 g
天冬 15 g	麦冬 15 g	党参 15 g	生地黄 10 g
远志 10 g	柏子仁 15 g	牡蛎（先煎）30 g	龙骨（先煎）30 g

水煎服，每日1剂。

二诊：服药后夜寐好转，阵发性哄热汗出减轻，仍有胸闷心悸，夜尿1～2次。近期受凉，偶有鼻塞流涕，少许声音沙哑，无发热，舌红苔薄白，脉弦细。

处方：（5剂）。

仙茅 10 g	淫羊藿 10 g	当归 10 g	黄柏 5 g
知母 5 g	茯苓 10 g	女贞子 15 g	旱莲草 10 g
五味子 6 g	桔梗 10 g	酸枣仁 15 g	天冬 15 g
麦冬 15 g	党参 15 g	生地黄 10 g	远志 10 g
柏子仁 15 g	牡蛎（先煎）30 g	龙骨（先煎）30 g	

水煎服，每日1剂。

三诊：晚上12点可入睡，梦寐减少，阵发性烘热汗出明显减轻，近期觉上楼梯时膝关节冷痛，舌红苔薄白，脉弦细。

处方：（5剂）。

仙茅 10 g	淫羊藿 10 g	当归 10 g	黄柏 5 g
知母 5 g	茯苓 10 g	女贞子 15 g	旱莲草 10 g
五味子 6 g	桔梗 10 g	酸枣仁 15 g	天冬 15 g
麦冬 15 g	党参 15 g	生地黄 10 g	远志 10 g
柏子仁 15 g	牡蛎（先煎）30 g	龙骨（先煎）30 g	怀牛膝 15 g

水煎服，每日1剂。

四诊：烘热汗出症状较前明显，每日3～4次，激动时明显，颈部不适。近日胃脘部不适，多食易呕，嗳气，睡眠可，醒后易入睡。夜尿1～2次，大便硬、排出不爽。舌红苔薄白，脉弦细。

处方：（4剂）。

仙茅 10 g	淫羊藿 10 g	当归 10 g	黄柏 5 g
知母 5 g	茯苓 10 g	女贞子 15 g	旱莲草 10 g
酸枣仁 15 g	党参 15 g	柏子仁 15 g	白术 10 g
砂仁 10 g	六神曲 15 g	木香 6 g	

水煎服，每日1剂。

五诊：服药后胃脘部不适好转，嗳气减，无呕吐，烘热汗出症状减轻，夜寐时好时差，二便调。舌红苔白，脉弦。

处方：（4剂）。

仙茅 10 g	淫羊藿 10 g	当归 10 g	黄柏 5 g
知母 10 g	茯苓 10 g	酸枣仁 15 g	党参 15 g
柏子仁 15 g	白术 10 g	砂仁 10 g	六神曲 15 g
木香 6 g	龙骨（先煎）30 g	牡蛎（先煎）30 g	白芍 10 g

水煎服，每日1剂。

六诊：烘热汗出时有发作，但时间短，发作次数少，不固定，睡眠一般，夜间口干欲饮，胃纳一般，二便调。舌红苔少，脉弦细。

处方：（4剂）。

黄柏 5 g	知母 10 g	酸枣仁 30 g	山药 15 g
党参 15 g	熟地黄 20 g	山茱萸 10 g	龙骨（先煎）30 g
牡蛎（先煎）30 g	茯神 10 g	五味子 6 g	莲子 15 g
地骨皮 10 g	首乌藤 30 g	鳖甲（先煎）30 g	

水煎服，每日1剂。

按语：《灵枢·营卫生会》云："老者之气血衰，其肌肉枯，气道涩，五脏之气相搏，其营气衰少而卫气内伐，故昼不精，夜不瞑。"由于人体衰老的趋势是不可逆转的，要恢复青壮年阶段下的"阴平阳秘"是无法实现的。绝经前后妇女肾气逐渐衰退是必然趋势，这一过程中易出现肾阴、肾阳的相对偏盛和偏衰，治疗主要是调整以达到阴阳平衡，使人体阴阳达到低水平的"阴平阳秘"，脏腑气血通畅协调，达到天人阴阳协调状态。

2. 知柏地黄丸

知柏地黄丸的组方为知母、黄柏、熟地黄、山茱萸、山药、牡丹皮、茯苓、泽泻8味，君药为知母、黄柏，余6味为滋补肝肾的中药名方六味地黄丸，功效为滋补肝肾养阴，清热降火，主治潮热、盗汗、耳鸣、耳聋、遗精、口干咽燥、腰背酸痛、虚烦失眠等，是治疗阴虚火旺的经典明方。中医认为，人过四十阴气自半，肝肾同源，肾主水，肝属木，肝木依赖肾水滋养，因肾为先天之本，且肝为肾之子，故首先出现肾阴虚，日久必致肝阴虚，出现肝肾阴虚，且五脏相生相克，互相影响，必然会出现以潮热盗汗为主要表现的一系列围绝经期综合征症候。知柏地黄丸通过调理肝肾，使脏腑功能得以恢复，使以潮热、盗汗为主的围绝经期表现得以缓解。

【案例】

初诊时间：2016年2月16日

姓名：麦××　　性别：女　　年龄：54岁

婚否：已婚　　　　　　　职业：工人

主诉：烘热汗出1年，下肢麻木2月。

病史：1年前开始烘热汗出，开始发作次数不多，后逐渐频繁，口燥咽干，腰膝酸软，近半年曾在当地诊所服中药治疗，服用附子后更添夜间汗出、口苦。2个月前开始双下肢麻木感，无肿胀或疼痛，夜寐差（需服思诺思助眠）。月经已半年未至，否认糖尿病病史。舌红，苔少，脉细数。

中医诊断：绝经前后诸证（阴虚火旺）。

辨证分析：患者年过半百，癸水渐绝，月经停闭；肾精亏虚，相火偏旺，则可见烘热汗出；腰为肾之府，肾虚则见腰膝酸软；阴虚火旺，津少不上承可见口干咽燥；前医但见腰膝酸软即以大剂附子、干姜类以温阳，但温燥太过，反愈加耗损阴津，反添盗汗、口苦。肾为肝之母，乙癸同源，肾阴久亏水不涵木，可见肢体麻木不仁。舌脉均为阴虚火旺之征。

治法：滋阴清热。

处方：（3剂）。

茯苓10 g	山药15 g	牡丹皮10 g	山茱萸10 g
熟地黄20 g	泽泻10 g	黄柏10 g	知母10 g
五味子10 g	乌梅10 g	牡蛎（先煎）30 g	龙骨（先煎）30 g

水煎服，每日1剂。

二诊：服药后烘热汗出减少，仍有双下肢麻木，晨起口淡，夜间口苦，上半身热下半身寒，大便可，夜寐仍差。舌红苔少脉细。

处方：（4剂）。

茯苓10 g	山药15 g	牡丹皮10 g	山茱萸10 g
熟地黄20 g	泽泻10 g	黄柏10 g	知母10 g
五味子10 g	乌梅10 g	牡蛎（先煎）30 g	龙骨（先煎）30 g
柴胡10 g	白芍15 g		

水煎服，每日1剂。

三诊：患者烘热汗出明显减少，肢体麻木轻微，无盗汗，夜寐好转，可入睡5～6小时，口中和，二便调。舌质淡红，苔薄白，脉细。

处方：（3剂）。

茯苓10 g	山药15 g	牡丹皮10 g	山茱萸10 g
熟地黄20 g	泽泻10 g	黄柏10 g	知母10 g
牡蛎（先煎）30 g	龙骨（先煎）30 g	酸枣仁15 g	

水煎服，每日1剂。

按语：对于症状轻微、以肾阴不足为主，而无阳虚表现的绝经前后诸证患者，祝维峰常以知柏地黄丸加减出入，其中，更加五味子、乌梅敛汗，对于相火旺盛者，加用龙骨、牡蛎重镇潜阳。

3. 柴胡加龙骨牡蛎汤

人体衰老的趋势是不可逆转的，绝经前后妇女肾气逐渐衰退是必然趋势，有些妇女由于素体差异及生活环境等的影响，不能适应这个阶段的生理过渡，使阴阳二气更加不平衡，加重脏腑气血不协调，即可出现一系列的症状。"女子以肝为先天。"妇女生理特点是以血为主，肝为气血之脏，具有贮藏血液、调节血量、条达气机的功能。五脏六腑、四肢百骸、经络以及各器官组织都赖血以养，血的运行又赖气的推动，赖肝气以调，才能使气血流畅，经络疏通，脏腑功能和调，四肢关节健利，诸窍开阖正常，从而使整体机能健壮，精力充沛，情绪舒畅，耐受疲劳，抵御外邪，表明了肝能生养五脏六腑的特点。但如果肝的功能失常，发生肝气郁结、肝火过旺、肝风内动，则五脏六腑必受其贼害，在妇女绝经期时就表现为胸胁苦满，心悸怔忡，失眠，耳鸣，头痛，眩晕，急躁易怒，甚或悲喜无常、焦虑不安、情绪低落，均与肝的气血不调有密切关系。绝经前后诸症与肝、肾两脏具有密切联系，本病的致病之本虽为肾气虚、天癸竭，但肝郁气滞亦是致病的关键因素，在更年期的各种表现中，有很多表现都是肝气郁结、肝胆枢机不利的病证，此为实证。在治疗上以调理为主，在调理中使机体恢复"阴平阳秘"。用柴胡加龙骨牡蛎汤加减，每每收到显著疗效。

柴胡加龙骨牡蛎汤出自张仲景《伤寒论》："伤寒八九日，下之，胸满烦惊，小便不利，谵语，一身尽痛，不可转侧者，柴胡加龙骨牡蛎汤主之。"《医宗金鉴》谓："是证也，为阴阳错杂之邪；是方也，亦攻补错杂之药。柴、桂解未尽之表邪，大黄攻已陷之里热，人参、姜、枣补虚而和胃；茯苓、半夏利水而降逆，龙骨、牡蛎、铅丹之涩重，镇惊收心而安神，斯为以错杂之药而治错杂之病也。"该方仿柴胡桂枝汤之意和解营卫，调其气血；仿大柴胡汤之意清泄里热；龙骨、牡蛎潜阳镇逆，收敛心气，安神定志。在现代临床运用过程中，柴胡加龙骨牡蛎汤多用于重症失眠、抑郁、焦虑、绝经前后诸证、神经官能症等，在以精神神经症状为主要特点的一类病证治疗中，辨证有痰热内扰者尤效。

【案例1】

初诊时间：2015年11月24日

姓名：王××   性别：女   年龄：57岁

婚否：已婚   职业：干部

主诉：头胀痛多年。

病史：平素性格急躁，6年前绝经，绝经后出现头胀痛，不耐风寒，逐渐加重，疼痛难忍，睡眠差，整晚不能入睡，入睡即梦寐不止，噩梦多。头痛整日不休，有轻生意念，曾到北京、上海、广州各地三甲西医医院就诊，考虑更年期抑郁症，建议服用妇科激素类药物及抗抑郁药，同时建议心理咨询，患者拒绝。亦曾服中药及针灸治疗，开始有效，但不久即如故。现症头胀痛难忍，头晕，眼干涩疼痛，急躁易怒，纳差，不能入睡，大便稀。舌红，苔黄，脉弦。

中医诊断：绝经前后诸证（肝火郁热内扰）。

辨证分析：患者性格好强，平素急躁，肝气旺，癸水减少，加上工作变动，不能适应环境改变，情志抑郁，日久化火，可见头胀痛，失眠多梦；肝气横逆，则纳差，便稀；风善行数变，感受风寒，可见疼痛呈游走性，且不耐风寒。舌红、苔黄、脉弦为肝火之象。

治法：清热除烦、祛风止痛。

处方：（3剂）。

柴胡10 g	桂枝10 g	龙骨（先煎）30 g	牡蛎（先煎）30 g
法半夏10 g	黄芩10 g	党参30 g	大枣10 g
炙甘草10 g	细辛5 g	羌活10 g	蔓荆子15 g
白芷15 g	防风10 g	甘草6 g	川芎15 g
藁本15 g			

水煎服，每日1剂。

二诊：服药后头痛明显好转，仍觉头胀，易急躁，睡眠仍差，多梦，口苦，纳差，大便稀。舌红苔白脉弦。

处方：（4剂）。

柴胡 10 g	桂枝 10 g	龙骨（先煎）30 g	牡蛎（先煎）30 g
法半夏 10 g	黄芩 10 g	党参 30 g	大枣 10 g
炙甘草 10 g	细辛 5 g	羌活 10 g	蔓荆子 15 g
白芷 15 g	防风 10 g	甘草 6 g	川芎 15 g
藁本 15 g	麦冬 30 g	珍珠母（先煎）30 g	

水煎服，每日1剂。

三诊：仍有头痛，少许头胀，心烦好转，腰部及肢体时有不适，双眼胀痛，纳差，睡眠时差，大便稀，每日1～2次。舌淡红、苔白，脉细。

处方：（3剂）。

柴胡 10 g	桂枝 10 g	龙骨（先煎）30 g	牡蛎（先煎）30 g
法半夏 10 g	黄芩 10 g	党参 30 g	大枣 10 g
炙甘草 10 g	川芎 15 g	蔓荆子 15 g	藁本 15 g
天麻（先煎）10 g	钩藤 15 g	麦冬 30 g	珍珠母（先煎）30 g

水煎服，每日1剂。

四诊：头痛反复，呈游走性，夜间可入睡5小时左右，仍多梦，口苦，颈部僵硬不舒，胃纳可，二便调。舌红苔白脉弦。

处方：（4剂）。

柴胡 10 g	桂枝 10 g	龙骨（先煎）45 g	牡蛎（先煎）45 g
法半夏 10 g	黄芩 10 g	党参 30 g	大枣 10 g
炙甘草 10 g	细辛 5 g	羌活 15 g	白芷 15 g
防风 10 g	川芎 15 g	蔓荆子 15 g	藁本 15 g
葛根 30 g			

水煎服，每日1剂。

五诊：服药后头痛明显好转，腰骶部及双下肢疼痛，双下肢畏风寒，时有胃脘部不适，嗳气，夜寐时差，大便稀。舌红苔白脉弦。

处方：（3剂）。

柴胡 10 g	桂枝 10 g	龙骨（先煎）45 g	牡蛎（先煎）45 g
法半夏 10 g	黄芩 10 g	党参 30 g	大枣 10 g
炙甘草 10 g	川芎 15 g	蔓荆子 15 g	天麻（先煎）15 g
浮小麦 15 g	当归 10 g	珍珠母（先煎）30 g	

水煎服，每日1剂。

六诊：近几日再发头痛，呈胀痛，畏风，以前额及后枕部为主，夜寐时差，早上9点醒，大便黏。舌红苔白脉沉。既往曾行胆囊切除术。

处方：(4剂)。

柴胡10 g	桂枝10 g	龙骨（先煎）45 g	牡蛎（先煎）45 g
法半夏10 g	黄芩10 g	党参30 g	大枣10 g
炙甘草10 g	川芎15 g	蔓荆子15 g	天麻（先煎）15 g
藁本15 g	白芷15 g	葛根30 g	珍珠母（先煎）30 g
细辛5 g	防风10 g	羌活10 g	

水煎服，每日1剂。

七诊：停药后无明显头痛，睡眠好转，无胃胀胃痛，无嗳气。现独有头昏，左侧膝关节疼痛，久行后疼加重，腰部酸痛不适，偶有双下肢疼痛乏力，畏风寒，纳可，二便调。舌红苔白脉弦。

处方：(4剂)。

柴胡10 g	桂枝10 g	龙骨（先煎）30 g	牡蛎（先煎）30 g
法半夏10 g	黄芩10 g	党参30 g	大枣10 g
木瓜15 g	红花5 g	黄芪30 g	珍珠母（先煎）30 g
淫羊藿15 g	川芎6 g	鸡血藤15 g	葛根30 g
炙甘草10 g			

水煎服，每日1剂。

按语：多年头痛、失眠经半年中药治疗得以治愈，患者及家属欣喜若狂。患者曾向医生透露，第一次服药后头部如大石落地，当晚即可睡2小时，不敢置信，病人丈夫曾拿药方上网查询，诉药物平淡，无奇特之处。方以柴胡加龙骨牡蛎汤清肝泻火除烦，川芎茶调散祛风止痛，方药合证，效如桴鼓，覆杯而愈。其后随症加减，但因患者病程长，容易反复。结合患者平素性情，始终以柴胡加龙骨牡蛎汤加减出入，郁火得清，肝肾不足之象逐渐外现，再以黄芪、淫羊藿、川芎、木瓜、红花、鸡血藤补气血、益肝肾、活血舒筋通络以收功。

【案例2】

初诊时间：2015年11月6日

姓名：黄××   性别：女   年龄：55岁

婚否：已婚   职业：退休人员

主诉：头痛、汗出3年。

病史：3年前曾因脑膜瘤行手术治疗，术后月经停闭，出现头痛、头晕，畏寒，烘热汗出，口苦咽干，入睡困难，多梦，心烦易怒，腰膝酸软，胃纳差，不欲饮食，二便调。舌暗红，苔白，脉沉。

中医诊断：绝经前后诸证（肾阳不足，上热下寒）。

辨证分析：手术后调护失当，气滞血瘀，气郁化热，出现头痛、头晕、口苦咽干、失眠多梦、心烦易怒、烘热汗出等症；肾阳不足，上热下寒，故畏寒、腰膝酸软。阳虚土寒，胃纳差，不欲饮食。

治法：清上温下，平调寒热。

处方：(4剂)。

柴胡10 g	桂枝10 g	龙骨（先煎）30 g	牡蛎（先煎）30 g
法半夏10 g	黄芩10 g	党参30 g	大枣10 g
淫羊藿15 g	仙茅15 g	黄柏10 g	知母10 g
当归10 g	丹参30 g	郁金10 g	珍珠母（先煎）30 g
炙甘草10 g			

水煎服，每日1剂。

二诊：服药后头痛头晕较前明显好转，出汗减，现诉腰痛，既往曾行腰椎CT检查提示"腰椎间盘突出症"，仍畏寒、口干口苦，睡眠一般，二便调。舌暗红，苔薄白，脉沉弦。

处方：(7剂)。

柴胡10 g	桂枝10 g	龙骨（先煎）30 g	牡蛎（先煎）30 g
法半夏10 g	黄芩10 g	党参30 g	大枣10 g
淫羊藿15 g	仙茅15 g	黄柏10 g	知母10 g
当归10 g	丹参20 g	炙甘草10 g	珍珠母（先煎）30 g

水煎服，每日1剂。

三诊：头痛头晕时有发作，天气冷时症状明显，烘热汗出次数减少，腰痛有所好转，久坐后仍疼痛不适，畏寒，睡眠尚可，二便调。舌暗苔白脉沉细。

处方：(7剂)。

柴胡10 g	桂枝10 g	龙骨（先煎）30 g	牡蛎（先煎）30 g
法半夏10 g	黄芩10 g	党参30 g	大枣10 g
淫羊藿15 g	仙茅15 g	黄柏10 g	知母10 g
当归10 g	丹参20 g	炙甘草10 g	珍珠母（先煎）30 g
杜仲10 g	桑寄生30 g		

水煎服，每日1剂。

四诊：停药后头痛头晕时仍时有发作，无口苦或汗出，腰酸、腰痛，夜眠一般，梦多易醒，胃纳不佳，排便无力，小便调。舌淡暗红，苔白，脉沉细弦。

处方：（7剂）。

柴胡 10 g	桂枝 10 g	龙骨（先煎）30 g	牡蛎（先煎）30 g
法半夏 10 g	黄芩 10 g	党参 30 g	大枣 10 g
淫羊藿 15 g	仙茅 15 g	黄柏 10 g	知母 10 g
当归 10 g	丹参 20 g	炙甘草 10 g	珍珠母（先煎）30 g
杜仲 10 g	桑寄生 30 g	龙眼肉 15 g	酸枣仁 15 g
黄芪 30 g	白术 15 g		

水煎服，每日1剂。

五诊：头痛，疼痛以巅顶为主，畏寒，纳可，口干，无口苦，现仍出汗多，倦怠乏力，心悸，夜寐差，难入睡、早醒，纳一般，二便调。舌红，苔白，脉弦细。

处方：（7剂）。

柴胡 10 g	桂枝 10 g	龙骨（先煎）30 g	牡蛎（先煎）30 g
法半夏 10 g	黄芩 10 g	党参 30 g	大枣 10 g
炙甘草 10 g	桑寄生 30 g	龙眼肉 15 g	酸枣仁 15 g
当归 5 g	枸杞子 15 g	钩藤 20 g	珍珠母（先煎）30 g
黄芪 40 g	白术 15 g	柏子仁 15 g	炙甘草 10 g

水煎服，每日1剂。

六诊：服药后出汗减，头痛减轻，睡眠明显好转，畏寒，口干，无口苦，心悸怔忡，纳一般，二便调。舌暗红，苔白，脉弦细。

处方：（7剂）。

柴胡 10 g	桂枝 10 g	龙骨（先煎）45 g	牡蛎（先煎）45 g
法半夏 10 g	黄芩 10 g	党参 30 g	大枣 10 g
炙甘草 10 g	珍珠母（先煎）30 g	龙眼肉 15 g	酸枣仁（先煎）15 g
柏子仁 15 g	丹参 30 g		

水煎服，每日1剂。

按语：绝经前后诸证为妇女生命历程中衰老特有疾病，其病机核心为肾虚肝郁，其中自主神经、精神症状非一朝一夕可治愈。该例患者为典型上热下寒，柴胡加龙骨牡蛎汤合二仙汤贯穿治疗整过程。巴戟天较为温燥，在运用二仙汤中，遇热象明显，弃之不用。

4. 柴胡疏肝散、逍遥散

本类患者本虚标实,在整个疾病的发展过程中本病之本在肾,而标在肝,但肝气郁滞作为继发性病机在该类患者身上可上升为矛盾的主要方面。肝体阴用阳,以血为体、以气为用,血宜充盈,气宜条畅。若是气分横逆或郁结称为肝气或肝郁,两者代表方分别为柴胡疏肝散和逍遥散。首先应对肝气与肝郁进行区分,两者根本区别在于肝血虚与不虚。肝气者,肝血不虚,遇不良情志刺激即显现"肝者,将军之官"的激昂刚烈之征;肝郁者,肝血不足,所谓"阴者藏精而起亟也",此时肝血不足不能"起亟",于是表现软弱无力。因此,肝气病就是"肝气横逆",肝郁病就是"肝气郁结"。从肝与脾胃的关系最能说明两者区别,前人谓"木能克土,亦能疏土",肝气横逆,克伐脾胃,称为"木横克土";而肝气郁结,不能疏泄脾胃,不能帮助脾胃运化,则称为"木不疏土"。由于肝气病血不虚、脾亦不虚,一般开始无血不养心的失眠症与脾呆不运的纳呆症,但由于肝气易化火,随着病程进展,也有失眠可能。而肝郁病则是睡眠不实,时睡时醒,甚至难以入睡,全无食欲。治疗方面,对肝气病应疏肝理气,主方以柴胡疏肝散加减;对肝郁病应疏肝解郁,因其体质血虚,故必用当归补血,因其"木不疏土"而致脾虚纳呆,故必用白术、茯苓健脾,逍遥散恰为对证方药。

【案例1】

初诊时间:2017年1月3日

姓名:胡××   性别:女   年龄:41岁

婚否:已婚   职业:个体户

主诉:停经伴失眠、汗出半年。

病史:患者自去年9月月经来潮后,至今未有月经来潮,自月经停闭后出现失眠,多梦,心悸,烘热汗出,伴手心出汗,心烦易怒,纳可,二便调,舌红苔少脉弦数。

中医诊断:绝经前后诸证(郁热内扰,心神不宁)。

辨证分析:患者有生育要求,求子心切,曾在外院行试管婴治疗,但未成功。经大剂量药物促排卵后,月经停闭,西医告知其卵巢功能早衰,建议中药治疗。患者所求不遂,肝气郁结,郁而化火,可见烘热汗出、心烦易怒;火热耗伤营血,月经停闭;肝火引动心火,则心悸失眠、多梦。

治法:清热安神。

处方:(3剂)。

柴胡10 g   桂枝10 g   龙骨(先煎)30 g   牡蛎(先煎)30 g

法半夏 10 g	黄芩 10 g	党参 30 g	大枣 10 g
炙甘草 10 g	仙茅 10 g	淫羊藿 10 g	当归 10 g
黄柏 6 g	知母 6 g	茯苓 10 g	益母草 15 g
龙眼肉 15 g	珍珠母（先煎）30 g		

水煎服，每日 1 剂。

二诊：服药后患者月经仍未来潮，睡眠改善，汗出减少，但口干口苦，仍心烦易怒，乳房胀痛、下腹坠胀，舌红苔白脉弦稍数。

处方：(4 剂)。

柴胡 30 g	当归 10 g	白芍 10 g	天冬 15 g
枳壳 10 g	甘草 3 g	香附 10 g	黄芩 10 g
栀子 10 g	牡丹皮 10 g	赤芍 15 g	丹参 15 g
益母草 20 g			

水煎服，每日 1 剂。

三诊：患者昨日月经来潮，现量不多，无痛经，色淡案，胸闷乳房胀痛消失，心烦易怒好转，夜间可入睡 5 小时，无口干口苦，胃纳可，舌红苔白，脉细。

处方：(4 剂)。

柴胡 10 g	枳壳 10 g	白芍 15 g	赤芍 10 g
天冬 10 g	甘草 3	香附 10 g	黄芩 10 g
生地黄 15 g	当归 10 g	川芎 10 g	牛膝 15 g
丹参 15 g	香附 10 g	益母草 20 g	茺蔚子 10 g
甘草 10 g			

水煎服，每日 1 剂。

按语：该例患者经大量激素促排卵后出现卵巢早衰，因其为短时间由药物引起卵巢功能下降，容易出现更年期症状，且症状更为明显。但因其年龄不大，有一定可逆性。首诊仍予柴胡加龙骨牡蛎汤合二仙汤疏肝解郁，补肾安神。二诊时郁火得减，出现乳房胀、下腹坠胀等经前症状，因势利导，予柴胡疏肝散加减出入，月经来潮，诸症消减。因郁久化火耗伤阴血，故月经量少，三诊仍予柴胡疏肝散合益母胜金丹以增强疏泄、养血、通经之功。

【案例2】

初诊时间：2017 年 10 月 20 日

姓名：危×× 性别：女 年龄：45 岁

婚否：已婚 职业：职员

主诉：失眠、多汗7个月。

病史：剖腹产后月经过少，近4年来月经减少更加明显，伴周期延长，无痛经。近7个月月经未来潮，曾检查B超正常，子宫内膜厚，查性激素正常（均未见验单）。平素睡眠不佳，停经后睡眠更差，易醒，多梦，乳房胀，阵发性汗出，畏寒，冬天下肢冰凉、不易暖，无头痛，无口干口苦，胃纳差，大便溏，小便正常。舌质淡暗，苔薄白，脉细。

中医诊断：失眠（肝郁脾虚，冲任失调）。

辨证分析：患者所生儿子患先天性心脏病，且智力低下，产后患者性情改变，郁郁寡欢不得志。且剖宫产耗气伤血，术后即出现月经过少，逐渐减少至停闭，虽B超及性激素检查，未见异常，但月经停闭。肝血不足，肾精亏虚，则见烘热汗出；肝郁脾虚则睡眠不实，难以入睡，纳少便溏。舌质淡暗，苔薄白，脉细亦为肝郁脾虚之舌脉。

治法：疏肝健脾，温肾补精，调理冲任。

处方：（4剂）。

柴胡 10 g	当归 10 g	白芍 15 g	茯苓 15 g
薄荷 6 g	大枣 10 g	仙茅 10 g	淫羊藿 10 g
党参 30 g	白术 15 g	龙骨（先煎）30 g	牡蛎（先煎）30 g
酸枣仁 15 g	炙甘草 10 g		

水煎服，每日1剂。

二诊：睡眠稍改善，仍多梦、易醒，汗出减少，口干，胃纳一般，大便干，舌质淡红，苔薄白，脉弦。

处方：（5剂）。

柴胡 10 g	当归 10 g	白芍 15 g	茯苓 15 g
薄荷 6 g	大枣 10 g	仙茅 10 g	淫羊藿 10 g
党参 30 g	白术 15 g	龙骨（先煎）30 g	牡蛎（先煎）30 g
酸枣仁 15 g	地黄 15 g	百合 30 g	炙甘草 10 g

水煎服，每日1剂。

三诊：患者自行购买上述中药治疗共10剂，月经来潮，经量增多，色红，无血块。睡眠改善，仍多梦，脱发明显，无明显烘热汗出，四肢温，胃纳可，二便调。舌质红，苔薄白，脉弦。

处方：（4剂）。

| 柴胡 10 g | 当归 10 g | 白芍 15 g | 茯苓 15 g |
| 薄荷 6 g | 大枣 10 g | 龙眼肉 15 g | 党参 15 g |

| 酸枣仁 15 g | 生地黄 15 g | 百合 30 g | 炙甘草 10 g |

按语：由于家庭因素，患者情志不舒，肝气郁结，木不疏土，肝郁脾虚，出现一系列血不养心的失眠症与脾呆不运的纳呆症。《难经·六十六难》说："三焦者，原气之别使也，主通行三气，经历于五脏六腑。"肝气郁结，失其疏泄之功，肾的原气不能通过三焦达于四肢末梢所致，因此出现肢冷畏寒。经疏肝健脾、温阳调冲后症状缓解；二诊出现口干，去二仙汤加百合地黄汤加减。

三、小结

围绝经期综合征是妇科常见病，其中血管舒缩症状、自主神经失调症、精神神经症状者病机。祝维峰认为虽以"肾气虚……天癸竭"为致病之本，但肝郁气滞作为继发性病机可上升为矛盾的主要方面。在整个疾病的发展过程中，本病之本在肾，而标在肝。在临床上大量使用二仙汤合二至丸、知柏地黄丸、柴胡加龙骨牡蛎汤、柴胡疏肝散、逍遥散等，其中以柴胡加龙骨牡蛎及二仙汤运用最为广泛。

参考文献

［1］廉伟，刘雁峰，江媚，等. 肖承悰教授治疗更年期综合征经验撷萃［J］. 环球中医药，2013，6（1）：20-21.

［2］胡荣魁，谈勇. 从清心滋肾汤浅析夏桂成治疗更年期综合征的临床经验［J］. 南京中医药大学学报，2014，30（4）：373-375.

［3］秦卫春，刘慧聪，赵莉，等. 更年期综合征辨证论治浅析［J］. 2015，42（9）：1637-1639.

［4］聂广宁，王小云. 王小云教授从肝肺论治更年期综合征经验总结［J］. 新中医，2014，46（1）：23-25.

［5］张亚楠. 胡国华治疗更年期综合征经验［J］. 福建中医药，2012，43（3）：25-26.

（祝维峰　潘艳芳）

第二十章
咳 嗽

一、总论

咳嗽是指以发出咳声或咳吐痰液为主症的一种肺系疾病,可因外感六淫邪气,肺失宣降,肺气上逆而起,亦可由五脏六腑功能失调,累及肺脏,肺失肃降而发。咳嗽是临床中比较常见的一种症状,虽然大多数病情并不重,但常迁延难愈,给患者生活带来极大困扰。

(一) 历代医家对咳嗽的认识

对于咳嗽的认识,最早见于《素问·咳论》:"皮毛者,肺之合也;皮毛先受邪气,邪气以从其合也。其寒饮食入胃,从肺脉上至于肺则肺寒,肺寒则外内合邪,因而客之,则为肺咳。""五脏六腑皆令人咳,非独肺也。"该篇论述已明确提出了咳嗽的病因有二,一为外邪犯肺,二为其他脏腑功能失调病及肺,并根据咳嗽的表现,详细划分了五脏六腑之咳,为咳嗽的辨证奠定了理论基础。随着中医学的不断发展,后世医家不断完善对于该病的认知。金元时期张子和在《儒门事亲·嗽分六气毋拘以寒》中指出:"后人见是言,断嗽为寒,更不参较他篇。岂知六气皆能嗽人?若谓咳止为寒邪,何以岁火太过,炎暑流行,肺金受邪,民病咳嗽。"此提出了外感六气均可以致咳,非独寒邪。明代张介宾在《景岳全书·咳嗽》中指出:"以余观之,则咳嗽之要,止惟二证,何为二证?一曰外感,一曰内伤,而尽之矣。"其去除繁琐,将咳嗽归纳为外感和内伤两大类,对现今临床辨证影响深远。关于咳嗽的治疗原则,明代李梴《医学入门·咳嗽》指出:"新咳有痰者外感,随时解散;无痰者便是火热,只宜清之。久咳有痰者燥脾化痰,无痰者,清金降火。盖外感久则郁热,内伤久则火炎,俱宜开郁润燥……苟不治本而浪用兜铃、栗壳涩剂,反致缠绵。"清代叶天士的《临证指南医案·咳嗽》云:"咳为气逆,嗽为有痰。内伤外感之因甚多。确不离乎肺脏为患也。若因于风者，辛平解之；因于寒者，辛温散之；因于暑者，为熏蒸之气，清肃必伤，当与微辛微凉……"

（二）祝维峰对咳嗽的认识

《医学心语》指出："肺体属金，譬若钟然。钟非叩不鸣，风寒暑湿燥火六淫之邪，自外击之则鸣；劳欲情志，饮食炙博之火，自内攻之则亦鸣。"祝维峰推崇程钟龄的观点，认为咳嗽皆为肺脏受损而发，或为六淫之邪从外袭肺所致，或为五脏六腑功能失调，由内袭肺而成。在气候突然变化、添减衣物不及时，寒、暑、燥、湿、风、火六淫之气乘虚从口鼻或皮毛而入，侵袭肺卫，使肺宣降失常，肺气上逆，而引起咳嗽。风为六淫之首，常挟其他外邪侵袭人体，临床上多见风寒、风热、风燥咳嗽。因体质特性及四时气候不同，每个人对于六淫邪气易感性亦不同。冬季或虚寒体质之人易感风寒，春季阴虚体质之人易感风热，秋季阴虚体质之人易感风燥。肺系疾病反复发作迁延不愈，耗伤气阴，肺失濡润，宣降失司，肺气上逆引起咳嗽。如李中梓所言"脾为生痰之源，肺为贮痰之器"。平素饮食不节，嗜食肥甘厚腻，损伤脾胃，脾失健运，水谷精微失布，聚湿成痰，痰邪遏肺，肺肃降无权，发为咳嗽。肝主升，肺主降，二者协同维持人体气机升降；且五行相克，肺金克肝木。若情志不遂，郁怒伤肝，肝失条达，气郁化火，循肝脉上逆犯肺，肺失宣肃，则成木火刑金之咳嗽。肺为气之主，肾为气之根，肺司呼吸，肾主纳气。肾气虚弱，则摄纳无权，气逆而上，发为咳；肾阳虚衰，则气化失司，水饮内停，上逆犯肺而咳；肾阴亏虚，虚火上炎，则肺阴损伤，肺失润泽，肃降不能，发为咳嗽。

祝维峰认为邪犯于肺，肺失宣肃，肺气上逆作咳为咳嗽的主要病机，主脏在肺，与肝、脾、肾密切相关。外感咳嗽多为实证，内伤咳嗽多为正虚标实之证。二者常相互影响，当外感咳嗽治疗失当，经久不愈，伤及肺气，肺气虚弱，易反复感邪，咳嗽反复发作，损伤肺脏，渐转为内伤咳嗽。内伤咳嗽，肺虚卫外失固，更易招外邪袭扰肺脏，而致咳嗽加重。

祝维峰治疗咳嗽的特点主要体现在以下几点。

（1）注重调肺。正如陈修园所言"然肺为气之主，诸气上逆于肺则呛而咳，是咳嗽不止于肺，然亦不离乎肺也"。无论是外感六淫之邪还是脏腑功能失调，均为肺失宣降，肺气上逆而致咳嗽，咳嗽之根本在肺脏功能失调。肺主气，而司呼吸，主宣发肃降；肺为娇脏，开窍于鼻，外合皮毛，不耐寒热，外邪入侵，首先犯肺，肺失宣肃，肺气上逆，则咳嗽。祝维峰在调理肺脏有如下几个特点：①宣降同调。宣降同调，温润相济，使肺宣降正常，咳嗽可自止，常用麻黄、枇杷叶、前胡疏风宣肺，用杏仁、紫苑、苏子肃肺降逆止咳。②疏风通络。风药气味轻薄，上行发散，轻宣透达，可顺应肺气宣发之势，开门逐寇，常取苏叶、枇杷叶、地龙、蝉蜕等疏利上焦之风邪，透邪外出。③养阴润肺。肺为娇脏，喜润恶燥，若咳嗽为干咳，少痰或无痰，出现津伤之象，加用沙参、麦冬、芦根等，滋阴生津之品。④敛肺止咳，久咳耗伤肺气，常加五味子、白芍收敛肺气。

（2）脏腑同调。《内经》有云："五脏六腑皆令人咳，非独肺也。"祝维峰在治疗疾病过程中特别重视脏腑之间关系的应用。①表里同治。因肺主宣发肃降，肺与大肠相表里，"提壶揭盖"，方能使肺气宣肃如常。应关注病人的大便情况，大便干燥者，予增液汤之类以"增水行舟"或火麻仁等仁类药以润肠通便，或加大黄、芒硝等以通下。②培土生金。肺主气，脾主运化。肺为主气之枢，脾为生气之源。脾运正常，则肺气充足；脾运失常，则肺气受累。李中梓认为"脾为生痰之源，肺为贮痰之器"。脾虚运化失司，聚湿生痰，上注于肺，则肺失宣降。久咳出现肺脾两虚时，加用黄芪、党参、白术、茯苓补益脾肺之气，培土以生金，使气血生化有源，脾运化正常，痰湿可化，肺气得充，咳嗽易愈。③疏肝理肺。肺属金，肝属木，五行中金克木，肺气肃降可以防止肝气亢盛，使人体气机升降协调，脏腑功能正常。若肺脏虚弱或肝气亢盛，则出现木火刑金、肝气犯肺的病症。治疗中可加柴胡、青黛、石决明等疏肝清肝平肝之品。④调补肺肾。在慢性咳嗽后期，必有本虚的之性。《景岳全书》曰："肺出气也，肾纳气也，肺为气之主，肾为气之本。"在施治过程中，应根据病人的标本缓急情况，施以调补肺肾之法。

（3）注重调护。祝维峰在治疗咳嗽过程中特别重视情志治疗和饮食调理。①《情志治疗经》云："人身气血为本，精神为用，合是四者以奉生，而性命周全矣。""百病之所生者，必起于风雨寒暑，阴阳喜怒，饮食居处。"过激的情志变化使人体气血阴阳平衡打破，而出现病理状态。治病的同时，要特别注重对病人进行心理疏导。耐心倾听病人的烦恼，不但能使病人不良情绪得以疏泄，还能增加病人对医生的信任度，增加治疗信心；给病人以善意积极的心理调适，可减轻不良情绪的刺激，增强治疗效果。②饮食调理。肥甘厚腻之物，易伤脾胃，聚湿生痰，碍肺之宣降，咳嗽之人当忌；生冷之物会使心肺阳气宣发受阻，邪气无出路，邪气郁肺，则咳嗽缠绵不愈，故生冷宜忌；药食本是同源，都有五味之别及寒热之性，在咳嗽治愈后，病人需据自身的体质情况选择适合的食物食用以改善体质，期气血充和，阴平阳秘。阳虚体质之人可食用羊肉、牛肉、虾仁、核桃、龙眼、榴莲、猪脚姜等温补阳气的药食，少食生冷寒凉之物；阴虚体质之人可食葡萄、苹果、甘蔗、雪梨、香蕉、冬瓜、马蹄、沙参、玉竹等酸甘食物以化阴、甘寒食物以清热，少食燥热、辛辣之物；气虚体质之人可食党参、大枣、枸杞、阿胶、葡萄干、猪肚、龙眼肉、山药、芡实、蜂蜜、白果、黄鳝等性平或温补之物，缓缓而补，少食寒热偏性较大之物；气郁体质之人可食玫瑰花、茉莉花、白萝卜、佛手、陈皮、郁金等理气之品，桑葚子、枸杞、五味子、白芍等补血养阴之物以柔肝；血瘀体质之人可食甜酒、红酒、玫瑰花、茉莉花、当归等活血、化瘀；湿热体质之人可食绿豆、苦瓜、赤小豆、薏苡仁、绿茶等，少吃甜食少喝酒；痰湿体质之人饮食宜清淡，少吃酸性、腻滞、生冷食物。

二、方证经验

1. 小青龙汤

小青龙汤是张仲景以动物命名的著名方剂之一，首见于《伤寒论》第40、第41条："伤寒表不解，心下有水气，干呕，发热而咳，或渴，或利，或噎，或小便利、少腹满，或喘者，小青龙汤主之；伤寒，心下有水气，咳而微喘，发热不渴，服汤已，渴者，此寒去欲解也，小青龙汤主之。"本方主要针对外寒里饮而设，此证多为病人体内素有寒饮，再加外感风寒，外寒饮动内饮而致。本方由麻黄、芍药、细辛、干姜、炙甘草、桂枝、半夏、五味子组成。方中麻黄、桂枝相须为君药，发汗风寒以解表邪，且麻黄又能宣发肺气而平喘咳，桂枝化气行水；白芍酸收，益阴养血，以制约麻、桂发汗太过；细辛、干姜、法夏为臣药，温肺散寒、温阳化饮，燥湿化痰，和胃降气；五味子收敛肺气；炙甘草益气养胃，兼调和诸药。本方配伍体现了表里同治、外散风寒、内化寒饮的特点。祝维峰在临床中常将本方加减化裁用于治疗由于外寒里饮所致感冒、咳嗽、肺胀、水肿、痞满等证，疗效颇满意。

【案例】

初诊日期：2018年2月2日　　　　　节气：大寒
姓名：黄××　　性别：女　　　　年龄：50岁　　民族：汉
婚否：已婚　　职业：家庭主妇　　居处环境：无特殊
主诉：咳嗽1年。

病史：患者平素比较怕冷，喜食肥甘厚腻，1年前因淋雨着凉后开始出现咳嗽，经西医治疗，效果不明显，时有反复。目前，患者咳嗽气喘，咳声重，咽痒，痰多质稀色白，呈泡沫状，胸闷气急，恶寒，无汗，腹胀纳呆，眠差，二便调，舌淡胖苔白滑，脉浮紧。

中医诊断：咳嗽（寒饮阻肺）。

西医诊断：慢性支气管炎。

辨证分析：患者平素比较怕冷，喜食肥甘厚腻，为阳虚痰湿体质。外感风寒后，引动内饮，则出现咳嗽气喘，痰多质稀色白，呈泡沫状；风寒之邪外束肌表，则恶寒无汗；寒邪内袭于肺，肺卫宣发失常，则咳嗽声重，咽痒；饮停于胃，脾胃运化失司，则腹胀纳呆；夜咳甚，阳不入阴则眠差；舌淡胖、苔白滑、脉浮紧均是外寒里饮之征。

治法：疏风散寒，温化寒饮。

处方：小青龙汤加减（6剂）。

麻黄 5 g	大枣 10 g	桂枝 10 g	炙甘草 10 g
橘红 15 g	干姜 10 g	法半夏 10 g	紫菀 15 g
款冬花 15 g	五味子 10 g	白芍 10 g	党参 15 g
细辛 5 g	白术 15 g	茯苓 10 g	

水煎服，每日1剂。

二诊：患者咳嗽气喘诸症均减轻，无恶寒，但仍腹胀纳呆，舌淡胖苔白滑，脉紧，原方加砂仁10 g、草豆蔻10 g，继续服用4剂。

三诊：患者诸症均消失，咳嗽告愈。因患者素体虚寒痰湿，嘱其常服附子理中丸调理，少食肥甘厚腻，少食生冷寒凉之品，多运动增强体质，以防咳嗽复发。

按语：患者体质虚寒痰湿，素有寒饮伏肺，复感寒邪，外寒引动内饮，导致咳嗽缠绵难愈。小青龙汤为治疗外寒里饮的代表方。本案中恶寒无汗，脉浮紧为典型的外感风寒表实证，咳嗽气喘，痰多质稀，胸闷气急，腹胀纳呆，舌淡胖苔白滑为典型的寒饮表现，与该方的病因病机契合，故予小青龙汤加减化裁而治。方中麻黄、桂枝合用以发散风寒，白芍酸收，以制约麻、桂发汗太过；干姜、炙甘草、细辛以温肺散寒化饮，体现了寒饮伏肺，非温不化的思想。五味子收敛肺气；法半夏、橘红燥湿化痰。紫菀、款冬花以止咳平喘。大枣、党参、白术、茯苓健脾扶正，意在培土生金，补肺化痰以止咳。本案咳嗽为本虚标实之证，治当攻补兼施。

二诊时，患者诸症均减轻，说明前方治疗得当；因患者仍腹胀纳呆，舌淡胖苔白滑，脉紧，提示寒湿困脾，脾失健运，予砂仁、草豆蔻温中燥湿，醒脾开胃。三诊时，患者咳嗽已痊愈，因患者体质虚寒，仍需长期服用附子理中丸以温中散寒，少食肥甘厚腻，少食生冷寒凉之品，多运动增强体质，以期改善体质，防止咳嗽复发。

【案例2】

初诊日期：2017年1月8日　　　节气：小寒
姓名：陈××　　性别：男　　年龄：72岁　　民族：汉
婚否：已婚　　职业：退休　　居处环境：无特殊

主诉：反复咳嗽10余年，再发加重1周。

病史：患者平素喜抽烟喝酒，形体肥胖，有慢性支气管炎病史10余年，兼有肺气肿的表现，每到冬天咳喘常发作，缠绵难愈。近日因天气突然变冷，咳嗽不停，气喘，夜间更甚，咳嗽声重，痰多色白质稀，呈泡沫状，背部发凉，气急咽痒，难以平卧，纳眠差，夜尿多，大便溏。舌淡胖，边有齿印，苔白腻，脉轻按滑，重按无力。

中医诊断：咳嗽（寒饮伏肺）。

西医诊断：慢性支气管炎。

辨证分析：患者为年过七旬的男性，年老体弱，阳气虚衰；平日嗜烟酒，形体肥胖，痰湿聚于体内。当气候骤冷，引动内饮则咳喘不停，夜间更甚，痰多色白质稀，呈泡沫状；寒饮伏肺，肺卫失宣，则背部发凉，咳声重，气急咽痒，难以平卧；寒饮内停，碍于中焦，损伤脾阳，脾失温运，则纳差，大便溏；年老体弱，下元亏损，肾阳虚衰，膀胱气化失司，则夜尿频多。舌淡胖，边有齿印，苔白腻，脉轻按滑，重按无力均是寒饮伏肺之征。

治法：温肺散寒，祛饮化痰。

处方：小青龙汤加减（6剂）。

炙麻黄5 g	细辛3 g	桂枝10 g	炙甘草10 g
白芥子10 g	干姜15 g	法半夏10 g	紫苏子10 g
莱菔子15 g	葶苈子15 g	五味子10 g	桑螵蛸10 g
益智仁10 g	熟附子10 g		

水煎服，每日1剂。

二诊：患者咳嗽气喘减轻，可以平卧，夜尿减少，原方去炙麻黄、葶苈子，加炙党参30 g、炙黄芪30 g，继续服用6剂。

三诊：患者诸症均减轻，咯痰已明显减少，仍间有轻微咳嗽，上方去白芥子、莱菔子，加白术15 g、茯苓15 g、陈皮10 g、苦杏仁10 g、浙贝母

6 g、淫羊藿 15 g、补骨脂 10 g，继续服用 14 剂。

四诊：患者咳喘症状基本缓解，背部发凉感消失，纳眠可，继续服用金匮肾气丸加参蛤散善后。嘱其少食肥甘厚腻，少食生冷寒凉之品，多晒太阳，增强体质，以防咳嗽复发。

按语：本例患者咳嗽病史比较长，肺脏功能已受损，宣降失司。肺为水之上源，主行水，久病则津液不布，水道不通，聚湿成痰饮。当阳气虚衰，复感风寒，则外寒引动内饮，肺气失宣，则咳喘频发，故予小青龙汤加减。本例患者初诊时咳喘甚，病情较急，以治标为主，方中麻黄、桂枝、细辛合用以发散风寒，止咳平喘；半夏味辛，燥湿化痰，降逆止呕；五味子收敛肺气，防肺气耗散；干姜、炙甘草、细辛以温肺散寒化饮，体现了寒饮伏肺，非温不化的思想；葶苈子加白芥子、莱菔子、紫苏子 3 味，即三子养亲汤，以增强温肺逐饮，化痰平喘之功；肾为水之下源，肾阳不足则气化失司，熟附子、桂枝温阳化气，加桑螵蛸、益智仁以温肾助阳缩尿。二诊时，患者咳嗽减轻，已能平卧，痰饮已减，当去炙麻黄、葶苈子，避免肺气耗散；加大量炙党参、炙黄芪，补中益气，培土生金。三诊时，患者诸症均减轻，当转方补益正气，治其根本。久咳肺脾具虚，用炙党参、炙黄芪、白术、茯苓以健运脾气，培土以生金，气血生化有源，肺气得充，卫外之力增强，咳嗽少发。半夏、陈皮、杏仁、浙贝母宣肃肺气，化痰止咳；淫羊藿、补骨脂加强温补肾阳之功。四诊时，患者喘咳症状解除，病情得以控制，但本病发生"根于肾，关于脾，出于肺"，故需服用金匮肾气丸加参蛤散以兼顾肺脾肾，扶正固本，以防咳嗽复发。

2. 止嗽散

清代医家程国彭在《医学心悟·咳嗽》中认为："盖肺体属金，畏火者也，过热则咳；金性刚燥恶冷者也，过寒亦咳。且肺为娇脏，攻击之剂既不任受，而外主皮毛，最易受邪，不行表散则邪气留连而不解。"他创立了著名的方剂止嗽散，称其能"治诸般咳嗽"。止嗽散由桔梗、荆芥、紫菀、百部、白前、陈皮、甘草组成，具有宣利肺气，疏风止咳之功。方中紫菀偏温，百部性平，皆入肺经，二者配合温而不燥，能下气化痰，理肺止咳，共为君药。桔梗开宣肺气、白前降肺气，两味药相配一升一降，助君药以调理肺气，化痰止咳，为臣药。陈皮理气化痰；荆芥散风解表，散在表之余邪，为佐药。甘草调和诸药为使药。正如程氏说："本方温润和平，不寒不热，既无攻击过当之虞，大有启门驱贼之势，是以客邪易散，肺气安宁，宜其投之有效欤！"本方药仅 7 味，但配伍巧妙，选药精良。在临床中将本方加减化裁治疗各种咳嗽，均能起到较好的疗效。

【案例1】

初诊日期：2016年2月19日　　　节气：雨水

姓名：张××　　性别：女　　年龄：21岁　　民族：汉

婚否：未婚　　职业：学生　　居处环境：无特殊

主诉：咳嗽1周。

病史：患者因汗出吹空调后出现咳嗽，头痛，恶寒发热，体温38 ℃，鼻塞流涕，自服解热镇痛药后，头痛发热等症状缓解，但咳嗽不止。患者就诊时症见：咳嗽，痰少质稀色白，咽痒，微恶风，时流清涕，舌苔薄白，脉浮紧。

中医诊断：咳嗽（风寒束肺）。

西医诊断：感冒。

辨证分析：患者汗出吹空调后起病，为外感风寒之邪。风寒之邪外束肌表，内袭于肺，肺卫失宣，肺气上逆，则咳嗽；肺气郁闭，不得宣发则咽痒；寒邪郁肺，津液不布，聚而为痰，故痰白质稀；风寒外束于表，皮毛闭塞，卫阳被遏，则出现微恶风，时流涕等风寒表证。舌苔薄白，脉浮紧均为风寒袭肺之象。

治法：疏风散寒，宣肺止咳。

处方：止嗽散加减（4剂）。

白前10 g	防风10 g	陈皮10 g	荆芥10 g
紫菀15 g	百部10 g	桔梗10 g	甘草10 g
苏叶10 g	生姜10 g		

水煎服，每日1剂。

4剂后，患者诸症均消失，咳嗽告愈。

按语：止嗽散为清代程钟龄所创，该方温润平和，解表不伤正，为治疗外感咳嗽的常用方。本例患者之咳嗽为典型的外感咳嗽，由风寒束肺，肺气失宣而发。方中紫菀偏温，百部性平，皆入肺经，二者配合温而不燥，能下气化痰，理肺止咳，共为君药。以桔梗开宣肺气、白前降肺气，两味药相配一升一降，助君药以调理肺气，化痰止咳，为臣药。陈皮理气化痰，另加防风、苏叶助荆芥疏风解表为佐药。甘草调和诸药为使药。诸药合用，使邪祛肺畅，咳止痰消，诸症自愈。

【案例2】

初诊日期：2016年6月23日　　　节气：夏至

姓名：谭×× 性别：男 年龄：17岁 民族：汉
婚否：未婚 职业：学生 居处环境：无特殊
主诉：咳嗽1天。
病史：患者昨日跑步后贪凉汗出当风，今日咳嗽，音哑咽痒，口渴痰粘，恶寒发热，头项僵痛，鼻塞流涕，口渴心烦，胸闷，脘痞，纳呆，大便时溏，苔白腻，脉浮紧。
中医诊断：咳嗽（风寒束肺夹痰湿）。
西医诊断：感冒。
辨证分析：风寒外束肌表，向内袭于肺，肺失宣肃，肺气上逆，则咳嗽；肺气郁闭，宣发不得则咽痒，声音嘶哑；寒邪遏肺，津液失布，聚而为痰，故痰黏胸闷；痰湿困脾则胸闷，脘痞，纳呆，大便时溏；风寒束表，皮毛闭塞，卫阳被遏，则出现恶寒发热，鼻塞流涕，头项僵痛等风寒表证。舌苔白腻，脉浮紧均为风寒袭肺夹痰湿之征。
治法：疏风散寒，燥湿化痰止咳。
处方：止嗽散与二陈汤加减（4剂）。

白前10 g	法半夏10 g	陈皮10 g	荆芥10 g
紫菀15 g	百部10 g	桔梗10 g	甘草10 g
茯苓10 g	厚朴10 g	苍术10 g	炙麻黄5 g
荆芥10 g	生姜10 g	细辛3 g	

水煎服，每日1剂。
二诊：患者咳嗽诸症均减轻，但仍觉头项僵痛，原方加桂枝10 g、葛根15 g、白芍10 g，继服3剂，诸症消失，咳嗽告愈。
按语：风寒之邪，最易从口鼻而入，导致肺宣发肃降失常，肺气上逆而咳。本例患者汗出当风受凉后，出现咳嗽喑哑，恶寒发热，脉浮紧，为风寒束表，肺气郁闭。且时值夏至，天气闷热、阴雨不断，空气中湿气较重，人易感湿邪。患者出现胸闷，脘痞，纳呆，大便时溏，为湿邪阻遏脾阳，脾失运化所致。治疗应以驱寒宣肺，燥湿化痰止咳为目标，故予止嗽散与二陈汤加减化裁而治。方中麻黄、荆芥、细辛、生姜辛温发汗，疏风解表散寒；紫菀、百部润肺止咳，桔梗、白前宣降肺气；法半夏、陈皮、茯苓、厚朴、苍术燥湿化痰；甘草调和诸药。二诊时，患者仍觉头项僵痛，原方予加桂枝、葛根解肌通络，白芍与甘草生津养液，缓急止痛；此有葛根汤之意，《伤寒论》认为"太阳病，项背强几几，无汗，恶风者，葛根汤主之"。服药后，汗出表解，湿除痰消，筋濡肌解，诸症均告愈。

3. 桑菊饮

桑菊饮为清代吴鞠通所创，首见于《温病条辨》上焦篇风温第 6 条："但咳，身不甚热，微渴者，辛凉轻剂桑菊饮主之。"以及上焦篇秋燥第 55 条："感燥而咳者，桑菊饮主之。"本方主要针对风温初起或者感受秋燥，肺失宣肃的轻证而设；肺为娇脏，为华盖，居上焦，风温之邪为阳邪，易袭上部，故风温致病多由口鼻体表而入，伤及肺络。叶天士所言"温邪上受，首先犯肺"即是此意。风温风热之邪易化燥伤阴。吴鞠通曰："治上焦如羽，非轻不举。"故治风温轻证当疏风清热，宣肺止咳。本方由桑叶、菊花、连翘、薄荷、甘草、苇根、苦杏仁、桔梗组成。本方用桑叶、菊花为君药，二者合用能清肺络上焦风热，肃降肺气，又能清肝平肝；桔梗、苦杏仁为臣药，一升一降，宣降肺气以止咳；连翘、薄荷助桑叶、菊花以清透膈上之热，苇根清热生津止渴，为佐药；甘草作使药调和诸药。本方宣散透表之功较平和，宣降肺气之力较大。祝维峰临床上常将本方加减用于治疗风热犯肺或肝经风热证者。

【案例 1】

初诊日期：2017 年 6 月 29 日　　节气：夏至

姓名：何××　　性别：男　　年龄：40 岁　　民族：汉

婚否：已婚　　职业：铁路职工　　居处环境：无特殊

主诉：咳嗽 3 天。

病史：患者 3 天前因受凉后出现咳嗽，咯黄痰，于外院诊断为"上呼吸道感染"，治疗予罗红霉素、阿斯美口服，头孢美唑静脉滴注，症状未见明显缓解，现为求中医治疗来诊。症见：咳嗽，咳时汗出，咯痰不爽，痰黏稠，咽痒咽干，鼻流黄涕，恶风，身热不甚，纳可，心烦眠差，大便秘结，两天一行。

体查：舌红苔薄黄，脉浮数。

中医诊断：咳嗽（风热犯肺）。

辨证分析：患者受凉后起病，可判断本案为外感咳嗽。外邪犯肺，肺失肃降，肺气上逆，则咳嗽；肺热耗伤津液，则咽痒口干；肺热内郁，炼液成痰，故痰黏稠，咯痰不爽；热邪扰乱心神，则心烦眠差；风热袭表，卫表失和则见鼻流黄涕，恶风汗出，身热不甚等表热症状。舌红苔薄黄，脉浮数，均为外感风热之征。综上分析本案为风热犯肺所致。

治法：疏风清热，宣肺止咳。

处方：桑菊饮加减（3 剂）。

桑叶 15 g	菊花 10 g	连翘 10 g	薄荷 5 g
苇根 10 g	苦杏仁 10 g	桔梗 10 g	甘草 10 g
黄芩 10 g	桑白皮 10 g	瓜蒌仁 10 g	川贝母 5 g

水煎服，每日 1 剂。

二诊：患者咳嗽咯痰明显减轻，口干恶风身热不明显，但仍心烦多梦，在以初诊之方基础上，加夜交藤 15 g、黄连 5 g，继服 3 剂，诸症均告愈。

按语：桑菊饮用于治疗风热犯肺轻证，其辨证要点为"咳嗽，身热不甚，口微渴，脉浮数"，恰与本案主症相符，故予桑菊饮加减化裁而治。方中桑叶、菊花甘凉轻清，疏散上焦风热，清肺肃肺；桔梗、苦杏仁一升一降，宣降肺气以止咳；连翘、薄荷助桑叶、菊花以清透膈上之热，苇根甘寒清热生津止渴；黄芩、桑白皮清泻肺热；瓜蒌仁、川贝母清肺化痰，瓜蒌仁兼润肠通便；甘草调和诸药，共达疏风清热，宣肺止咳化痰之功。

复诊时，患者咳嗽咯痰诸症均好转，说明前方治疗得当继续服用；考虑患者仍心烦多梦，考虑为邪热扰心，心神失养所致，加黄连清心火，夜交藤宁心安神。

【案例2】

初诊日期：2018 年 6 月 8 日　　节气：芒种
姓名：陈××　　性别：女　　年龄：28 岁　　民族：汉
婚否：已婚　　职业：销售　　居处环境：无特殊
主诉：咳嗽 1 周。
病史：患者 1 周前患者外出工作回来则频频咳嗽，咯痰不爽，痰黄而黏，咽痛，鼻流黄涕，恶风发热，纳一般，胸胁胀痛，眠差，二便可。
体查：舌红苔薄黄，脉浮数。
中医诊断：咳嗽（风热犯肺）。
辨证分析：外邪犯肺，肺失肃降，肺气上逆，则咳嗽；肺热伤津，则咽痛；肺热内郁，炼液成痰，故痰黏稠，咯痰不爽；肺失肃降，肝郁不舒，肝肺络气不和，则胸胁胀痛；热邪扰乱心神，则眠差；风热袭表，卫表失和则见鼻流黄涕，恶风发热等表热症状。舌红苔薄黄，脉浮数，均为外感风热之征。综上分析本案为风热犯肺所致。
治法：疏风清热，宣肺止咳。
处方：桑菊饮加减（3 剂）。

桑叶 15 g	菊花 10 g	连翘 10 g	薄荷 5 g
苇根 10 g	苦杏仁 10 g	桔梗 10 g	甘草 10 g

射干 10 g　　　　青果 10 g　　　　柴胡 10 g　　　　浙贝母 5 g

水煎服，每日 1 剂。

二诊：患者咳嗽咯痰明显减轻，无咽痛，但仍胸胁胀痛，原方去射干、青果，加郁金 10 g、丝瓜络 10 g，继续服用 3 剂，并配合心理疏导，诸症均告愈。

按语：《诸病源候论·风热论》曰："风热病者，风热之气，先从皮毛入于肺也。肺为五脏上盖，候身之皮毛，若腠理虚，则风热之气，先伤皮毛，乃入肺也。"本例患者外出工作，感受风热之邪，影响了肺的宣发肃降功能，治疗当疏散风热，宣肺止咳，故予桑菊饮加减而治。方中桑叶、菊花甘凉轻清，疏散上焦风热，清肺肃肺；桔梗、苦杏仁一升一降，宣降肺气以止咳；连翘、薄荷助桑叶、菊花以清透膈上之热，苇根甘寒清热生津止渴；射干、青果清热利咽；浙贝母清肺化痰，柴胡疏肝理气；甘草调和诸药，共达疏风清热，宣肺止咳化痰之功。

二诊时，患者咳嗽咯痰明显减轻，无咽痛，但仍胸胁胀痛，原方去射干、青果；仍胸胁胀痛，说明肝郁未解，加郁金、丝瓜络配合柴胡予疏肝解郁，理气和络。另外，经了解，患者近期因工作晋升受挫，心情郁闷，对其进行心理疏导，再配合药物的治疗，因此治疗效果理想。

4. 麦门冬汤

麦门冬汤是东汉末年张仲景著名方剂之一，《金匮要略·肺痿肺痈咳嗽上气病脉证并治第七》第 10 条曰："火逆上气，咽喉不利，上逆下气者，麦门冬汤主之。"本方主要针对虚热肺痿而设，此证多由肺脏久病或他病转化而来，热在上焦，消亡津液，阴虚生内热，津枯肺燥，清肃之令不行，脾胃上输之津液转从热化，煎熬而成涎沫，或因脾胃阴伤，不能上输于肺，肺失濡养，遂致肺叶枯萎。正如《金匮要略·肺痿肺痈咳嗽上气病脉证并治第七》所说："病热在上焦，因咳为肺痿……或从汗出，或从消渴，小便利数，或从便难，又被快药下利，重亡津液，故得肺痿。"本方由麦冬、半夏、人参、甘草、粳米、大枣组成。张仲景原方重用麦冬（7 升）为君药，是其麦冬用量最大的方，在于润肺养胃，清虚火；人参为臣药，与大枣、粳米、甘草相配以益气健脾，培土生金，益气生津而润肺燥；方中还应用了少量半夏（1 升），在于和胃降逆下气化痰。喻嘉言谓："此胃中津液干枯，虚火上炎之症……大补中气大生津液队中，增入半夏之辛温一味，用以利咽下气，非半夏之功，实善用半夏之功，擅古今未有之奇矣。"方中人参、半夏之燥性亦可由麦冬等制约，甘草调和诸药，全方润养肺胃生津液。祝维峰在临床运用中不局限于肺痿，本方经加减变化运用于因肺胃阴虚所致劳嗽不愈、胃虚呕吐、津枯噎膈、大病瘥后咽燥虚喘等证，效果良好。

【案例】

初诊日期：2016年10月11日　　　节气：寒露
姓名：叶××　　性别：男　　年龄：67岁　　民族：汉
婚否：已婚　　职业：退休　　居处环境：无特殊

主诉：反复咳嗽10余年，加重2周。

病史：患者有慢性支气管病史10余年，平素时有咳嗽，2周前患者感冒后出现咳嗽气喘，发热（38.5℃），至私人诊所静脉滴注抗生素治疗后热退，继续服用止咳平喘的中成药，咳嗽气喘未见明显好转。为求中医治疗就诊，现症见：咳嗽气喘，咳吐痰涎，热，纳少，呃逆，眠差，小便可，大便干。

体查：舌红少苔，脉虚数。

中医诊断：咳嗽（肺胃阴虚）。

辨证分析：患者有慢性支气管炎病史10余年，久咳耗伤肺胃之阴，阴液亏虚，内生虚热，虚火灼伤津液，使肺肃降乏力，肺气上逆，则咳嗽气喘；津液不布，则咳吐痰涎；肺燥津伤，咽喉失于润养，则声音嘶哑，口燥咽干；肺与大肠相表里，肺阴亏虚，不能下润大肠，则大便干；胃喜润恶燥，胃阴不足，胃气上逆则纳，舌红少苔，脉虚数均为阴虚的特征。综上分析可知该患者为肺胃阴虚，虚火灼津所致。

治法：清养肺胃，降逆下气。

处方：麦门冬汤加减（4剂）。

麦冬 15 g	西洋参 10 g	大枣 3 枚	法半夏 5 g
天冬 15 g	苦杏仁 10 g	桑叶 10 g	玉竹 10 g
苏子 10 g	甘草 10 g		

水煎服，每日1剂。

二诊：患者咳嗽气喘、咳吐痰涎量减少，口燥咽干声音嘶哑减轻，手足心发热稍退，但仍大便干结，努挣难下，舌红少苔，脉虚数。原方加玄参15 g、地黄15 g，继续服用6剂。

三诊：患者咳嗽气喘、咳吐痰涎明显好转，精神焕发，声音洪亮，口燥咽干减轻，胃口好，大便通畅，余诸症均消失，舌红少苔，脉虚数。继续服用二诊之方10剂以固疗效，并嘱其清淡饮食，少食温燥之品，可常服沙参、玉竹、百合等滋肺阴之物食补。

按语：麦门冬汤所治病在肺，源在胃，基本病机为胃主津液，胃津不足，内生虚热，虚火上炎，灼伤肺阴，肺肃降无权，气逆于上。本案患者咳嗽气喘，咳吐痰涎，纳少，呃逆，舌红少苔，脉虚数均为肺胃阴虚的典型表现，故予麦门冬汤加减治疗。方中麦冬、天冬、沙参、玉竹均归肺胃经，合用加强滋养肺胃之阴，润肺胃之燥；桑叶以清肺热，润肺燥；苦杏仁、紫苏子以止咳平喘化痰，兼润肠通便；半夏以化痰降气，其为温燥之品，与大量滋阴药相配，其燥性减而降逆存，又能开胃行津，使全方润燥相宜，滋而不腻，燥不伤津；西洋参气阴双补，与大枣、甘草相配以补益脾胃生津液，体现了培土生金之意。甘草调和诸药，共同起到清养肺胃，降逆下气之功。

二诊时患者咳嗽气喘、咳吐痰涎量好转，口燥咽干等症减轻，说明前方治疗得当，继续服用。考虑患者仍大便干结，努挣难下，为肠道津液亏虚所致便秘，正如《温病条辨》所言"水不足以行舟，而结粪不下者"，当增水行舟，故加用生地黄、玄参与麦冬相配，组成增液汤，以增液润燥，使肠燥得润，大便得下。肺与大肠相表里，大肠得润，肺亦不燥，其与原方滋补肺胃阴液相辅相成。

三诊时患者咳嗽气喘、咳吐痰涎明显好转，诸症均改善，舌脉仍提示阴虚，故继续服用上方10剂以固疗效。结合患者偏瘦体型及舌脉，考虑患者为阴虚体质，故嘱其常服沙参、玉竹、百合等滋肺阴之物以善其后。在临床中，治病与调理体质相结合，可获良效。

5. 百合地黄汤

百合地黄汤，出自东汉末年张仲景《金贵要略·百合狐惑阴阳毒病》："百合病者，百脉一宗，悉致其病也。意欲食，复不能食，常默然。欲卧不能卧，欲行不能行，饮食或有美时，或有不用闻食臭时，如寒无寒，如热无热，口苦小便赤，诸药不能治，得药则剧吐利，如有神灵者，而身形如和，其脉微数。""百合病，不经吐、下、发汗，病形如初者，百合地黄汤主之。"本方是仲景为心肺阴虚内热而致神志不定、精神恍惚的百合病而设，由百合7枚（24 g）、生地黄24 g组成。方中百合归心肺经，能清肺润燥滋阴，又能清心安神；地黄归心肝经，养心阴而清血热；两者合用，心肺同调，阴得养而热退，百脉调和，病自愈。虽本方是仲景治疗百合病的专用方，但祝维峰在临床运用中不局限于此，经加减化裁后运用于失眠、郁证、咳嗽等属于心肺阴虚证者，治疗效果良好。

【案例】

初诊日期：2016年9月23日　　　　节气：秋分

姓名：区×× 　　性别：女　　　年龄：38 岁　　民族：汉
婚否：已婚　　职业：工人　　居处环境：无特殊

主诉：反复咳嗽咯黄痰 4 个月余。

病史：4 个月前患者感冒后出现咳嗽咯痰，经西医治疗后，感冒大部分症状已除，只有咳嗽咯黄痰不减，自服甘草合剂、川贝枇杷膏、橘红糖浆等多种止咳化痰药，症状时好时坏。近日患者咳嗽频作，咯黄痰略带血丝，口燥咽干，心中烦闷，心悸，不欲饮食，眠差，多梦，大便偏干，小便黄。

体查：舌红少苔，脉细数。

中医诊断：咳嗽（心肺阴虚）。

辨证分析：患者反复咳嗽咯黄痰 4 个月余，失治误治，久咳耗伤肺阴，肺阴亏虚，虚热内灼，肺失滋润，肃降乏力，肺气上逆，则咳嗽；虚火灼津，炼液为痰，肺热津亏，络脉损伤则见咯吐黄痰，痰中带血；肺燥津伤，咽喉失于润养，则口燥咽干；肺与大肠相表里，肺阴亏虚，不能下润大肠，则大便偏干；胃喜润恶燥，胃阴不足则不欲饮食；阴虚火旺，心阴受损，虚热上扰心神，则心中烦闷，心悸，失眠多梦；而口燥咽干，舌红少苔，脉细数均为阴虚的特征。综上分析可知该患者为肺心阴虚，虚火灼津所致。

治法：养阴清热，补益心肺。

处方：百合地黄汤加减（6 剂）。

百合 25 g	地黄 10 g	川贝母 10 g	百部 10 g
麦冬 10 g	沙参 10 g	藕节 10 g	知母 10 g
夜交藤 30 g	酸枣仁 30 g	甘草 10 g	

水煎服，每日 1 剂。

二诊：患者咳嗽、咳吐黄痰减少，痰中无血丝，口燥咽干、心烦心悸等症减轻，胃纳欠佳，腹胀，舌红少苔，脉细数。在原方基础上去藕节，加木香 5 g、莱菔子 10 g，继续服用 6 剂。

三诊：患者患者咳嗽、咳痰明显好转，精神可，间有心烦，少梦，无口燥咽干，纳可，无腹胀，大便通畅，舌红少苔，脉细数。继续服用上方 6 剂后，欣喜电话相告，咳嗽诸症均愈，已停药数日。

按语：百合地黄汤治病位在心肺，其基本病机为心肺阴虚内热。本案患者咳嗽频作，咯黄痰略带血丝，心中烦闷，心悸，眠差，多梦，舌红少苔，脉细数，均为心肺阴虚的典型表现，故予百合地黄汤加减治疗。方中百合归心肺经，能清肺润燥滋阴，又能清心安神；生地黄归心肝经，养心阴而清血热；知母清热生津，润燥除烦，与百合组成百合知母汤，清润补泻相宜，共凑清热润肺，宁心安神之功；麦冬、沙参助百合以清肺热滋肺阴润肺燥，兼养胃阴而生津液；川贝母、百部清肺化痰止咳；藕节清热止血；夜交藤、酸枣仁养心安神；甘草润肺止咳，兼调和诸药；全方共达养阴清热，补益心肺之功。

二诊时，患者咳嗽、咳吐黄痰减少，心烦心悸等症减轻，说明前方治疗得当。因患者痰中无血丝，故将具有止血作用之藕节去掉；患者胃纳欠佳，腹胀，考虑为上方养阴之药过于滋腻，有碍脾之运化，故加用少量木香、莱菔子行气消滞，醒脾调中，调畅全身气机，使全方补而不滞。

三、小结

咳嗽在临床中发病率极高，常迁延难愈，给患者生活带来不便。咳嗽的主要病机为邪犯于肺，肺失宣肃，肺气上逆作咳，其主脏在肺，与肝、脾、肾密切相关。病因有外感、内伤之分。外感咳嗽多为实证，治疗应当祛邪利肺；内伤咳嗽多为正虚标实之证，治疗应当祛邪止咳、扶正补虚。当外感咳嗽治疗失当，经久不愈，伤及肺气，肺气虚弱，易反复感邪，咳嗽反复发作，损伤肺脏，渐转为内伤咳嗽。内伤咳嗽，肺虚卫外失固，更易招外邪袭扰肺脏，而致咳嗽加重。祝维峰认为治疗当分清标本缓急，虚实主次，重视治肺，调肝脾肾，更应注重情志治疗和饮食调理。

参考文献

[1] 邓中甲. 邓中甲方剂学讲稿 [M]. 北京：人民卫生出版社，2012：68.

[2] 黄煌. 张仲景50味药证 [M]. 2版. 北京：人民卫生出版社，2004：24.

[3] 李飞. 方剂学 [M]. 北京：人民卫生出版社，2002：208.

[4] 刘蔚雯. 《金匮要略》麦门冬汤方药纵横谈 [J]. 陕西中医学院学报，2007 (1)：4-5.

[5] 张丹丹. 《金匮要略》麦门冬汤治咳之辨 [J]. 浙江中医药大学学报，2013 (3)：255-257.

(祝维峰　梁月云)

第二十一章
胃脘痛

一、总论

胃脘痛是指由于饮食劳倦和其他脏器的病变导致脾胃功能失常，气血不调所引起的上腹部胃脘近心窝处疼痛为主证，常伴有嗳气、反酸、烧心、纳呆等症状的疾病。本病相当于西医的急慢性胃炎、胃溃疡、十二指肠溃疡、胃黏膜脱垂、功能性消化不良等病以上腹部疼痛为主要症状者。随着现代人生活压力的增大和饮食习惯的改变，三餐不规律、暴饮暴食、嗜烟酒、生冷等不良习惯使胃痛悄然而生且反复发作，这严重困扰了千千万万的患者。

（一）历代医家对胃脘痛的认识

胃脘痛在唐宋以前常与心痛混称，古代文献中所称的"心痛""心下痛"，多指胃脘痛而言。胃痛之名最早记载于《内经》，如《灵枢·邪气脏腑病形》指出："胃病者，腹胀，胃脘当心而痛。"《素问·举痛论》曰："寒气客于肠胃之间、膜原之下，血不得散，小络急引，故痛。"《内经》首先提出胃痛的发生与肝、脾有关，还提出寒邪、伤食致病说。《金匮要略》将胃脘部称为心下、心中，将胃病分为痞证、胀证、满证与痛证，如："心中痞，诸逆，心悬痛，桂枝生姜枳实汤主之。""按之心下满痛者，此为实也，当下之，宜大柴胡汤。"书中所拟的小建中汤、吴茱萸汤、大柴胡汤都是治疗胃脘痛的名方。《仁斋直指方》对胃痛的原因分析为"有寒，有热，有死血，有食积，有痰饮，有虫"等不同。后世医家因《内经》胃脘当心而痛一语，往往将心痛与胃痛混为一谈，如《千金要方·卷十三·心腹痛》中有九种心痛，九种心痛是虫心痛、注心痛、风心痛、悸心痛、食心痛、饮心痛、冷心痛、热心痛、去来心痛。这里所说的心痛，实际上多指胃痛。《济生方·腹痛门》对胃痛的病因做了较全面的论述：九种心痛"名虽不同，而其所致皆因外感，内沮七情，或饮啖生冷果实之类，使邪气搏于正气,邪正交击,气道闭塞,郁于中焦,遂成心痛。"《和剂局方》《太平圣惠方》《圣济总录》等书,采集了大量医方,其治胃痛,多用辛燥理气之品,如白豆蔻、砂仁、广藿香、木香、檀香、木香、高良姜、干姜等。

金元时期,《兰室秘藏·卷二》立"胃脘痛"一门,论其病机,则多系饮食劳倦而致脾胃之虚,又为寒邪所伤导致。论其治法,大旨不外益气、温中、理气、和胃等。《丹溪心法·心脾痛》谓:"大凡心膈之痛,须分新久,若明知身受寒气,口吃寒物而得病者,于初得之时,当与温散或温利之药;若曰病得之稍久则成郁,久郁则蒸热,热久必生火。"胃痛亦有属热之说,至丹溪而畅明。胃痛与心痛的混淆引起了明代医家的注意,如明代《证治准绳·心痛胃脘痛》中写道:"或问丹溪言心痛即胃脘痛,然乎?曰:心与胃各一脏,其病形不同,因胃脘痛处在心下,故有当心而痛之名,岂胃脘痛即心痛哉?"《医学正传·胃脘痛》更进一步指出前人以胃痛为心痛之非:"古方九种心痛……详其所由,皆在胃脘,而实不在心也。"从而对两病进行了较为明确的区分。

明清时代进一步提出了胃痛的治疗大法,《医学真传·心腹痛》还指出了要辨证理解和运用"通则不痛"之法。"气在上者涌之,清气在下者提之,寒者温之,热者寒之,虚者培之,实者泻之,结者散之,留者行之。"其后《景岳全书·心腹痛》对胃痛的病因病机、辨证论治进行了较为系统的总结。清代《临证指南医案·胃脘痛》的"久痛入络"之说,《医林改错》《血证论》对瘀血滞于中焦,胀满刺痛者,采用血府逐瘀汤治疗,都做出了自己的贡献。

在现代,绝大部分医家认为胃脘痛的病位在胃,与肝脾关系密切,也与胆肾有关,多将其病因归纳为外邪犯胃、饮食不节、情志不畅、脾胃虚弱、瘀血阻滞等几个方面。其病机多认为是胃气阻滞,胃络瘀阻,胃失所养,不通则痛。治疗上常以理气和胃止痛为基本原则。

(二)祝维峰对胃脘痛的认识

祝维峰在广东从医数十载,深谙岭南地区特有的地理环境及气候特点,认为素体"湿热"的人群相对较多,加上广东人热衷喝凉茶,苦寒及湿热均可损伤脾胃,最终导致"脾虚"。本着治病求本、因地制宜的原则,临床中,祝维峰治疗胃脘痛常将其病因病机归结为三焦湿热、痰湿互结、脾胃虚寒、寒热失调等几个主要方面,认为胃脘痛的发展是一个循序渐进的过程,胃痛初期,多以湿热侵袭人体,弥漫三焦,导致三焦不通,气机不得升降,陷于胸脘，而至胃痛，此时常用甘露消毒丹等治疗；湿热最易伤脾，脾失健运，痰湿内盛，痰热互结，阻塞中焦，此时常选用小陷胸汤等治疗；痰湿中阻，气机失调，进而出现虚实夹杂、寒热不调等复杂证型，此时多选用半夏泻心汤等治疗；脾胃虚弱，加之误用苦寒伤及脾阳，导致脾胃虚寒，此时多用理中丸、吴茱萸汤治疗。其在临床上治疗胃脘痛有以下特点。

（1）首辨虚实。根据《素问·阴阳应象大论》中"治病必求于本"的学术思想，辨虚实是治疗胃痛的关键，直接影响着疗效。胃痛初起常见寒邪客胃、饮食停滞、肝气犯胃、肝胆郁热、痰热互结、脾胃湿热等实证，久则由实转虚，多见脾胃虚弱、虚寒内盛等虚证，而临床病例中虚者往往又兼夹瘀、伤食、气滞、痰饮等，形成虚实夹杂之证。故以"拒按者为实，可按者为虚""剧痛而胀闭者为实，隐痛不闭者为虚""饱而甚者为实，饥则甚者为虚""喜寒者为实，喜热者为虚"为初步辨别标准，结合舌脉，辨证分析，分清虚实寒热，实则泻之，虚则补之，寒则温之，热则寒之，实为治疗之关键。对于寒热互结于中焦，导致气机痞塞，升降失调导致的胃脘痛，用半夏泻心汤，攻补兼施，寒温并用，达到平调寒热，散结除痞之功效，往往几剂而愈，疗效显著。

（2）通则不痛。古语云："痛则不通，通则不痛。"《素问·五脏别论》曰："六腑者，传化物而不藏，故实而不能满也。"此明确指出了六腑以通为用。临床很多胃痛患者，均表现出纳呆脘闷、胃脘胀满、大便秘结等胃失和降之证，或恶心、呕吐、呃逆、嗳气等胃气上逆之候，胃气不降，导致三焦不通，六腑不降。故治疗胃痛时，把胃主通降这个生理功能恢复了是其关键。还有临证中不能把"通法"单纯地理解为通下、泄下，而应从广义的角度去理解和运用。比如温阳益气、温经散寒、消食化滞、理气除湿、清热化痰、疏肝和胃、通腑泄热，活血化瘀等治法，均可起到"通"的作用。临症时应"谨守病机，各司其属"，辨证运用通法。对于湿热互结中焦的胃脘痛，采用治疗湿温的甘露消毒丹加减治疗，以清热利湿化浊为主达到"痛"的效果，自然药到病除。

（3）注重脾胃。著名医学家李东恒在《脾胃论》中提出："内伤脾胃，百病由生。"祝维峰在治胃痛的过程之中，尤其重视"脾胃为后天之本"学术思想。脾胃同居中焦，互为表里，共奏受纳运化水谷之功。脾胃一阴一阳，一升一降，五行属土，居中央，就好像一个轮胎的中轴，五脏六腑的正常运转与脾胃息息相关，脾胃运化功能失调，杂病丛生，故凡察病者，必先察其脾胃之强弱，凡治病者，必先调其脾胃之升降。如在临床中注重患者的食欲、舌苔情况，食欲、舌苔的变化可以比较直观地反映脾胃功能。如一个人的食欲如常、舌苔正常往往提示胃气尚存，预后较好。临证处方时，要时刻谨记"勿伤脾胃"，否则脾胃一伤，百病杂生，百药难施。临床上对于脾胃虚弱的患者，以理中丸或四君子汤为底辨证加减，把脾胃顾护好，人体这个大车轮就可以正常运转起来，诸症皆除。

（4）善用经方。张湛曰："夫经方之难精，由来尚已。"人们自古崇尚经方，但真正能用好经方的寥寥无几，后世称仲景的《伤寒论》《金匮要略》所载的方剂为经方，与宋元以后的时方相对而言。祝维峰临床上善用经方治疗胃脘痛，经方汤剂猛如虎，药味简洁效如神。如大柴胡汤和解少阳，内泻热结治疗少阳阳明合病之胃脘痛；小陷胸汤治疗痰热互结所引起的心下痛，往往辨证准确，一剂去其大半，几剂而愈。

二、方证经验

1. 小陷胸汤

小陷胸汤方见于《伤寒论》太阳病篇第138条："小结胸病，正在心下，按之则痛，脉浮滑者，小陷胸汤主之。"心下，言其病位；浮滑脉主痰热，言其性质。按之痛，则痰热结滞，陷于胸脘，气机不得升降宣通之故。原方由黄连、半夏、瓜蒌实3味药物组成。方中瓜蒌实清热涤痰，宽胸散结，为君药物；黄连苦寒泄热，与瓜蒌实合用则清热化痰之力倍增，为臣药；半夏祛痰降逆，开结消痞，为佐药。半夏与黄连合用，辛开苦降，既能清热化痰，又能开郁除痞。全方配伍精当，共奏清热化痰，宽胸散结之效。后世常用于治疗心血管、呼吸、消化系统疾病，证属痰热互结者，疗效显著。例如高某应用小陷胸汤加减治疗胃痛，治疗组疗效明显优于对照组的奥美拉唑治疗方案。

【案例1】　胃脘痛（痰热互结）

初诊日期：2012年6月15日　　　节气：夏至
姓名：刘×　性别：男　　　年龄：47岁　民族：汉
婚否：已婚　职业：工人　　居处环境：无特殊
主诉：胃痛3日。
病史：患者平素嗜烟酒，3日前无明显诱因下开始出现胃脘部疼痛，剑突下硬结，痛处拒按，反酸嗳气，进食后呕吐，口干欲饮冷水，失眠多梦，大便干结，小便调，舌红，苔黄偏腻，脉滑数。

中医诊断：胃脘痛（痰热互结）。

西医诊断：急性胃炎。

辨证分析：患者平素平素嗜烟酒，痰热素盛，停于胃腑伤津耗液为先，可见口干欲饮冷水，大便干结，痰热互结胸脘，气郁不通，故心下硬结痞闷，拒按，按之则痛，气机失调，胃失和降，可见反酸嗳气，进食呕吐，痰热扰神可见失眠多梦，舌红，苔黄偏腻，脉滑数均为痰热内蕴之象。

治法：清热化痰，散结止痛。

处方：小陷胸部汤加减（4剂）。

法半夏15 g　　　黄连10 g　　　　　全瓜蒌30 g　　　桔梗10 g

枳实10 g　　　大黄（后下）10 g

水煎服，每日1剂。

二诊：患者诉已无胃痛，胃口尚可，二便通畅，睡眠好转，患者要求继续服药善后，原方减大黄，加茯苓15 g、陈皮10 g，再予7剂，嘱平时忌肥甘厚腻，适当减少烟酒，规律饮食，后续随访，无再复发。

按语：患者平素嗜烟酒，痰热素盛，痰热结滞，陷于胸脘，气机不得升降而致本病。小陷胸汤由黄连、半夏、瓜蒌实3味药组成，方中瓜蒌实清热涤痰，宽胸散结，黄连苦寒泄热，半夏祛痰降逆，开结消痞，半夏与黄连合用，辛开苦降，既能清热化痰，又能开郁除痞。原方加上桔梗、枳实宣上通下，理气化痰，加强宽胸理气之功，大黄导热下行。二诊时患者病情好转，大便通畅，祝维峰指出，患者胃痛的病机是痰热内盛，脾为生痰之源，故减大黄加茯苓、陈皮健脾渗湿祛痰，以杜绝生痰之源，遂胃痛无再复发，正如《素问·四气调神大论》曰："是故圣人，不治已病治未病，不治已乱治未乱，此之谓也。"

【案例2】　胃脘痛（痰热互结）

初诊日期：2013年6月18日　　　节气：夏至

姓名：李××　　性别：女　　年龄：35岁　　民族：汉

婚否：已婚　　职业：职员　　居处环境：无特殊

主诉：反复胃痛伴泛酸2年，加重3天。

病史：患者2年前无明显诱因下出现胃痛，伴泛酸呃逆，烧心感，曾到外院就诊，行胃镜检查提示"反流性食管炎"，当时予抑酸、抗返流等治疗后可以缓解，近两年症状反复发作，3天前患者饱食后开始出现胃痛，伴烧心感，泛酸，自行服用奥美拉唑及达喜后无明显改善，今日到我院就诊。症见：上腹部痞胀、胸骨后烧灼感，伴泛酸嗳气，剑突下压痛，心烦，失眠，偶有咳嗽，伴黄黏痰，大便干，小便调，舌红，苔黄腻，脉浮滑数。

中医诊断：胃脘痛（痰热互结）。

西医诊断：反流性食管炎。

辨证分析：患者平素痰热内盛，痰热互结胸脘，气郁不通，故心下硬结痞闷，拒按，按之则痛，气机失调，胃失和降，可见反酸嗳气，痰热扰神可见心烦、失眠，伤津耗液可见大便干结，舌红，苔黄腻，脉浮滑数均为痰热内蕴之象。正如《伤寒论》曰："小结胸病，正在心下，按之则痛，脉浮滑者，小陷胸汤主之。"

治法：清热化痰，散结止痛。

处方：小陷胸部汤加减（6剂）。

法半夏 15 g　　　黄连 10 g　　全瓜蒌 30 g　　海螵蛸（先煎）15 g
瓦楞子（先煎）15 g　竹茹 15 g

水煎服，每日 1 剂。

二诊：患者诉已无胃痛，无烧心感，饱食后仍有少许泛酸，大便调，原方再予 7 剂，嘱平时忌肥甘厚腻，少食多餐，后续随访，无再复发。

按语：患者平素痰热素盛，痰热结滞，陷于胸脘，气机不得升降而致本病。小陷胸汤由黄连、半夏、瓜蒌实 3 味药组成，方中瓜蒌实清热涤痰，宽胸散结，黄连苦寒泄热，半夏祛痰降逆，开结消痞，半夏与黄连合用，辛开苦降，既能清热化痰，又能开郁除痞。对胃痛伴有泛酸者，祝维峰常加用瓦楞子、海螵蛸制酸止痛，效果显著。同时，患者有咳嗽咯痰及泛酸嗳气，选用一味竹茹，既能清热化痰，又可除烦止呕，实属精妙，药证相符，寥寥几味，立竿见影。

2. 半夏泻心汤

半夏泻心汤出自东汉著名医学家张仲景所撰《伤寒论》，其条文曰："伤寒五六日，呕而发热者，柴胡证具，而以他药下之，柴胡证仍在者，复与柴胡汤。此虽已之，不为逆，必蒸蒸而振，却发热汗出而解。若心下满而硬痛者，此为结胸也，大陷胸汤主之。但满而不痛者，此为痞，柴胡不中与之，宜半夏泻心汤。""呕而肠鸣，心下痞者，半夏泻心汤主之。"半夏泻心汤由半夏、黄芩、黄连、炙甘草、干姜、人参、大枣 7 味药组成。方中重用半夏和胃降逆止呕，为全方之君药；黄芩、黄连苦寒泄热；干姜、半夏辛温散寒，寒热并用，辛开苦降；更佐人参、大枣、炙甘草补益脾胃，共达调和中焦脾胃升降之功。本方为少阳误下成痞所设，是辛开苦降、寒温并用、攻补兼施、调和脾胃的代表方剂。因其配伍精当，效专力宏，故后世广泛应用于各种消化系统等疾病的治疗。例如王培香运用半夏泻心汤治疗消化性溃疡的临床研究，总结发现半夏泻心汤具有健胃止呕、抗菌消炎、解痉止痛、收敛强壮等功效，本方在治疗消化性溃疡其疗效确切，且无任何毒副作用，值得临床应用。

【案例】 胃脘痛（寒热错杂，升降失调）

初诊日期：2013年3月10日　　节气：惊蛰

姓名：许××　　性别：男　　年龄：21岁　　民族：汉

婚否：未婚　　职业：学生　　居处环境：无特殊

主诉：胃痛2周。

病史：患者平素瘦弱，2周前患者饮食不慎后开始出现胃脘部疼痛，口服西药奥美拉唑无效，以剑突下胀闷为主，嘈杂泛酸，进食后加重，恶心欲呕，纳差，口干欲饮水，无口苦，肠鸣腹泻，舌红，苔黄腻，脉细数。

中医诊断：胃脘痛（寒热错杂，升降失调）。

西医诊断：急性胃炎。

辨证分析：患者平素瘦弱，脾胃虚弱，加上饮食不慎，饥饱失调，寒热不适均可伤伐胃气，气机升降失调而作胃痛，心下胀闷，食后加重，纳差为脾胃气虚不能运化的表现，中焦气机不舒，郁而化热，可见嘈杂泛酸，口干欲饮，气机升降失调上见恶心欲呕，下见肠鸣下利。

治法：平调寒热，辛开苦降，散结除痞。

处方：半夏泻心汤加减（3剂）。

法半夏15 g　　黄连5 g　　黄芩10 g　　干姜10 g
党参15 g　　木香10 g　　大枣15 g　　炙甘草6 g

水煎服，每日1剂。

二诊：患者大喜，告知已无胃痛胃胀，无反酸嗳气，胃纳尚可，饭后稍有上腹部饱胀感，大便偏烂，原方去木香，加白术15 g、茯苓15 g，再予7剂，诸症痊愈，嘱平时忌生冷，规律饮食。

按语：患者平素脾胃虚弱，加上饮食不慎而引起寒热失调，气机痞塞。半夏泻心汤由半夏、黄芩、黄连、炙甘草、干姜、人参、大枣7味药组成。方中重用半夏和胃降逆止呕，为全方之君药；黄芩、黄连苦寒泄热；干姜、半夏辛温散寒，寒热并用，辛开苦降；更佐人参、大枣、炙甘草补益脾胃，合而成方，使寒去热清，升降复常，则痞满可除，呕利自愈。首诊，原方加上木香加强行气止痛、消胀之功。二诊时患者胀痛消失，患者出现寒热错杂、气机升降失调的根源在于本身脾胃虚弱，正常人体，脾主升清，胃主降浊，故原方去木香，加上白术、茯苓健脾燥湿益气，使脾为功能运转起来，诸症自愈。临床上，对于寒热错杂的胃痛患者，以此方化裁，每获良效。

3. 吴茱萸汤

吴茱萸汤出自张仲景的《伤寒论》，其条文曰："食谷欲呕，属阳明也。吴茱萸汤主之。得汤反剧者，属上焦也。""少阴病，吐利，手足逆冷，烦躁欲死者，吴茱萸汤主之。""干呕，吐涎沫，头痛者。吴茱萸汤主之。""呕而胸满者，茱萸汤主之。"原方由吴茱萸、人参、生姜、大枣4味药物组成。方中吴茱萸味辛苦而性热，归肝、脾、胃、肾经。既能温胃暖肝以祛寒，又善和胃降逆以止呕，一药而两擅其功，是为君药，重用生姜温胃散寒，降逆止呕，用为臣药。吴茱萸与生姜相须为用，温降并行。人参、大枣并用，补益中气，与吴茱萸、生姜合用，使清阳得升，浊阴得降，是佐使之药。四药配伍，温中与降逆并施，寓补益于温降之中，共奏温中补虚，降逆止呕之功。现代常用于慢性胃炎、功能性呕吐、消化性溃疡、偏头痛、梅尼埃病等证属虚寒内盛、浊阴上逆者。例如曲建强以吴茱萸汤治疗虚寒型胃痛，取得良好效果。

【案例】　胃脘痛（虚寒内盛，浊阴上逆）

初诊日期：2013年12月23日　　节气：冬至

姓名：张××　　性别：女　　年龄：38岁　　民族：汉

婚否：已婚　　职业：美容师　　居处环境：无特殊

主诉：反复胃痛3年余，再发伴呕吐1天。

病史：患者平时喜吃生冷水果，3年前开始出现胃痛，曾到外院胃镜提示"慢性胃炎"，间断服用达喜、奥美拉唑肠溶片控制病情，胃痛反复发作，昨日吃1斤葡萄后开始出现胃脘部疼痛，冷痛为主，伴呕吐涎沫，得温痛减，纳呆，无口干口苦，大便稀。体查：精神萎靡，形体消瘦，面色青，腹肌紧张，四肢逆冷，舌淡嫩，苔白腻，脉沉弦。

中医诊断：胃脘痛（虚寒内盛，浊阴上逆）。

西医诊断：慢性胃炎急性发作。

辨证分析：平素喜生冷，损伤脾阳，可见形体消瘦、纳差、大便溏，时处冬至，胃复受寒邪，失于和降，故见胃脘冷痛、呕吐，肝寒上犯于胃，则呕吐涎沫，阳气虚衰不能达四末，则手足逆冷。舌脉均为虚寒内盛之象。

治法：温中补虚，和胃降逆。

处方：吴茱萸汤加减（5剂）。

吴茱萸10 g　　党参15 g　　大枣15 g　　生姜5片

法半夏 10 g　　砂仁 10 g　　　丁香 15 g
　　水煎服，每日 1 剂。
　　二诊：胃痛呕吐缓解，自觉腹部畏寒，夜间睡眠中仍有流口水，四末冰凉，大便溏，原方去法半夏、丁香、生姜，加熟附子（先煎）10 g、白术 15 g、干姜 10 g，再服 7 剂。嘱忌生冷水果，规律饮食。
　　三诊：精神好转，胃痛无再发，上症均明显缓解，夜间无流涎，守上方继续服用 1 个月，来电告知胃痛无再犯。
　　按语：患者平素虚寒，肝胃复受寒邪，导致虚寒内生，浊阴上逆诱发胃痛呕吐。此案中吴茱萸汤温中补虚，和胃降逆，对于寒饮所致的腹痛吐逆，常加法半夏，取其与生姜相须为用，加强降逆止呕之功，砂仁、丁香加强温中行气，和胃止痛。二诊中，患者胃痛呕逆消失，考虑寒饮已去，阳气仍亏虚，原方减法半夏、生姜、丁香，合用附子理中丸，加强温中健脾之功，全方共达温阳补虚，健脾止泻，和胃降逆之效果，药证相符，疗效明显。

4. 大柴胡汤

　　大柴胡汤出自张仲景的《伤寒论》，其条文曰："太阳病，过经十余日，反下之，后四五日，柴胡证仍在者，先与小柴胡汤，呕不止，心下急，郁郁微烦者，为未解也，与大柴胡汤下之则愈。""伤寒十余日，热结在里，复往来寒热者，与大柴胡汤；但结胸，无大热者，此为水结在胸胁也；但头微汗出者，大陷胸汤主之。""伤寒发热、汗出不解、心下痞硬、呕吐而下利者，大柴胡汤主之。""按之心下满痛者，此为实也，当下之，宜大柴胡汤。"原方由柴胡、黄芩、芍药、半夏、生姜、枳实、大枣、大黄 8 味药物组成。方中方中重用柴胡为君药，配臣药黄芩和解清热，以除少阳之邪；轻用大黄配枳实以内泻阳明热结，行气消痞，亦为臣药。芍药柔肝缓急止痛，与大黄相配可治腹中实痛，与枳实相伍可以理气和血，以除心下满痛；半夏和胃降逆，配伍生姜，以治呕逆不止，共为佐药。大枣与生姜相配，能和营卫而行津液，并调和脾胃，功兼佐使。总之，本方既不悖于少阳禁下的原则，又可和解少阳，内泻热结，使少阳与阳明合病得以双解，可谓一举两得。正如《医宗金鉴·删补名医方论》所说："斯方也，柴胡得生姜之倍，解半表之功捷；枳芍得大黄之少，攻半里之效徐，虽云下之，亦下中之和剂也。"现代常用于急性胆囊炎，急性胰腺炎，胆囊结石，急慢性胃炎，胃、十二指肠溃疡溃疡等，证属少阳阳明合病者。例如，刘士梅总结跟随全国名老中医王九一从医心得，其擅长运用大柴胡汤治疗胃脘痛，立竿见影。

【案例】 胃脘痛（肝胆郁热，横逆犯胃）

初诊日期：2014 年 6 月 12 日　　　　节气：芒种

姓名：李××　　性别：男　　年龄：28 岁　　民族：汉

婚否：未婚　　职业：医药代表　　居处环境：无特殊

主诉：胃痛半月。

病史：患者平素工作压力大，半月前与家人吵架后开始出现上腹部胀痛，嗳气反酸，饭后益甚，叹气后胀闷有所缓解，口干口苦，大便干结，2～3 日一行，眠差多梦，舌红苔黄燥，脉弦滑有力。

中医诊断：胃脘痛（肝胆郁热，横逆犯胃）。

西医诊断：功能性消化不良。

辨证分析：患者长期工作压力大，肝气郁结，久郁化热，可见口干口苦，上扰心神，则眠差多梦，热伤津，则大便干结，胆热犯胃可见胃痛，胃气上逆，则嗳气反酸，胃失通降，则大便不通，舌红苔黄燥，脉弦滑有力均为肝胆郁热、横逆犯胃之象。

治法：疏肝和胃，内泻热结。

处方：大柴胡汤加减（4 剂）。

柴胡 15 g	黄芩 10 g	白芍 10 g	法半夏 10 g
枳实 15 g	大黄（后下）10 g	大枣 10 g	生姜 3 片
海螵蛸 15 g	郁金 10 g	知母 10 g	

水煎服，每日 1 剂。

二诊：患者症状明显缓解，诉无明显不适，想继续调理，原方改大黄为制大黄，继服 5 剂，随访未见复发。

按语：此案中患者肝气郁结，久则诱发肝胆郁热，横逆犯胃，导致胃痛等不适。《伤寒论》曰："伤寒发热、汗出不解，心下痞硬、呕吐而下利者，大柴胡汤主之。""按之心下满痛者，此为实也，当下之，宜大柴胡汤。"临床中，心下满痛、心下痞硬，合并有大便干结者，用大柴胡汤加减治疗，方中柴胡、黄芩和解少阳；枳实、大黄内泻热结，芍药助柴胡、黄芩清肝胆之热，合枳实、大黄治腹中实痛；半夏和胃降浊以止呕逆，生姜、大枣既助半夏和胃止呕，又能调营卫而和诸药。本案中加用海螵蛸制酸止痛，郁金行气解郁，知母清热生津。全方共达疏肝和胃，内泻热结之功能，使肝气得舒，郁热得清，胃气得降，腑气得通，诸症自除。

5. 甘露消毒丹

甘露消毒丹出自《医效秘传》，由滑石粉、黄芩、绵茵陈、石菖蒲、川贝母、木通、藿香、连翘、白蔻仁、薄荷、射干组成。方中滑石利水渗湿，清热解暑，两擅其功；茵陈善清利湿热而退黄；黄芩清热燥湿，泻火解毒。三药相合，正合湿热并重之病机，共为君药。湿热留滞，易阻气机，故臣以石菖蒲、藿香、白豆蔻行气化湿，悦脾和中，令气畅湿行；木通清热利湿通淋，导湿热从小便而去，以益其清热利湿之力。热毒上攻，颐肿咽痛，故佐以连翘、射干、贝母、薄荷，合以清热解毒，散结消肿而利咽止痛。纵观全方，利湿清热，两相兼顾，且以芳香行气悦脾，寓气行则湿化之义；佐以解毒利咽，令湿热疫毒俱去，诸症自除。现代常用于急性胃肠炎、急性肝炎、胆囊炎等证属湿热并重者。

【案例】 胃脘痛（脾胃湿热）

初诊日期：2014 年 8 月 23 日　　节气：处暑
姓名：陈××　　性别：男　　年龄：32 岁　　民族：汉
婚否：已婚　　职业：工人　　居处环境：无特殊

主诉：胃痛 2 日。

病史：患者素体肥胖，2 日前聚会后出现胃痛，伴发热，全身酸痛，到外院急诊就诊，考虑急性胃肠炎，予抗感染、护胃等治疗后症状无缓解，现低热，周身酸痛乏力，胸腹胀闷，恶心欲呕，口干欲饮，大便烂，每日 2～3 次，肛门灼热，小便深黄，舌红，苔黄厚腻，脉滑数。

中医诊断：胃脘痛（脾胃湿热）。

西医诊断：急性胃肠炎。

辨证分析：患者素体湿热，时处长夏，湿热并重，湿热交蒸，则发热、肢酸、倦怠；湿邪中阻，则胸闷腹胀；热毒上壅，故口渴欲饮；湿热下注，则小便短赤，甚或泄泻，舌红，苔黄厚腻，脉滑数为湿热流连之征。

治法：清热化湿，理气和中。

处方：甘露消毒丹加减（3 剂）。

绵茵陈 15 g	黄芩 15 g	滑石（先煎）30 g	石菖蒲 10 g
浙贝母 15 g	广藿香 15 g	连翘 10 g	白豆蔻 10 g
薄荷 5 g	木通 10 g	木棉花 15 g	石膏（先煎）20 g
厚朴 15 g

水煎服，每日 1 剂。

复诊：患者诸症消失，二便通畅正常，纳眠可。原发减石膏、厚朴、薄荷，加茯苓 15 g、陈皮 10 g 善后，诸忌肥甘厚腻、冰冻啤酒等，胃痛无再复发。

按语：此案中患者素体湿热内盛，复染湿温，导致湿热弥漫三焦而至胃脘胀痛诸症。广东气候湿热，脾虚者又居多，湿热易袭人体，弥漫三焦，三角不通，百病易生。祝维峰临床上善用甘露消毒丹，言本方能宣上、畅中、渗下，达到利湿化浊，畅通三焦之功，理顺三焦，百病尽消。本案中，取甘露消毒丹利湿化浊，加岭南中药木棉花利湿清热，石膏加强清气分之热，厚朴行气消积，燥湿除满，3剂而愈。二诊时患者热象不明显，考虑脾为生痰生湿之源，去石膏、薄荷、厚朴，加茯苓、陈皮健脾燥湿。全方共达清热化湿，理气和中之功，药证相符，效果显著。

6. 当归芍药散

当归芍药散出自张仲景《金匮要略》条文中，"妇人腹中诸疾痛，当归芍药散主之""妇人怀妊，腹中疠痛，当归芍药散主之"。当归芍药散由当归、芍药、茯苓、白术、泽泻、川芎6味药物组成，方中当归、芍药、川芎和血、养血、活血，以补肝虚；白术、茯苓、泽泻燥湿、渗湿、利湿，以健脾气。全方共达和血柔肝，健脾祛湿之功。现代多用于治疗妇女痛经、慢性盆腔炎、妊娠腹痛、慢性胃肠炎等病证属肝脾不和、内有湿浊者。

【案例】 胃脘痛（肝脾不调，内有湿浊）

初诊日期：2013年4月15日　　节气：清明

姓名：夏×× 　性别：女　　年龄：42岁　　民族：汉

婚否：已婚　　职业：家庭主妇　　居处环境：无特殊

主诉：反复胃痛1年余，再发2日。

病史：患者平素多愁善感，有慢性胃炎病史1年余，2日前工作不顺心后胃痛再发，上腹部连及双胁胀闷、隐痛为主，按之痛减，时欲大息，食欲不振，大便干稀不调，平时月经量少，月经期间头晕，舌淡，苔白，脉弦细。

中医诊断：胃脘痛（肝脾不调，内有湿浊）。

西医诊断：慢性胃炎。

辨证分析：患者情志不遂，久郁伤肝，故上腹部连及双胁胀闷，时欲大息，肝失疏泄导致脾失健运，脾失健运，气血不足则月经量少，清阳不升则头晕，水湿内生，食欲不振，大便干稀不调，舌淡，苔白，脉弦细为肝脾不调，内有湿浊之象。

治法：疏肝和血，健脾祛湿。

处方：当归芍药散加减（5剂）。

当归10 g　　白芍20 g　　川芎6 g　　白术15 g

茯苓 10 g　　　　泽泻 10 g　　　　柴胡 10 g　　　　黄芪 15 g

水煎服，每日 1 剂。

二诊：患者胃痛明显好转，自觉精力较前旺盛，药证相符，守上方继续服用 1 月，患者来电告知胃痛再无发作，月经基本正常，无头晕等不适。

按语：本案中患者由于血虚肝郁，木横侮土，导致脾胃虚弱，肝脾不调而导致胃痛。当归芍药散可以理解为四物、四君合方之加减，除双补气血之外，兼有舒肝祛湿之功效，本患者时有头晕，月经量少，舌淡苔白，气血不足之证具。反复上腹部及胁肋部胀闷，与情志相关，脉弦细，考虑肝气不疏；肝郁辱脾，食欲不振，大便干稀不调，诸多考虑，遂用当归芍药散为主，加上柴胡加强疏肝解郁，黄芪益气，全方共达和血柔肝，健脾祛湿之效，效果明显。

三、小结

胃脘痛是现代临床高发疾病，常迁延难愈，容易复发，严重影响人们的生活质量。引起胃痛的原因很多，病机也不尽相同。祝维峰结合自身多年临床实践总结出胃脘痛与"湿热""脾虚"最为息息相关，临证中常将其病因病机归结为三焦湿热、痰湿互结、肝胆郁热、脾胃虚寒、寒热失调、肝脾失调等几个主要方面。治疗上三焦湿热常用甘露消毒丹、痰湿内盛、痰热互结常用小陷胸汤，寒热不调常用半夏泻心汤，肝胆郁热常用大柴胡汤，脾胃虚弱、脾胃虚寒多用理中丸、吴茱萸汤，肝脾不调多选用当归芍药散。在此理论基础上，临床实践中在辨别虚实寒热的基础上，遣方用药，疗效显著。

参考文献

[1] 高新建. 小陷胸汤治疗慢性胃炎 50 例 [J]. 中国医药科学，2013，3（13）：89 – 90.

[2] 王培香. 半夏泻心汤治疗消化性溃疡临床观察 [J]. 中国实用医药，2010，5（36）：156.

[3] 曲建强. 吴茱萸汤治疗虚寒型胃脘痛 [J]. 山西中医，2011，27（07）：13.

[4] 刘士梅. 王九一应用大柴胡汤经验举隅 [J]. 河北中医，2014，36（08）：1129 – 1131.

（祝维峰　李建煌）